ENGELHARDT/NEUMANN

Sportmedizin

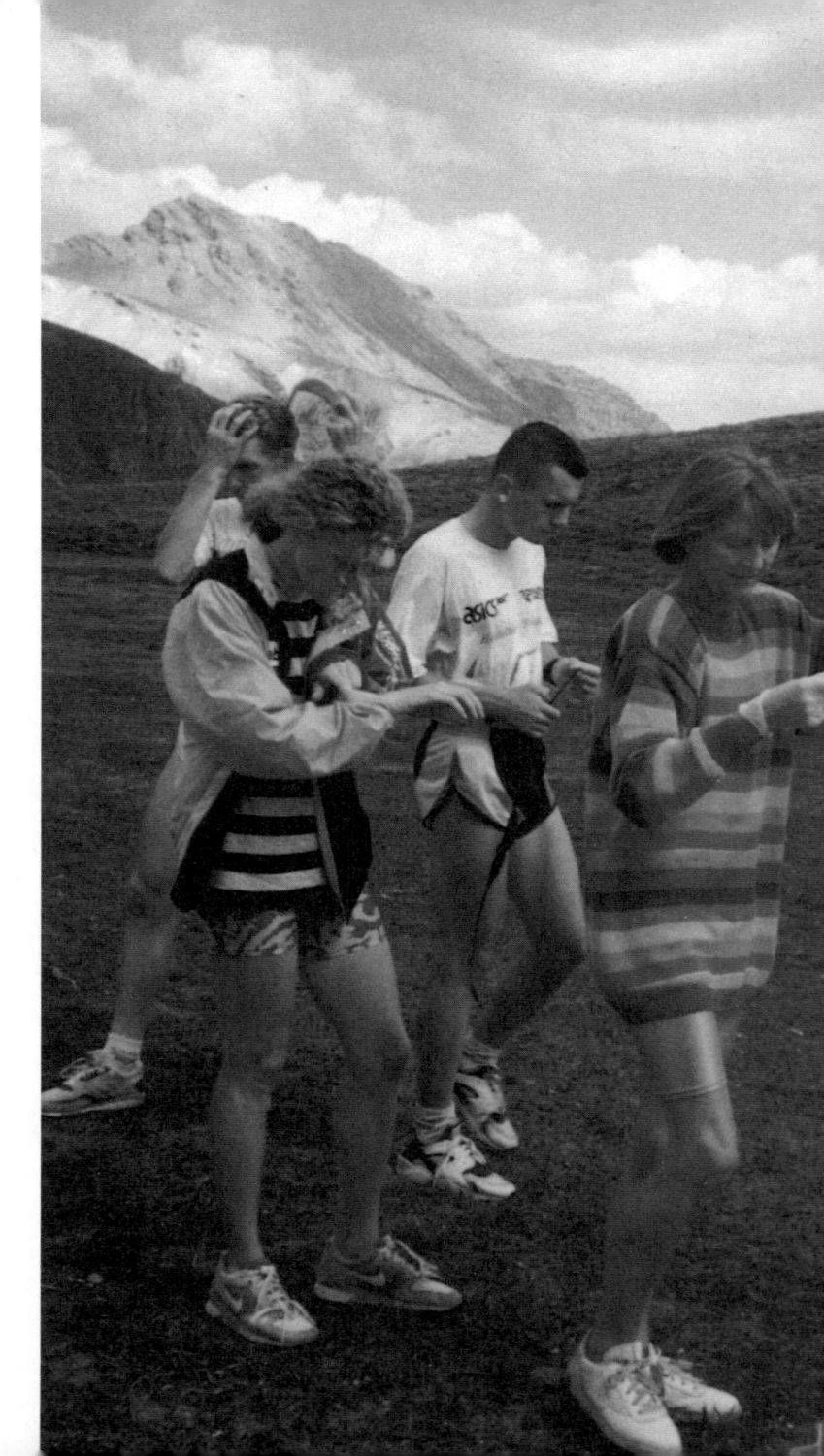

ENGELHARDT / NEUMANN

SPORT-MEDIZIN

GRUNDLAGEN FÜR ALLE SPORTARTEN

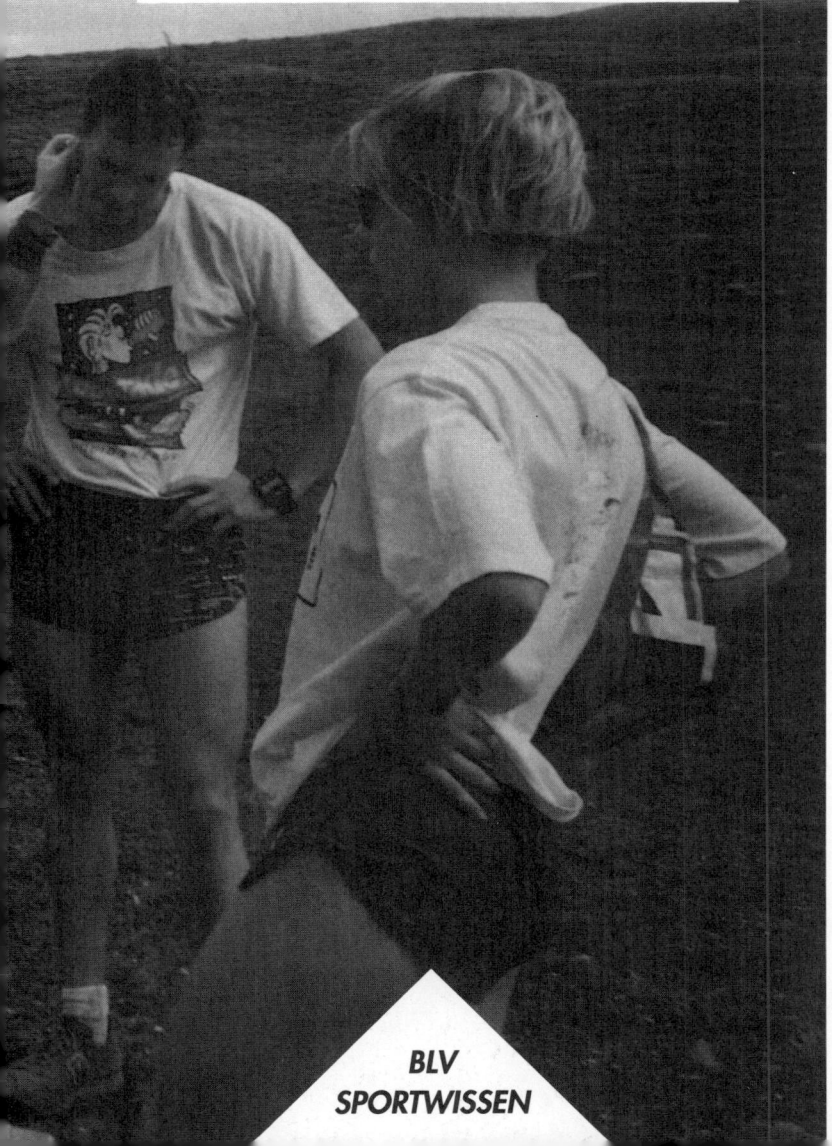

BLV
SPORTWISSEN

Die Deutsche Bibliothek – CIP-Einheitsaufnahme

Engelhardt, Martin
Sportmedizin: Grundlagen für alle Sportarten / Engelhardt;
Neumann. – München; Wien; Zürich: BLV, 1994
  (BLV Sportwissen)
  ISBN 3-405-14325-X
NE: Neumann, Georg:

Bildnachweis
Alle Fotos Privatarchiv Neumann, Leipzig, außer:
Engelhardt S. 88 r., Freiwald/Engelhardt S. 97

Umschlagfotos: The Image Bank
Umschlaggestaltung: Zero Grafik & Design, München
Grafiken: Computerkartographie Huber, München

Lektorat: Inken Kloppenburg Verlags-Service, München
Herstellung: Manfred Sinicki

Redaktionelle Mitarbeit: Dr. J. Reuter

BLV Verlagsgesellschaft mbH
München Wien Zürich
80797 München

BLV Sportwissen

© 1994 BLV Verlagsgesellschaft mbH, München

Gesamtherstellung: Pustet, Regensburg

Gedruckt auf chlorfrei gebleichtem Papier

Printed in Germany · ISBN 3-405-14325-X

Inhalt

4 Sportmedizinische Gesichtspunkte des Trainings 115

5 Umwelteinflüsse auf die Leistungsfähigkeit 129

6 Sportmedizinische Charakteristik von Sportarten 135

7 Prävention und Sporttherapie bei Erkrankungen 158

Zu diesem Buch

Der Sport gewinnt in unserer Industriegesellschaft zunehmend an Bedeutung. Insbesondere ist er nicht mehr ausschließlich Betätigungsfeld für Leistungssportler und Profis. Immer mehr junge und ältere Menschen erschließen den Sport für sich und sehen in ihm den Ausgleich zur beruflich bedingten Bewegungsarmut. Da Sporttreiben nicht nur Freude bereitet und Leistungszuwachs bringt, sondern auch das Risiko der Fehlbelastung und Verletzung in sich birgt, ist es erforderlich, den im Sport Tätigen – dieses sind in erster Linie junge Ärzte, Trainer und Übungsleiter – hierzu Erkenntnisse der Sportmedizin näherzubringen.

Obgleich Deutschland als das Mutterland der internationalen Sportmedizin gilt, hat diese Fachrichtung nicht die ihr gebührende Förderung und Unterstützung erfahren. Die Sportmedizin ist kein Prüfungsfach in der Medizin und noch nicht Bestandteil der Approbationsordnung. Somit verzögert sich die Weitergabe von Wissensbeständen in dieser vor allem präventiv wirkenden Fachdisziplin der Medizin. Jedes Körperorgan hat inzwischen seinen »Facharzt«, nur der Muskel, mit Abstand das größte Organ, wird in der Medizin »stiefmütterlich« behandelt.

Anliegen der Autoren ist es, den Interessierten den Einstieg in die Sportmedizin zu erleichtern und die großen Wissensbestände komprimiert darzustellen. Auch für den in der Sportmedizin Erfahrenen ist es kaum noch möglich, das gesamte Wissen dieses Fachgebietes in den verschiedenen Bereichen zu übersehen. Mit dem Taschenbuch wurde dazu der Versuch unternommen, Wesentliches aufzubereiten. Der Schwerpunkt wurde auf die funktionellen Zusammenhänge zwischen Belastung und Anpassung gelegt. Neben den physiologisch-internistischen Aspekten wurde jener der Traumatologie besonders hervorgehoben.

Die Erwartungen an die im Sport praktisch tätigen Ärzte und Trainer sind groß. Sie haben für ihre Entscheidungen unter Trainings- und Wettkampfbedingungen nur wenige Indizien und stehen unter Zeitdruck. Ihr Wissen ist meist über längere Tätigkeitszeiträume empirisch erworben, und die Bewertung von Befunden weicht mitunter von klinischen Vorstellungen deutlich ab. Aus wenigen Informationen müssen sie Entscheidungen zur weiteren Belastbarkeit, Belastungsumstellung oder zum Belastungsabbruch treffen. Das ist das Handicap oder auch der Reiz der Sportmedizin.

Das vorliegende Taschenbuch ersetzt nicht bekannte Lehrbücher zum Fachgebiet. Es soll vielmehr in knapper Form gesicherte Wissensbestände vermitteln, die für Ausbildung, Selbststudium oder Wissensvervollkommnung notwendig erscheinen. Für Anregungen, Ergänzungen und Verbesserungsvorschläge sind die Autoren dankbar.

Die Autoren

 **Einführung**

GESCHICHTE DER SPORTMEDIZIN

Bereits in alten chinesischen (Kong-Fu, 2800 v.u.Z.) und indischen Schriften (Ayurveda, 1800 v.u.Z.) finden sich Aufzeichnungen über die Gymnastik. HIPPOKRATES (460–377 v.u.Z.) schrieb über den gesundheitsfördernden Wert der täglich durchgeführten Gymnastik, während GALEN (131–200 n. Chr.) die Gymnastik für präventative und therapeutische Maßnahmen einführte (beispielsweise zur Behandlung von Brustkorbverformungen durch gezielte Rumpf- und Atemübungen). FLAVIUS beschrieb im 3. Jahrhundert als erster Sporttypen, die für eine Siegleistung bei Olympischen Spielen geeignet seien. Auch in der arabischen Medizin findet sich bereits reichhaltiges Schriftmaterial über die Bedeutung des Sporttreibens für die Gesundheit.

Mit der gesellschaftlichen Entwicklung im 18. Jahrhundert wurde der Nutzen der Körperübung für die Gesundheit neu entdeckt. In der Wertordnung – es wurde die »Herausbildung des allseitig gebildeten Menschen angestrebt« – kam der Körperertüchtigung eine besondere Bedeutung zu. Publikationen von FULLER, HOFFMANN und TISSOT belegen die gestiegene Bedeutung der Sportmedizin ebenso wie wissenschaftliche Arbeiten: So führten der französische Biochemiker LAVOISIER sowie der Arzt SEGUIN 1789 erste Gasstoffwechselmessungen bei Pedalarbeit durch.

Im 19. Jahrhundert kam es für die Sportmedizin zu bedeutenden Erfindungen: Der englische Arzt SMITH führte 1858 Stoffwechselmessungen mit einer transportablen Gasuhr durch; die Deutschen PETTENKOFER und VOIT ermittelten 1866 die CO_2-Ausscheidung bei mehrstündigen Drehkurbelarbeiten; der hessische Arzt SPECK entwickelte 1883 das erste Drehkurbelergometer; der Berliner Physiologe ZUNTZ baute 1889 mit seinem Mitarbeiter LEHMANN das erste Laufband; und 1899 deutete der finnische Arzt HENSCHEN das Sportherz als eine normale Anpassungsreaktion an die Mehrbeanspruchung im Sport. Umfangreiche sportmedizinische Publikationen – in Deutschland taten sich Ende des 19. Jahrhunderts besonders SCHMIDT und HUEPPE hervor – bezeugen die gewachsene Bedeutung des Fachgebietes.

Die Wiedereinführung der Olympischen Spiele 1896 förderte die interdisziplinäre Erforschung der Auswirkungen der Belastung durch den Sport. Deutschland wurde in der Folgezeit zum Mutterland der heutigen Sportmedizin. Der Engländer SMITH begann von 1891 an in Berlin mit systematischen Sportleruntersuchungen. Als erstes umfassendes Lehrbuch der Sportmedizin gilt ein 1910 von dem Berliner WEISSBEIN herausgegebenes zweibändiges Werk. Auf der 1. Internationalen Hygieneausstellung in Dresden, maßgeblich von HUEPPE mitorganisiert, wurden 1911 in einem sportmedizinischen Laboratorium Untersuchungen an Sportlern durchgeführt. Der Erfolg dieser Ausstellung führte 1912 zur Durchführung des ersten Sportärztekongresses in Oberhof. Auf der von KRAUS geleiteten Veranstaltung wurde mit dem »Deutschen Reichskomitee für die wissenschaftliche Erforschung des Sportes und der Leibesübungen« auch der erste Sportärztebund gegründet.

Nachdem noch 1913 in Berlin der Begriff »Sportarzt« eingeführt wurde, kam es nach dem ersten Weltkrieg 1920 zur Gründung der »Deutschen Hochschule für Leibesübungen« in Berlin. Die beiden ersten Rektoren waren mit BIER und SAUERBRUCH (1932) bekannte Chirurgen. 1924 wurde der zweite Deutsche Sportärztekongreß organisiert, es kam zur Gründung des »Deutschen Ärztebundes zur Förderung der Leibesübungen« und der Herausgabe der ersten sportmedizinischen Zeitschrift der Welt.

Unter deutschem Einfluß gründeten 1928 elf Nationen während der Olympischen Winterspiele in St. Moritz die Internationale Gesellschaft für Sportmedizin, die später in Fédération Internationale de Médicine Sportive/F.I.M.S.) umbenannt wurde. Präsident wurde der Schweizer KNOLL, der erstmalig Reihenuntersuchungen an Olympiateilnehmern durchführte. Anläßlich der Olympischen Sommerspiele in Amsterdam fand der 1. Kongreß der Internationalen Gesellschaft für Sportmedizin statt. Im gleichen Jahr richteten die Universitäten Hamburg und Leipzig die ersten sportmedizinischen Dozenturen ein, die mit KNOLL und ARNOLD besetzt wurden. In den folgenden Jahren wurden sportärztliche Landesverbände gegründet, sportmedizinische Beratungsstellen eingerichtet und Sportärztekurse abgehalten. Bis 1933 zählte der Deutsche Sportärztebund über 3000 Mitglieder, von denen 1300 die Anerkennung »Sportarzt« erworben hatten. Während der Olympischen Sommerspiele in Berlin fand 1936 der 2. Internationale Sportärztekongreß statt. In fünf Tagen konnten 80 Kollegen vor 1000 Sportärzten aus 42 Nationen referieren.

Nach Beendigung des 2. Weltkrieges wurde am 14. 10. 1950 in Hannover die Wiedergründung des Deutschen Sportärztebundes vollzogen, zunächst mit 500 Mitgliedern. Dem ersten Präsidenten, HEISS aus Stuttgart, folgten 1960 die bekannten Mediziner REINDELL aus Flensburg und 1984 HOLLMANN aus Köln.

Von 1950 an wurde die sportmedizinische Zeitschrift zunächst unter dem Namen »Sportarzt«, später »Sportarzt und Sportmedizin« und heute »Deutsche Zeitschrift für Sportmedizin« wieder verlegt.

Zum Erwerb der Bezeichnung Sportarzt galten ab 1951 die überarbeiteten Richtlinien aus dem Jahre 1925. Erst 1970 wurde eine erweiterte Richtlinie für die Erlangung der Zusatzbezeichnung Sportmedizin vom Deutschen Ärztetag beschlossen.

In der sowjetischen Besatzungszone wurden bereits 1947 erste sportärztliche Ambulanzen eingerichtet. Mit der Gründung der Deutschen Hochschule für Körperkultur am 22. 10. 1950 in Leipzig entstand auch eine Abteilung Sportmedizin. Die erste Konferenz der an der Sportmedizin der DDR interessierten Ärzte fand 1951 in Leipzig statt. Zwei Jahre später erfolgte auf Initiative von BÜRGER die offizielle Gründung der Arbeitsgemeinschaft Sportmedizin, die 1956 in Medizinisch-Wissenschaftliche Gesellschaft der Sportmedizin der DDR umbenannt

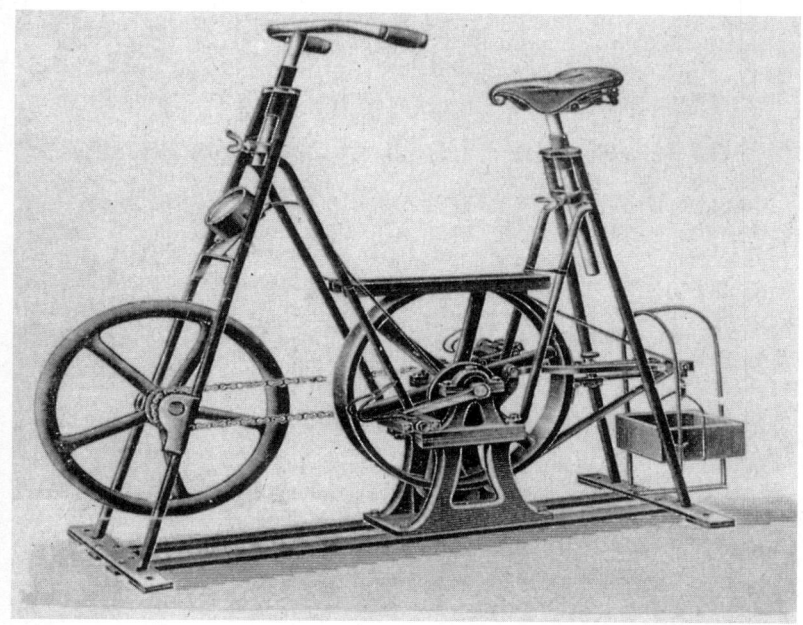

Abbildung 1
Fahrrad-
ergometer,
entwickelt 1904
von VOIGT im
Berliner Institut
von Prof. Zuntz.

wurde. Zum ersten Präsidenten wurde ARNO ARNOLD gewählt. 1961 erschien erstmals die Fachzeitschrift »Medizin und Sport« (heute vereinigt und weitergeführt mit der Zeitschrift »TW Sport + Medizin«).

Der hohe gesellschaftliche Stellenwert der Sportmedizin in der DDR deutete sich 1963 mit der Einführung des Facharztes für Sportmedizin an. Die vierjährige Facharztausbildung führte zur Ausbildung von 850 Sportmedizinern auf hohem Niveau.

Zur flächendeckenden sportmedizinischen Betreuung wurde in den folgenden Jahren, in über 20 Orten verteilt, der Sportmedizinische Dienst der DDR aufgebaut. 1800 Personen waren im sportmedizinischen Dienst beschäftigt. Die Sportmedizinische Forschung wurde weitgehend zentral im Forschungsinstitut für Körperkultur und Sport (FKS) mit 600 Mitarbeitern in Leipzig durchgeführt.

Am 16. 2. 1991 kam es in Frankfurt am Main zum Beitritt der Gesellschaft für Sportmedizin der DDR in den Deutschen Sportärztebund, der heute etwa 11 000 Ärzte umfaßt. Der Deutsche Sportärztebund besteht aus 18 Landesverbänden, deren Delegierte sich zweimal jährlich treffen. Die Wahl des Präsidiums folgt in zweijährlichen Abständen. Zur Bearbeitung spezieller Fragestellungen existieren Sektionen und ad-hoc-Kommissionen. Die Deutschen Sportärztekongresse finden alle zwei Jahre statt, in den dazwischenliegenden Jahren folgen wissenschaftliche Symposien mit spezifischen Fragestellungen.

Der wieder gewachsene Einfluß der deutschen Sportmedizin spiegelt sich derzeit auch in der Führung des Weltverbandes für Sportmedizin durch den Präsidenten des Deutschen Sportärztebundes, HOLLMANN aus Köln, wider.

AUFGABENBEREICHE DER SPORTMEDIZIN

In Deutschland treiben über 20 Millionen Bürger Sport. Die Motivation zum Sporttreiben ist vielfältig und unterliegt gesellschaftlichen Einflüssen. Neben dem Hochleistungssport und dem Sporttreiben zur individuellen Selbstbestätigung oder aus Spaß an der körperlichen Bewegung wird der Sport heute von der Medizin zielgerichtet zur Vorbeugung von Krankheiten, als Sporttherapie nach Unfällen und Operationen sowie im Rahmen der Rehabilitation nach zahlreichen Erkrankungen eingesetzt. Damit haben sich die Aufgaben des medizinischen Fachgebietes, welches sich mit Sport, Training und den gesundheitlichen Auswirkungen des Bewegungsmangels beschäftigt, erweitert:

Sportärztliche Untersuchung und Beratung
Bei der sportärztlichen Untersuchung gilt es, eventuell bestehende internistische Erkrankungen aufzudecken, die durch das Sporttreiben verschlimmert werden könnten, und Veränderungen am Skelettsytem zu erkennen, die leicht Überlastungsschäden hervorrufen könnten.
Die sportärztliche Beratung beinhaltet nicht nur Empfehlungen zur Ausübung von Sportarten sowie zur Gestaltung des Trainings – Trainingsart, Umfang, Einheiten pro Woche, Intensität. Sie sollte auch Hinweise zur Vorbeugung vor Verletzungen, Schäden und Infektionskrankheiten geben sowie eine gesunde Lebensgestaltung propagieren. Dazu gehören Ernährungsempfehlungen, Informationen zum Regenerationsverhalten des menschlichen Körpers, Aufklärung über die negativen Auswirkungen des Nikotin- und Alkoholkonsums, Berücksichtigung von Risikofaktoren etc.

Erfassen der allgemeinen und sportartspezifischen Leistungsfähigkeit
Beim Erfassen der allgemeinen Leistungsfähigkeit werden mit der Bestimmung des Blutdrucks und des Ruhepulses, der Untersuchung des Blutes (Blutbild, Elektrolyte, Leber- und Nierenwerte, Harnsäure, Blutzucker, Fettwerte) sowie der Aufzeichnung des Ruhe- und Belastungselektrokardiogramms auf dem Fahrradergometer oder Laufband insbesondere Herz, Kreislauf, Atmung und Stoffwechsel geprüft. In den letzten Jahren hat auch die Beurteilung des größten menschlichen Organs – der Skelettmuskulatur – an Bedeutung zugenommen. Erhebung von Kraftfähigkeiten mittels isokinetischer und isometrischer Meßverfahren sowie der Darstellung des Innervationsmusters mittels Oberflächen-EMG-Ableitungen kommt bei der Prophylaxe von Verletzungen und in der Rehabilitationsphase nach Unfällen oder Operationen eine große Bedeutung zu.
Mit der Erfassung der sportartspezifischen Leistungsfähigkeit kann der Sportmediziner zusätzlich die Auswirkungen spezieller Trainingsprogramme beurteilen.

Deklaration von Lissabon: Ethische Richtlinien für Ärzte in der Sportmedizin
(Beschluß der 34. Generalversammlung des Weltärztebundes (Lissabon 1981)

Der Weltärztebund hat die folgenden ethischen Richtlinien für Ärzte niedergelegt, deren Anwendung er empfiehlt, um den Bedürfnissen der Sportler zu entsprechen und den besonderen Umständen Rechnung zu tragen, unter denen ärztliche Hilfe und gesundheitliche Beratung gewährt werden.

1. Der Arzt, dem die Betreuung von Sportlern anvertraut ist, hat die ethische Verantwortung, mit der außergewöhnlichen physischen und seelischen Belastung vertraut zu sein, die der Leistungssport den Ausübenden auferlegt.
2. Handelt es sich bei dem Sportler um ein Kind oder einen Jugendlichen, muß der Arzt zuerst das Entwicklungsstadium berücksichtigen.
3. Handelt es sich bei dem Ausübenden um einen Berufssportler, der mit dieser Tätigkeit seinen Lebensunterhalt verdient, sollte der Arzt die geltenden arbeitsmedizinischen Vorschriften kennen und beachten.
4. Der Arzt sollte sich allen Methoden widersetzen, die nicht in Einklang mit der ärztlichen Ethik stehen oder für den Sportler, der sie anwendet, schädliche Folgen haben können, insbesondere
   - Verfahren, die die Zusammensetzung des Blutes oder die biochemischen Vorgänge künstlich verändern,
   - die Anwendung von Medikamenten oder anderen Substanzen, gleich welcher Art sie sind oder auf welchem Wege sie in den Körper gelangen, einschließlich von Stimulantien oder Sedativa, die auf das Zentralnervensystem einwirken, oder Verfahren, die künstlich die Reflexe verändern,
   - induzierte Veränderungen des Willens oder der allgemeinen Geisteshaltung,
   - Verfahren, die den Schmerz oder andere Schutzsymptome aussetzen, damit der Sportler an Wettkämpfen teilnehmen kann, auch wenn Verletzungen oder andere Störungen vorhanden sind, die eine Teilnahme nicht geraten erscheinen lassen,
   - Maßnahmen, die eine künstliche Änderung alters- und geschlechtsbedingter Merkmale herbeiführen,
   - die Teilnahme am Training oder an Wettkämpfen, die mit der Erhaltung des Wohlbefindens, der Gesundheit oder der Sicherheit des Betreuten nicht in Einklang zu bringen ist.
5. Der Arzt soll den Sportler und die für ihn Verantwortlichen und andere betroffene Personen über die Folgen der von ihm abgelehnten Methoden aufklären, vor ihrer Anwendung warnen und die Unterstützung anderer Ärzte und Organisationen suchen, die dem gleichen Ziel dienen. Er soll den Sportler vor allem vor Druck von außen schützen, mit dem dieser zu solchen Methoden gezwungen wird, und er soll bei der Beobachtung zu ihrer Vermeidung mitwirken.
6. Der Sportarzt hat die Pflicht, seine objektive Stellungnahme zur Eignung oder Nichteignung eines Sportlers klar und eindeutig abzugeben und über sein Gesamturteil keinen Zweifel zu lassen.
7. Bei sportlichen Wettkämpfen oder berufssportlichen Veranstaltungen hat der Arzt die Pflicht zu entscheiden, ob der Sportler auf der Sportstätte bleiben bzw. wieder an den Spielen teilnehmen kann. Diese Entscheidung kann nicht an andere Personen delegiert werden. In Abwesenheit des Arztes haben diese Personen sich ganz strikt an die von ihm gegebenen Anweisungen zu halten. Dabei haben Gesundheit und Sicherheit des Sportlers immer den Vorrang vor dem Ergebnis des Kampfes oder dem Ausgang des Spiels.
8. Zur Erfüllung seiner ethischen Verpflichtungen muß der Sportarzt dafür Sorge tragen, daß seine Autorität anerkannt und gewahrt wird, insbesondere wenn die Gesundheit, die Sicherheit und die berechtigten Interessen des Sportlers unmittelbar betroffen sind; denn sie haben den absoluten Vorrang vor den Interessen Dritter.
9. Der Sportarzt sollte versuchen, den Hausarzt des Patienten über Behandlungen, die er durchgeführt hat, umfassend zu unterrichten. Falls erforderlich, sollte er mit diesem zusammenarbeiten, um sicherzustellen, daß der Sportler sich nicht auf Kosten seiner Gesundheit überbeansprucht und nicht zu schädlichen Mitteln greift, um seine Leistung zu steigern.
10. In der Sportmedizin gilt wie in allen anderen Disziplinen der Medizin die Schweigepflicht. Das Recht auf Geheimhaltung der ärztlichen Verrichtungen am Sportler muß gewahrt werden, ganz besonders im Falle von Berufssportlern.
11. Der Sportarzt darf keinen Vertrag eingehen, der ihn verpflichtet, besondere Therapieformen ausschließlich bei einem ganz bestimmten Sportler oder bei einer ganz bestimmten Gruppe von Sportlern anzuwenden.
12. Ausländische Sportärzte, die eine Mannschaft in ein anderes Land begleiten, sollten in der Ausübung ihrer Pflicht nicht behindert werden.
13. Sportärzte sollten bei der Festlegung sportlicher Regeln mitwirken.

Ethische
Richtlinien

13

Sportärztliche Tätigkeit im Hochleistungssport

Die sportärztliche Tätigkeit im Hochleistungssport ist darauf ausgerichtet, daran mitzuarbeiten, daß die Sportler bei Erhalt ihrer Gesundheit ihre maximale Leistungsfähigkeit mit einem zeitlich noch durchführbaren Aufwand erreichen können.

Ärztliche Mitarbeit ist daher zusätzlich bei der Erarbeitung der Trainingsmethoden, bei der Entwicklung der komplexen Leistungsdiagnostik (als Feld- oder Labortests) und bei der Behandlung internistischer Erkrankungen sowie von Sportverletzungen notwendig.

Sportärztliche Betreuung im Wettkampf sowie bei Erkrankungen und Verletzungen

Diese umfangreiche sportärztliche Tätigkeit umfaßt den Leistungs- und Breitensport, den Kinder- und Seniorensport sowie den Sport bei Erkrankungen und Behinderungen.

Sportmedizinische Forschung und Lehre

Zu den Aufgaben der Sportmedizin gehören auch die Forschung und die Lehre, die in Deutschland von den Universitäten und Hochschulen ausgehen. Forschungsschwerpunkte der deutschen Sportmedizin sind:

- Grundlagenforschung über biologische Reaktionen und Anpassungserscheinungen beim Hochleistungstraining des gesunden Organismus. Auswirkungen des Trainings auf Kinder, ältere und kranke Menschen.
- Erfassen gesundheitlicher Auswirkungen des therapeutischen Trainings hinsichtlich der Vorbeugung vor Herz-Kreislauferkrankungen und der altersbedingten Leistungseinbußen sowie der Besserung bei existierenden Erkrankungen (Diabetes mellitus, Osteoporose, Arthrose, Depressionen, Migräne, Immunsystemerkrankungen etc.).
- Erforschung der Folgen von Sporttherapie in der Rehabilitation von kardiologischen Erkrankungen, Erkrankungen der Atmungsorgane, nach Operationen, bei Verletzungen am Bewegungsapparat sowie bei rheumatischen Gelenkerkrankungen.
- Ermitteln der Auswirkungen von Pharmaka auf das Leistungsverhalten unter körperlicher/sportlicher Belastung bei gesunden und kranken Menschen.
- Erforschung der Folgen von Umwelteinflüssen (Höhe, Hitze, Kälte, Schadstoffe) auf den sporttreibenden Menschen.
- Weiterentwicklung leistungsdiagnostischer und sportartspezifischer Untersuchungsmethoden sowie Mitarbeit an der Verbesserung von Trainingsmethoden und Trainingsprogrammen.

Allein aus den genannten Aufgaben wird deutlich, daß der Sportmediziner bei der Bewältigung der Anforderungen im Team mit Fachärzten anderer Disziplinen, den Sporttherapeuten, Krankengymnasten, Physiotherapeuten, Trainern, und unter Einbeziehung des Sportlers zusammenarbeiten muß.

Das Begeisternde an der Sportmedizin sind der Einsatz des Sports als therapeutisches Mittel und die gesundheitliche Betreuung der Bevölkerung. Nach HOLL-

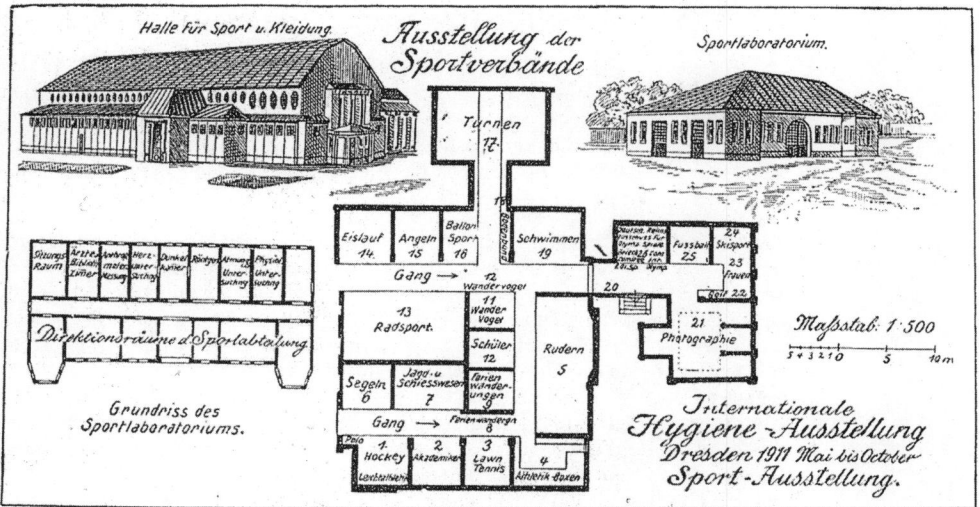

Grundriss des Sportlaboratoriums.

Internationale Hygiene-Ausstellung Dresden 1911 Mai bis October Sport-Ausstellung.

MANN stellt »körperliches Training die einzige der Medizin bekannte Maßnahme dar, welche in naturwissenschaftlich gesicherter Weise in der Lage ist, altersbedingten Leistungsverlusten sowohl des cardiopulmonalen Systems als auch der Skelettmuskulatur entgegenzuwirken ... Sportmedizin schlägt eine Brücke zwischen Funktion und Struktur, zwischen Geist und Körper. Sie betrachtet den ›ganzen‹ Menschen in seinem sozialen Dasein und in seiner Umwelt als ein Stück psycho-somatisch-sozialer Medizin«.

Der Weltverband der Sportmedizin empfiehlt zur Erhaltung der Gesundheit bis ins hohe Lebensalter die Durchführung von Ausdauertrainingsprogrammen, bei denen kontinuierlich rhythmisch große Muskelgruppen aerob beansprucht werden sollen. 3–5mal pro Woche soll zwischen 20–60 Minuten bei einer Intensität von 60–90% der maximalen Herzfrequenz trainiert werden.

Der Sport, sinnvoll als therapeutisches Mittel eingesetzt, wirkt medikamentensparend, bekämpft Übergewicht und andere Bewegungsmangelkrankheiten und steigert die körperliche sowie geistige Leistungsfähigkeit.

Vorschlag zur Gestaltung einer sportmedizinischen Beratungsstelle und Anordnung von Übungsräumen für Sportarten.

Reaktion und Anpassung an sportliche Beanspruchung

Die *Adaptation* ist das Grundphänomen der Lebensfunktionen. Mit dem Begriff der Adaptation können alle beim sportlichen Training eintretenden Veränderungen an Organen und Funktionssystemen beschrieben werden. Reizwirksames Training muß Streßcharakter haben. Die organisierte Trainingsbelastung ist dabei der Stressor, die Beanspruchung der Organe und Systeme der Streß. Die von SELYE (1974, 1976) erarbeitete Streßtheorie kann auch auf den Sport übertragen werden. Denn sportliche Belastungen lösen Alarmreaktionen aus, bewirken organismischen Widerstand und führen bei ihrer Nichtbewältigung zur Systemerschöpfung. Durch das Training wird zu bewältigender Streß organisiert, der verschiedene Reaktionsweisen im Körper hervorruft und bei seiner Bewältigung zur Anpassung führt. Die durch die sportliche Belastung ständig gestörte Homöostase im Organismus führt zur Heterostase, die in ihrem Ausmaß ständig zentralnerval kontrolliert wird. Zentrale Efferenzen und Bewegungserfahrung modifizieren die peripheren Afferenzen, so daß im Endeffekt ein nützliches Resultat für den Organismus eintritt. Die zentralnervale Funktions- und Bewegungskontrolle verhindert ein Chaos in der Muskelarbeit. Die Güte der erreichten Anpassung wirkt sich nicht nur auf die gezielte Reizantwort aus, sondern auch auf die Wirkung zentralnervaler Reafferenzen auf diese (ANOCHIN, 1978).

UMSTELLUNG UND ANPASSUNG AN TRAININGSBELASTUNGEN

Im Bereich des Sports umfaßt die Adaptation den aktuellen Umstellungszustand auf die Belastungen und die im Ergebnis der ständigen Umstellungen eintretende Anpassung von Organen und Systemen. Nicht jede Belastung führt im Organismus zur Anpassung. Die Mehrzahl der Alltagsbelastungen oder gelegentliches sportliches Üben werden mit der Regelbreite der Funktionssysteme und dem möglichen Beanspruchungszustand der Organe abgesichert. Erst wiederholte und reizwirksame Belastungen lösen im Organismus Anpassungsprozesse aus. Voraussetzung ist, daß der Gleichgewichtszustand (*Homöostase*) der Organe und Systeme *regelmäßig* gestört wird. Das sportliche Training gehört zu den Störgrößen, die bei längerer Einwirkung die Arbeitsbereiche der Systeme verschieben. Beim Herz-Kreislauf-System lassen sich die Arbeitsbereiche anhand der Herzfrequenzregulation überschaubar erfassen. Untrainierte haben einen Regulationsbereich der *Herzfrequenz* (Hf) von 70–200 Schlägen/Minute. Bestimmte Trainingsformen führen zur Verschiebung der Arbeitsbereiche in Ruhe und bei Belastung. Für die Anpassung an Ausdauertraining ist typisch, daß der Hf-Ar-

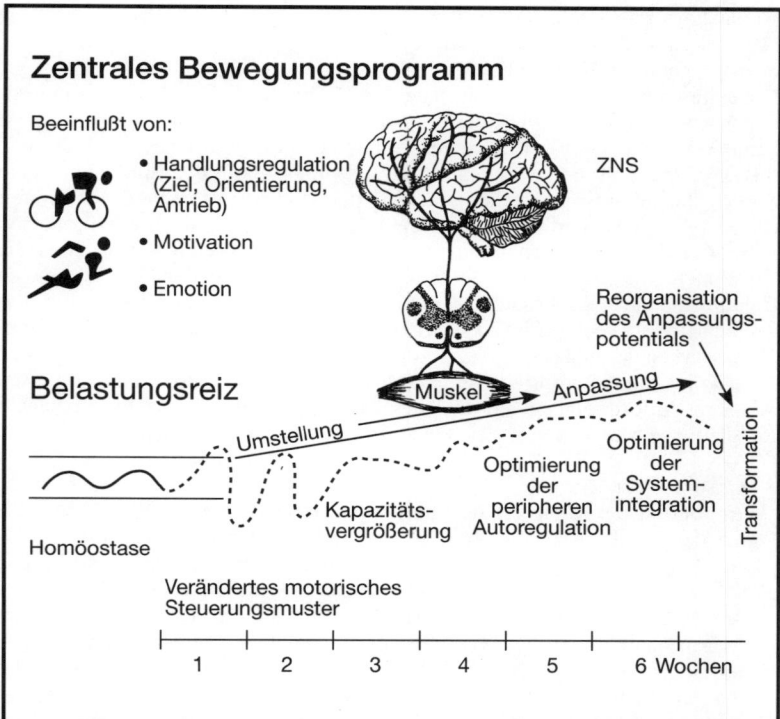

Zentrales Bewegungsprogramm

Beeinflußt von:

- Handlungsregulation (Ziel, Orientierung, Antrieb)
- Motivation
- Emotion

ZNS

Reorganisation des Anpassungs-potentials

Belastungsreiz

Muskel   Anpassung

Umstellung

Optimierung der System-integration

Optimierung der peripheren Autoregulation

Kapazitäts-vergrößerung

Transformation

Homöostase

Verändertes motorisches Steuerungsmuster

| 1 | 2 | 3 | 4 | 5 | 6 Wochen |

Abbildung 2
Modell des Anpassungsverlaufs beim Ausdauertraining. Nach Störung des Homöostasezustandes durch Belastung und wiederholte Umstellung der Funktionssysteme versucht der Organismus, durch Veränderung des motorischen Ansteuerungsmusters, Kapazitätsvergrößerung, Optimierung der Autoregulation und Systeme integration die Reize mit Anpassungen zu beantworten (nach NEUMANN und BERBALK, 1991).

beitsbereich zu niedrigeren Frequenzen verlagert wird, so daß dann ein Regulationsbereich von durchschnittlich 40–190 Schlägen/Minute resultiert. Hingegen wird bei intensivem Kurzzeittraining, verbunden mit starken Streßkomponenten, der Hf-Arbeitsbereich nach oben verlagert. Der Regulationsbereich der Hf bewegt sich dann zwischen 60 und 210 Schlägen/Minute.

Beim Einwirken wiederholter Störbelastungen ist der Organismus bestrebt, den Aufwand zur Belastungsbewältigung zu senken. Dies geschieht in der Senkung des Energieverbrauchs, in der Veränderung der Regel- und Steuerprozesse auf zentralnervaler und neuromuskulärer Ebene, in der Erweiterung seiner Kapazitäten, in der Optimierung des Zusammenwirkens von Systemen u. a. Im Endeffekt wird der Störreiz mit geringerem biologischem Aufwand bewältigt. Der Übergang von den Umstellungsregulationen zur Anpassung geschieht schrittweise und vollzieht sich in einem längeren zeitlichen Prozeß.

Zeitlicher Ablauf der Anpassung
Über den zeitlichen Ablauf der Anpassung in konditionell beanspruchenden Sportarten besteht gegenwärtig folgende Vorstellung:

Anpassungsstufe 1
(Veränderung des motorischen Ansteuerungsprogramms der beanspruchten Muskulatur)
Die ersten Veränderungen beim wiederholten Training lassen sich in der motorischen Ansteuerung der Muskulatur nachweisen. Dieses Phänomen kann selbst bemerkt werden, denn der Bewegungsablauf beim Betreiben einer Sportart wird flüssiger, lockerer und wirkungsvoller. Die muskuläre Beanspruchung kann zeitlich länger aufrechterhalten werden, der Homöostasezustand wird später gestört. Der Bewegungsablauf wird regulatorisch durch das neuroendokrine und vegetative Funktionssystem unterstützt. Die längere Muskelarbeit wird durch die Zunahme der Aktivitäten der aeroben und auch anaeroben Schlüsselenzyme im Energiestoffwechsel möglich. Ein erstes Gleichgewicht zwischen erhöhtem Energiebedarf und zweckmäßiger Energiebereitstellung tritt ein. Die Stoffwechseleigenschaften der in das sportartspezifische Bewegungsprogramm einbezogenen schnell und langsam kontrahierenden Muskelfasern (FT- und ST-Fasern) passen sich den Anforderungen an. Die beschriebenen und im einzelnen belegten Regulationsumstellungen vollziehen sich in den ersten 10 Trainingstagen.

Anpassungsstufe 2
(Vergrößerung der Kapazität der Energiespeicher und der muskulären Proteine)
Durch das Ausdauertraining kommt der Muskel ständig in energetische Engpässe. Am auffallendsten ist das ständige Defizit im Glycogenhaushalt. Die andauernde Ausschöpfung der Energiespeicher regt die Enzyme der Resynthese stark an, so daß es im Endeffekt dieser Anpassung zu einer Zunahme der Energiespeicher kommt. Die Trainingsinhalte beeinflussen entscheidend, welche Energiespeicher sich erhöhen. Beim Sprinttraining nehmen bevorzugt die Creatinphospatspeicher zu. Die Glycogenspeicher nehmen bei fast allen leistungsorientierten Sportarten mit Ausdauerkomponente zu. Erst bei extremem Langzeittraining vergrößern sich die intramuskulären Triglyceridspeicher. Mit der Vergrößerung der Energiespeicher ist die energetische Grundlage für längere sportartspezifische Muskelarbeit gesichert. Die Zunahme der Energiespeicher erfordert größere Reaktionsräume. Die Muskelfasern vergrößern sich in ihrem Volumen gering. Wird das Muskeltraining mit erhöhtem Kraftaufwand ausgeführt, so kommt es zur Zunahme der Masse an Muskelproteinen, die Muskulatur hypertrophiert. Der Reiz zur Hypertrophie der Muskulatur ergibt sich aus den erhöhten Widerständen bei der konzentrischen und exzentrischen Arbeitsweise der Muskulatur. Hierbei entsteht beim wiederholten Krafttraining eine Zunahme verschlissener Proteinstrukturen. Die Proteinfragmente aktivieren die Transkriptionsrate des jeweiligen Gens (MADER, 1990).
In dieser zweiten Phase der Anpassung sind der Energiemangel und der erhöhte muskuläre Proteinkatabolismus die entscheidenden Reize für die Erhöhung der kapazitativen Möglichkeiten des Muskels. Für die Vergrößerung der Energiespeicher sind etwa 20 Tage Training erforderlich.

Anpassungsstufe 3
(Optimierung der neuromuskulären Regulation mit den neugebildeten Strukturen im Muskel)
Durch die ständige Einwirkung der Störreize sammelt der Muskel Regulationserfahrung. Er kann sich darauf einstellen durch neuromuskuläre Vorprogrammierung und Vorhalteregulation. Unterstützt wird der Organismus durch die kinästhetischen Rezeptoren oder optomotorische Regelkreise. Die regulatorische Vorbereitung der Muskelkontraktion verläuft beim Anheben einer Last von 5 kg anders als bei 30 kg. Die Muskelfasern werden entsprechend der realen sportartspezifischen Anforderung aktiviert. Die Optimierung der muskulären Ansteuerung bei Zunahme seines Kraft- und Ausdauerpotentials ist ein störanfälliger Zeitabschnitt im Anpassungsprozeß. Er vollzieht sich zwischen der dritten und vierten Trainingswoche. Durch Zurücknahme der Gesamttrainingsbelastung, insbesondere bei den stark energieverbrauchenden Belastungen, kann dieser Anpassungsabschnitt unterstützt werden. Diese Funktionsoptimierung verläuft autoregulativ, sie kann trainingsmethodisch begünstigt oder auch gestört werden. Nach etwa 30 Trainingstagen ist diese Anpassungsstufe abgeschlossen.

Anpassungsstufe 4
(Abstimmung und Koordinierung der Hierarchie der Systeme)
Ein entscheidener Anpassungsschritt ist vollzogen, wenn der Strukturumbau in der Muskulatur mit den zentralnervalen Steuersystemen in Übereinstimmung kommt. Die isolierte periphere Muskelanpassung ist wenig sinnvoll, wenn sie nicht in ein sportartspezifisches Bewegungsprogramm einbezogen wird. Die Freiheitsgrade zwischen zentralnervaler Ansteuerung des Muskels und der sportartspezifischen Bewegungsausführung sind vielfältig. Die Muskelleistung erfährt durch die zentralen Systeme dann Unterstützung, wenn die Anforderungen nicht mehr autoregulativ bewältigt werden. Der *periphere muskuläre Strukturumbau* ist Folge der zentralnervalen Beeinflussung und zugleich Voraussetzung für die weitere Vervollkommnung der Leistungsfähigkeit. Die Abstimmung zwischen den zentralen Steuer- und Regelmechanismen und der peripheren Belastungsbewältigung ist zeitabhängig und vollzieht sich in etwa 2 Wochen. Die erreichten peripheren und auch zentralnervalen Anpassungsprozesse benötigen für ihre Transformation in die sportliche Leistung insgesamt etwa 4–6 Wochen (NEUMANN und BERBALK, 1991). Ist die Regulationsumstellung stabil und ein neues Anpassungsniveau erreicht, so muß eine weitere Belastungssteigerung erfolgen. Wird die Belastung nicht erhöht, so kommt es zur Anpassungsrückbildung, und die Leistungsfähigkeit nimmt wieder ab.

Zeitablauf der Anpassung
Im Sport ist das Bezugsmaß für die erfolgte Anpassung die Leistungszunahme. Vorstellungen, die Anpassung zu beschleunigen, haben sich als irrig erwiesen. Jedoch ist der Zeitraum für die Anpassung einzelner Systeme nicht einheitlich. Die kürzeste Anpassungszeit benötigen die Prozesse der *nervalen Informationsübertragung*. Wahrscheinlich vollziehen sich neuromuskuläre Anpassungen im Bereich von Sekunden. Die Anpassung der *Vermittlersysteme* erfolgt im Zeitbe-

reich von mehreren Stunden und Tagen. Deutlich längere Zeit benötigt der *Stoffwechsel* zur Anpassung. Der begrenzende Schritt ist die Erhöhung der Aktivität von Schlüsselenzymen. Die Aktivität der Enzyme nimmt bereits innerhalb 1 Woche zu. Damit verbunden ist auch die Vergrößerung der Substratspeicher. Diese nehmen erst bei ihrer mehrmaligen Depletion zu, vorausgesetzt, die Substratspeicherenzyme haben ihre Aktivität erhöht.

Der *Umbau der Strukturen* in der beanspruchten Muskulatur benötigt mehrere Wochen. Die Hypertrophie der Muskulatur ist erst nach etwa 6 Wochen stabil. Das setzt Proteinumbauprozesse auf molekularer Ebene voraus.

Die längste Anpassungszeit benötigen die *integrierenden Systeme*. Hier geht es um die funktionelle Abstimmung der zentralen Steuer- und Regelung mit der veränderten Muskelstruktur. Im Sport ist diese Anpassungsqualität mit dem Begriff des *motorischen Lerntrainings* zu beschreiben. Es bedarf oft mehrerer Versuche bei bereits eingefahrenen Bewegungsabläufen, bis ein höchstmögliches Ergebnis möglich wird. Beispiele sind hier im Sprint in den verschiedensten Sportarten oder im Erlernen neuer Übungsfolgen im Turnen oder Eiskunstlauf gegeben. Langjährig trainierende Sportler haben Vorteile, weil sie im Fall des Erlernens neuer Bewegungsfolgen auf stabil gespeicherte Programme oder Teile davon zurückgreifen. Das Erreichen hoher sportartspezifischer Leistungen hat neben dem Training eine wesentliche erbliche Komponente. In der Praxis äußert sich die Erbanlage im Sporttalent.

Die Anpassungsfähigkeit an Trainingsreize wird als *Adaptabilität* bezeichnet. Die Adaptabilität wird oft in der Trainingspraxis mit Belastbarkeit gleichgesetzt. In ihr äußern sich sowohl erbliche Voraussetzungen für die Leistungsentwicklung als auch deren praktische Nutzung durch ein Trainingssystem. Die Anpassung vollzieht sich innerhalb der Grenzen der individuellen Adaptabilität und ist somit Ausdruck der epigenetischen Regulationsabläufe im Organismus, die durch die Wirksamkeit der Trainingsreize erschlossen werden. In vielen Sportarten kann man heute nur noch Olympiasieger werden, wenn das Training 20–40 Stunden/Woche beträgt. Vor 60 Jahren genügten hierfür nur 10% dieses Aufwands. Das Erschließen der menschlichen Anpassungsreserven erfolgte mit einem immer größer werdenden Zeitaufwand. Erbanlagen sind allein noch keine Garantie für Spitzenleistungen, wenn sie nicht durch das gesellschaftliche Umfeld gefördert werden und ein starker persönlicher Wille zum Leistungstraining besteht.

| **Zusammen-fassung** | Trainingsbelastung löst im Organismus Funktionsumstellungen aus. Die durch einmalige oder sporadische Belastungen hervorgerufene Funktionsumstellung wird mit dem gegebenen Regulationsbereich der Systeme bewältigt und entspricht noch nicht der Anpassung. Erst regelmäßige und über einen Zeitraum von 4–6 Wochen auf den Organismus einwirkende überschwellige Reize führen zur strukturellen und funktionellen Anpassung. Anpassung infolge sportlichen Trainings äußert sich im Strukturumbau der Muskulatur mit adäquaten funktionellen Veränderungen und Koordinierung der Systemfunktion auf einem höheren Arbeitsniveau. Bleibt der Reiz in der gewohnten Stärke aus, so kommt es zur Deadaptation mit Leistungsrückgang. |

NERVENSYSTEM

Das Nervensystem wird in ein zentrales und ein peripheres untergliedert. Zum *zentralen Nervensystem* gehören Gehirn und Rückenmark. Hier werden bei hoher Dichte der Nervenzellen alle wesentlichen Informationen von der Peripherie verarbeitet, verteilt und gespeichert. Die zentralen Hirngebiete arbeiten nach dem Reafferenzprinzip, dadurch sind sie über die Wirkung ihrer Antriebe ständig informiert. Das *periphere Nervensystem* besteht aus sensiblen und motorischen Nervenzellen. Die austretenden Nerven (Neuriten) verlaufen bis zum Erfolgsorgan (Muskel). An der motorischen Endplatte werden die Impulse der Motoneuronen direkt auf den Muskel übertragen. Diesem *somatischen Nervensystem* ist noch ein autonomes (*vegetatives*) beigeordnet, welches aus dem *sympathischen* und *parasympathischen* Anteil besteht. Sportliche Beanspruchungen führen zur ergotropen Reaktionslage. Bei dieser werden die für die aktuelle Leistung absichernden Prozesse durch den sympathischen Anteil des vegetativen Nervensystems aktiviert und durch den parasympathischen Anteil gedämpft. Das vegetative Nervensystem reguliert die Organfunktionen untereinander und sichert dabei die Homöostase des Organismus, dabei entzieht es sich weitgehend der willentlichen Beeinflussung. Die Rolle des Zentralnervensystems (ZNS) ist so vielgestaltig und komplex, daß aus sportmedizinischer Sicht nur bestimmte Aspekte von Interesse sind. Von Bedeutung sind die Leistungen des ZNS, welche das motorische Bewegungsprogramm sichern und die Entwicklung der körperlichen Leistungsfähigkeit durch Training fördern.

Zentralnervale Regel- und Steuerebene der Bewegung

Die Willkürbewegung wird durch zentralnervale Aktivierung programmiert und ausgeführt sowie durch Rückkopplungsmechanismen moduliert. Motorische Handlungen müssen gedanklich vorweggenommen werden. Diese Vorausschau wird auch als *Antizipation* bezeichnet. Im Sport hat das Antizipationsvermögen praktische Bedeutung. Beabsichtigte oder mögliche sportliche Handlungen des Gegners in Sportspielarten, Mannschaftssportarten u. a. werden erahnt und durch rechtzeitige Gegenreaktionen in der Wirkung beeinflußt. Die Bewegungshandlung stützt sich auf das aktuelle motorische Gedächtnis, welches hauptsächlich im Kleinhirn und in den Assoziationsfeldern des Cortex lokalisiert ist.

Bevor es zur Ausführung der Bewegung kommt, muß diese in cortikalen Zentren entworfen und mit Hilfe des *motorischen Gedächtnisses* ausgeführt werden. Die motorischen Fertigkeiten, wie Schwimmen, Radfahren u. a., sind nach Erlernen des Programms fest im motorischen Gedächtnis gespeichert. Bei ihrem aktuellen Abruf werden sie der Situation angepaßt. Jede Bewegungsausführung erfordert Abstimmungen mit untergeordneten (subcortikalen) Zentren (Abb. 3). Auch weitere an der Bewegung beteiligte Funktionssysteme, wie Herz-Kreislauf-System und Stoffwechsel, werden in das *Bewegungsprogramm* einbezogen. Die subcortikalen Zentren werden morphologisch durch Basalganglien, Kleinhirn, Thalamus, Hirnstamm und spinale Neurone repräsentiert, die maßgeblich die funktionelle Kooperation der Systemebenen beeinflussen (Abb. 4, S. 22).

21

▷ **Abbildung 3**
Das Zentralnervensystem (ZNS) überträgt und verarbeitet Informationen, es reguliert die Transportsysteme, die Energieversorgung und den Strukturumbau.

▽ **Abbildung 4**
Das komplizierte Zusammenspiel der Systemebenen: Sportliche Belastung führt zu zentralnervaler Aktivierung und zahlreichen Umstellungen in neuromuskulären und energetischen Systemen.

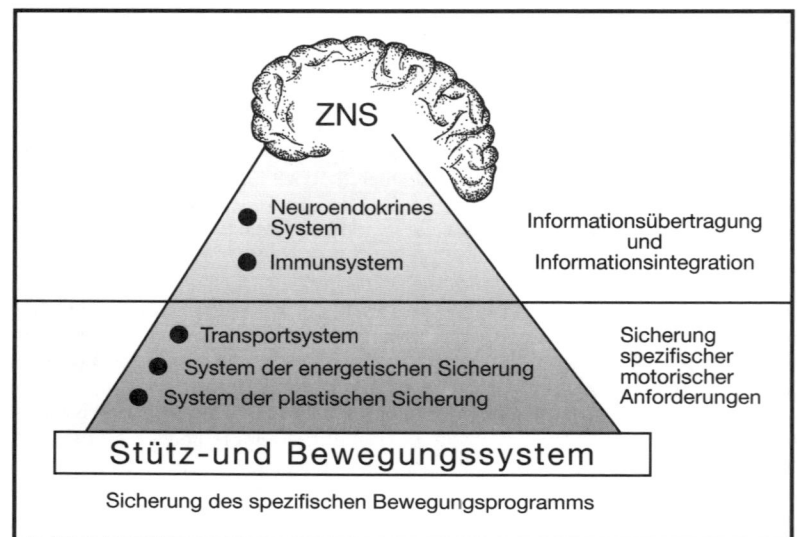

ZNS

● Neuroendokrines System
● Immunsystem

Informationsübertragung und Informationsintegration

● Transportsystem
● System der energetischen Sicherung
● System der plastischen Sicherung

Sicherung spezifischer motorischer Anforderungen

Stütz-und Bewegungssystem

Sicherung des spezifischen Bewegungsprogramms

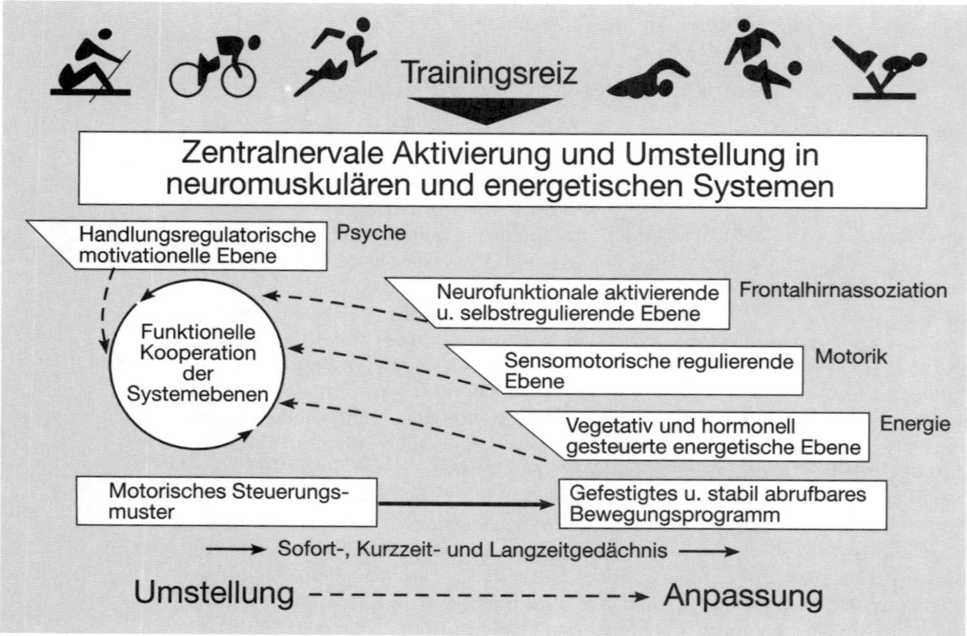

Trainingsreiz

Zentralnervale Aktivierung und Umstellung in neuromuskulären und energetischen Systemen

Handlungsregulatorische motivationale Ebene | Psyche

Funktionelle Kooperation der Systemebenen

Neurofunktionale aktivierende u. selbstregulierende Ebene | Frontalhirnassoziation

Sensomotorische regulierende Ebene | Motorik

Vegetativ und hormonell gesteuerte energetische Ebene | Energie

Motorisches Steuerungsmuster

Gefestigtes u. stabil abrufbares Bewegungsprogramm

⟶ Sofort-, Kurzzeit- und Langzeitgedächnis ⟶

Umstellung - - - - - - - - - - - - - - - → Anpassung

Ist das Bewegungsprogramm entworfen, so läßt sich dieses, bevor es zur eigentlichen Bewegungsausführung kommt, bereits durch Bereitschaftspotentiale im Hirnstrombild (EEG) nachweisen (PICKENHAIN, 1990). Das Großhirn ist schon 600–700 ms vor der Bewegungsausführung erregt (Abb. 5).

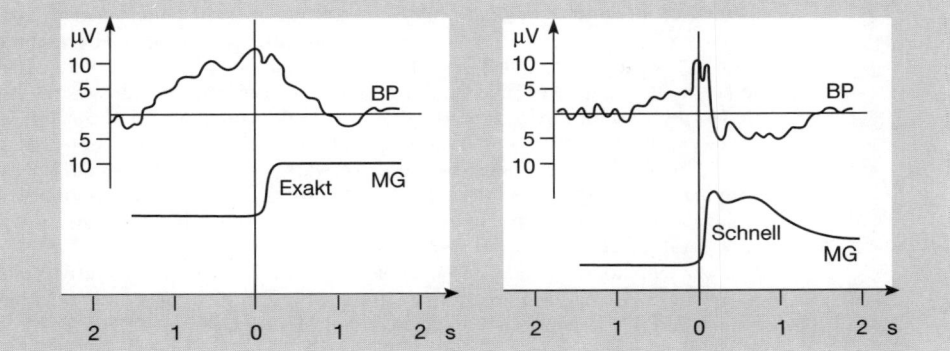

Von den cortikalen und subcortikalen Motivationsebenen gehen die Signale zum bewegungsprogrammierenden cortikalen Gebiet, das in seiner funktionellen Gesamtheit auch als *Assoziationscortex* bezeichnet wird. Im sog. Assoziationscortex werden die sensorischen und motorischen Afferenzen und Reafferenzen verarbeitet. Dieser Rückkopplungsmechanismus ermöglicht die ständige Verrechnung von inneren (efferenten) und äußeren (afferenten) Signalen. Die cortikalen Zentren setzen unter dem Einfluß der sensomotorischen Rückkopplung die Kerngebiete für die Zielmotorik in Gang. Die zentrale Erregung wird über die motorischen Einheiten des Rückenmarks an die Muskulatur weitergeleitet. Erregt werden nicht einzelne Muskelfasern, sondern nur ganze Muskelgruppen. Damit ist eine grobmotorische Bewegung gesichert.

In den motorischen Vorderhornzellen des Rückenmarks befinden sich wesentliche Umschaltstellen der zentralen efferenten motorischen Antriebe für die Muskulatur. Der entscheidende motorische Antrieb geht von der präzentralen motorischen Rindenregion aus. Während der Ausführung von Bewegungen und sportlichen Handlungen hat das ZNS die Aufgabe, das ablaufende Programm ständig zu kontrollieren und entsprechend der energetischen Situation in der Muskulatur zu steuern. Die zentralen Antriebe bei der sportartspezifischen Bewegungsausführung werden begrenzt, wenn die Muskulatur diesen Antrieben aus energetischen Gründen nicht mehr folgen kann.

Die Qualität der motorischen Leistung läßt sich nur durch ständige Rückinformation und Informationsaustausch zwischen psychischer Ebene, oberster zentralnervaler Integrationsebene und peripheren Afferenzen sichern. Im Fall des Auftretens energetischer Engpässe in der sportartspezifisch beanspruchten Muskulatur können Korrekturen im Bewegungsablauf vorgenommen werden. Die reafferenten Korrektursignale aus der Peripherie sind vielgestaltig. Sie können

Abbildung 5
Bereitschafts-
potential (BP) im
Elektroenzephalo-
gramm (EEG) vor
Beginn einer exak-
ten (links) und
einer schnellen
(rechts) Bewegung
(nach PICKENHAIN
et al., 1985).

von den eigenen Sinnesorganen (Auge, Tastsinn, Muskelsinn u. a.) stammen, aber auch akustische Signale durch Außenstehende beinhalten.

Wesentliche Bedeutung für die Korrektur von Bewegungen hat die *Sensomotorik* (s. Kapitel »Spinale Sensomotorik«). Aber auch weitere zentrale Hierarchien helfen bei der Sicherung der Bewegung. Hierzu gehören Hormonsystem und vegetatives Nervensystem (s. Kapitel »Endokrines System« und »Vegetatives Nervensystem«). Die funktionelle Verflechtung dieser zentralen Hierarchien findet im Zwischenhirn statt. Hier erfolgt die Kopplung zwischen Nervensystem und Hormonsystem. Das funktionelle Zusammenwirken des Nervensystems mit dem Hormonsystem wird aufgrund der engen Verflechtung mit der Bezeichnung *neurohormonales System* zum Ausdruck gebracht. Der zentrale Impuls wird durch die Wirkung der Neurohormone verstärkt oder abgeschwächt. Diese Hormone verlängern die Wirkung nervaler Antriebe, indem sie die peripheren Erfolgshormone Adrenalin, Noradrenalin oder Kortison stark beeinflussen.

Die zentralnervalen Erregungen bei Willkürbewegungen sind mit Hilfe des Elektroenzephalogramms (EEG) erfaßbar. Mit dem EEG kann die Aktivierung einzelner Hirnareale als Hirnstromableitung über die Kopfhaut aufgezeichnet werden. Zur Erfassung von Erregungen und Hemmungen des ZNS wird die Alpha-Frequenz (8–13 Hz) bevorzugt. Über die Alpha-Frequenz im EEG sind typische Veränderungen bei intensiver Ausdauerbelastung nachweisbar (Abb. 6).

Abbildung 6
Alphafrequenz im EEG bei 400-m-Intervallbelastungen von 7 m/s auf dem Laufband. Nach der 4. Belastung geht die abnehmende Aktivierung im EEG in eine Hemmung über. In der oberen Bildhälfte sind die gleichzeitig ermittelten Veränderungen von Lactatkonzentration, Herzfrequenz und Sauerstoffaufnahme dargestellt (modifiziert nach Buhl, 1983).

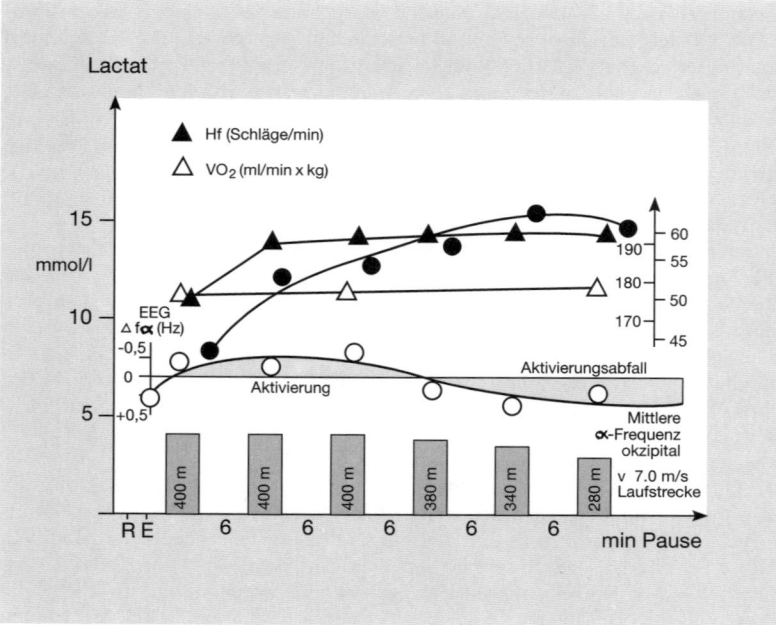

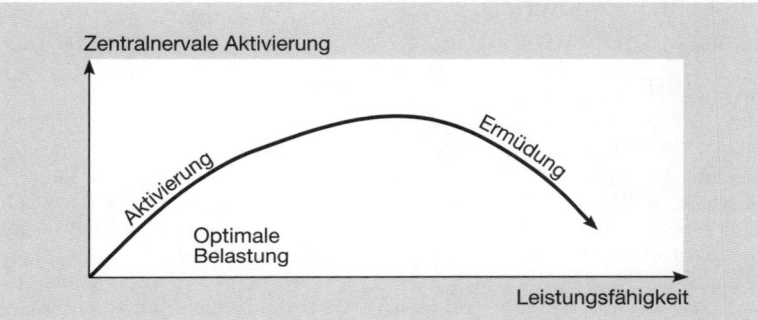

Abbildung 7
Schematische Darstellung der zentralnervalen Aktivierung und Hemmung (Ermüdung) in Form des umgekehrten »U« bei Belastung. Nach Erreichen des Optimums der zentralnervalen Aktivierung nimmt diese bei Ermüdung des Organismus ab.

Intensive sportliche Belastungen setzen hohe zentralnervale Erregung voraus. Die zentralnervale Aktivierung ist nicht unbegrenzt aufrechtzuerhalten, sie ist in ihrer Dauer abhängig von der Kompliziertheit der abgeforderten Bewegungsabläufe. Wird das Optimum der zentralnervalen Leistungsfähigkeit überschritten, dann treten zunehmend Hemmungsprozesse auf. Diese Hemmprozesse werden mit der Form des umgekehrten »U« gekennzeichnet (Abb. 7). Die Hemmung der zentralnervalen Erregung ist bei unterschiedlichen Belastungsformen möglich, sie betrifft kurze intensive und langdauernde Belastungen. Zusätzlich wird die Bewegungskoordination fehlerhaft.

Die sich in der Bewegungsausführung äußernde koordinative Leistungsfähigkeit des ZNS ist individuell sehr variabel. Jeder Sportler hat seinen *individuellen Bewegungsstil*. Dieser kommt in den ästhetisch-kompositorischen Sportarten wie Turnen, Eiskunstlauf oder Ballett deutlich zum Ausdruck. Wenn zwei das gleiche tun, so ist es nicht dasselbe. Bei der zentralnervalen Ermüdung wird die Bewegungsausführung nicht mehr flüssig, sie wird »eckig«. In zyklischen Sportarten äußert sich die Ermüdung in der Verminderung des Bewegungsvortriebs; dieser Zustand ist meist mit energetischen Engpässen verbunden.

Ständiges Training in einem Bewegungsprogramm führt zur Ausbildung des *motorischen Stereotyps*. Dieser ist aus bewegungsökonomischer Sicht zunächst vorteilhaft. Er hat aber den Nachteil, daß Umschaltungen auf andere Bewegungsprogramme, wie sie im Sport notwendig sind, dem Athleten sehr schwer fallen.

Das ZNS organisiert und kontrolliert ständig die motorischen Programme. Ständige Rückinformation von der Peripherie (Reafferenzen) modulieren die integrative Leistung des ZNS. Wird der optimale motorische Arbeitsbereich überschritten, so kommt es bei nachlassendem zentralen motorischen Antrieb zu Fehlern in der Bewegungsausführung. Zentralnervale Ermüdung senkt die Trainingsbereitschaft und führt zu Fehlern in der Bewegungskoordination sowie zu vermindertem Vortrieb in der Muskulatur. Einseitiges Training und die Bevorzugung einer Trainingsmethode führen zur Ausbildung des motorischen Stereotyps; dieser kann bei Wettkampfleistungen hinderlich sein.

Zusammenfassung

Spinale Sensomotorik

Das Steuer- und Regelsystem der Sensomotorik ist hierarchisch aufgebaut. Dabei ist die unterste Regelebene der Sensomotorik die spinale Sensomotorik, deren Funktionseinheiten im Rückenmark lokalisiert sind. Die zentralnerval ausgelösten und kontrollierten Bewegungsprogramme durchlaufen eine bedeutsame Schaltstelle, die funktionellen Einheiten der *Motoneurone* im Rückenmark. Die Elemente der spinalen Sensomotorik sind spinale Motoneurone, Muskelfasern und Muskelspindeln in der Skelettmuskulatur. Die Muskelfasern werden mit ihrem versorgenden Nerv als *motorische Einheit* und die Muskelspindeln mit ihrem dazugehörigen Nerv als *fusimotorische Einheit* bezeichnet. Die Bedeutung der motorischen Einheiten wird klar, wenn es z. B. bei der spinalen Kinderlähmung zur Zerstörung der motorischen Vorderhornzellen im Rückenmark kommt, dann tritt eine schlaffe Lähmung in den betroffenen Muskeln auf.

Die motorischen Einheiten sind in Bau und Funktion uneinheitlich (Abb. 8). Nach BURKE und EDGERTON (1975) werden unterschieden:

■ schnell kontrahierende, ermüdungsanfällige Einheiten (fast twitch fatigable units / FF-Einheiten),
■ schnell kontrahierende, ermüdungsresistente Einheiten (fast twitch fatigue resistant units / FR-Einheiten) und
■ langsam kontrahierende, ermüdungsresistente Einheiten (slow twitch fatigue resistant units / SR-Einheiten).

Die Informationsübertragung zentraler Impulse über diese motorischen Einheiten sorgt entscheidend für das Funktionsprofil in der von ihr versorgten Muskeleinheit (s. Abb. 8). Die Erregungsübertragung auf die einzelnen Muskelfasern erfolgt nicht nahtlos. Der in den Nerven geleitete elektrische Impuls wird in der motorischen Endplatte durch chemische Signale auf den Muskel übertragen. Die Überträgersubstanz ist Acetylcholin. Die motorische Endplatte (Abb. 9, S. 28) hat Filter- und Schutzfunktion für die Muskulatur. Aufgrund der energetisch erschöpfbaren Übertragungskapazität durch Acetylcholin wird die Muskulatur bei zu starken nervalen Impulseinströmen vor Überbelastung geschützt.

Durch die verschiedenen Inhalte des sportlichen Trainings wird indirekt auch auf die Entladungsfrequenz der Motoneurone Einfluß genommen. Die Art und Weise der Muskelkontraktion kann durch veränderte äußere Bedingungen stark beeinflußt werden. Die von der Spinalmotorik angestrebte muskuläre Kraft wird durch die äußeren Bedingungen in ihrer Entfaltungsmöglichkeit beeinflußt (PAERISCH, 1974). In der Beziehung der Muskelkraft zu den äußeren Kräften werden folgende *Kontraktionsformen* unterschieden:

■ *Isotonische Kontraktion.* Hierbei bleibt die Zugspannung des Muskels gleich, während sich bei der Kontraktion die Muskellänge verkürzt.
■ *Isometrische Kontraktion.* Die Muskelfaserlänge bleibt während des Kontraktionsvorgangs gleich, die Muskelspannung nimmt zu.
■ *Auxotone Kontraktion.* Bezeichnung für isometrische und isotonische Arbeitsweise des Muskels. Während der Bewegung von Gliedmaßen entgegen der Schwerkraft nimmt die Zugspannung des Muskels zu.

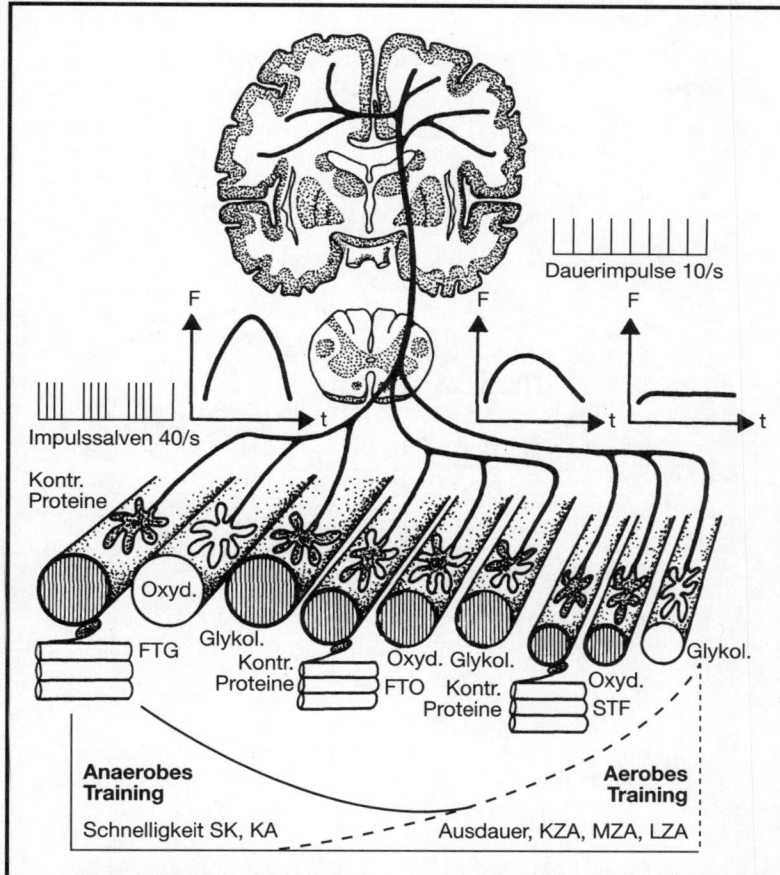

Dauerimpulse 10/s

Impulssalven 40/s

Kontr. Proteine

Oxyd.

FTG

Glykol.
Kontr. Proteine

Oxyd. Glykol.
FTO Kontr. Proteine

Glykol.
Oxyd.
STF

Anaerobes Training
Schnelligkeit SK, KA

Aerobes Training
Ausdauer, KZA, MZA, LZA

Abbildung 8
Vereinfachte Darstellung der Wirkung motorischer Einheiten auf schnell (FTG und FTO) und langsam (STF) kontrahierende Muskelfasern. Anaerobes Training bewirkt besonders die Ansteuerung und Stoffwechselveränderung in den FTG- und FTO-Fasern. Aerobes Ausdauertraining führt zur Ansteuerung der FT-Fasern und Entwicklung ihrer aeroben Stoffwechselkapazität. Die damit im Zusammenhang stehenden und durch Trainingsbelastungen angesteuerten Fasern sind in der unteren Bildhälfte aufgeführt.

Abkürzungen:
Kontr. = kontraktile Proteine in den einzelnen Muskelfasern.
Oxyd. = oxidativ arbeitende Muskelfasern.
Glykol. = glycolytisch arbeitende Muskelfasern.
SK = Schnellkraft.
KA = Kraftausdauer. KZA = Kurzzeitausdauer.
MZA = Mittelzeitausdauer.
LZA = Langzeitausdauer.

■ *Exzentrische Kontraktion*. Ist die äußere Kraft (Last) größer als die Kraft der maximal kontrahierten Fasern, dann kommt es zur exzentrischen (nachgebenden) Arbeitsweise des Muskels. Er wird entgegen der beabsichtigten Kontraktionsrichtung gedehnt.

■ *Isokinetische Kontraktion*. Der Muskel verkürzt sich bei der Kontraktion, wobei die Verkürzungsgeschwindigkeit des Muskels konstant bleibt. Der Muskel arbeitet konzentrisch, weil seine Kraftentfaltung größer ist als die Schwerkraft oder der zu überwindende Widerstand.

Im sensomotorischen System gibt es eine Vielzahl von *Regelkreisen*, die parallel geschaltet oder in Serie geschaltet miteinander funktionieren. Diese Regelkreise bestehen aus Regeleinrichtungen, Stellgliedern und Regelstrecken. Die Stellglie-

Reaktion und Anpassung an sportliche Beanspruchung

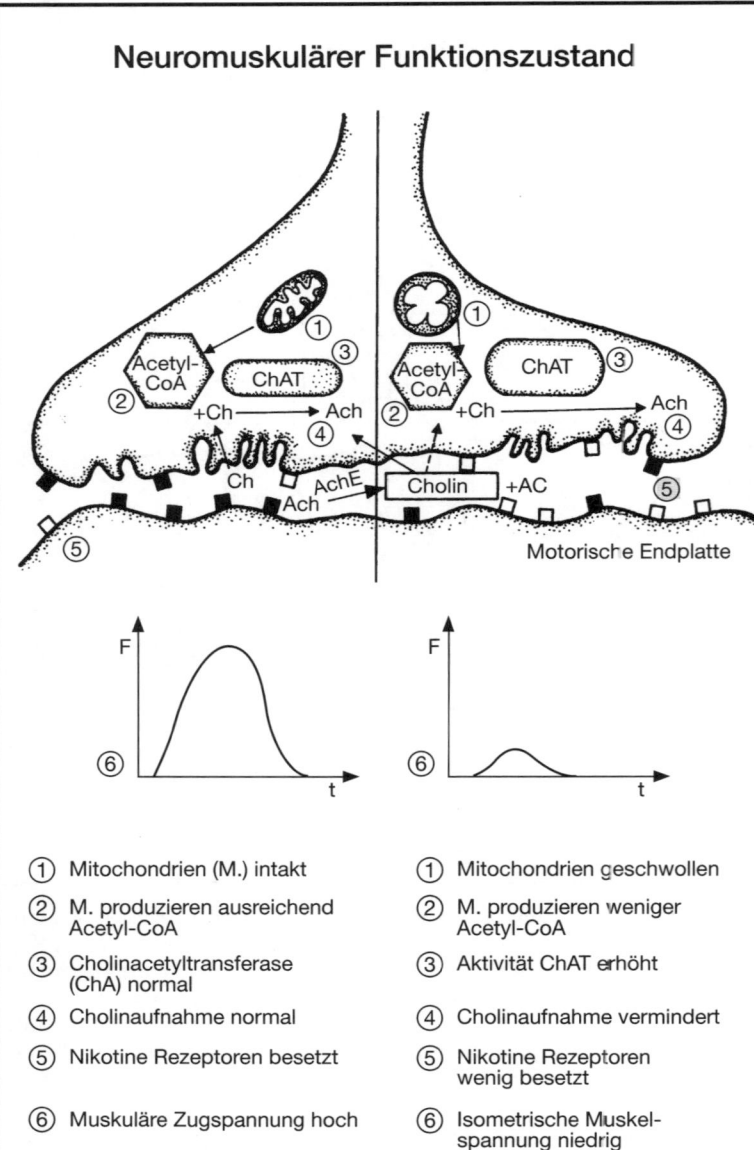

Abbildung 9
Schematische Darstellung der motorischen Endplatte im erholten (linke Bildseite) und im ermüdeten (rechte Bildseite) Zustand. Bei energetischer Ermüdung der motorischen Endplatte (Mitochondrienschwellung, Abnahme der Acetyl-CoA-Bildung, erhöhter Cholinacetyltransferaseaktivität und verminderter Cholinaufnahme) werden weniger nervale Impulse auf den Muskel übertragen. Dadurch nimmt die muskuläre Spannungsentwicklung ab.

Neuromuskulärer Funktionszustand

Motorische Endplatte

① Mitochondrien (M.) intakt

② M. produzieren ausreichend Acetyl-CoA

③ Cholinacetyltransferase (ChA) normal

④ Cholinaufnahme normal

⑤ Nikotine Rezeptoren besetzt

⑥ Muskuläre Zugspannung hoch

① Mitochondrien geschwollen

② M. produzieren weniger Acetyl-CoA

③ Aktivität ChAT erhöht

④ Cholinaufnahme vermindert

⑤ Nikotine Rezeptoren wenig besetzt

⑥ Isometrische Muskelspannung niedrig

der in diesem System sind der kontraktile Apparat in der Skelettmuskulatur. Hier wird chemische Energie in mechanische Leistung umgesetzt. Die in den Stellgliedern (Muskeln) lokalisierten Muskel- und Sehnenspindeln (kinästhetische Rezeptoren) sind die Meßwerke der Regeleinrichtung. Sie sind die Sinnesorgane des Muskels, die eine genauso bedeutsame Aufgabe haben wie die Sehrezeptoren im Auge, die Temperaturrezeptoren oder das Labyrinthsystem im Innenohr.

Die Anzahl der von den Motoneuronen des Rückenmarks versorgten Muskelfasern ist sehr unterschiedlich. Muskeln, die fein und präzise arbeiten, wie Augen-, Finger- und Kehlkopfmuskulatur, werden sehr dicht von Motoneuronen versorgt (5–10 Fasern/Motoneuron). Grob arbeitende Muskeln (Bauch- und Rückenmuskulatur) werden nur von wenigen Motoneuronen angesteuert (100–1000 Fasern/Motoneuron). Kommt es durch Training zu muskulärer Anpassung, so ist das Motoneuron in das Bewegungsprogramm als Ganzes mit einbezogen.

Die spinalen Motoneuronen steuern Muskelfasern an, die sich nach ihrer genetischen Anlage in drei physiologische Arbeitsweisen unterteilen lassen:

- schnell kontrahierende, glycolytisch arbeitende Muskelfasern
  (fast twitch glycolytic fibres / FTG oder Fasern des II b-Typs),
- schnell kontrahierende, glycolytisch und oxidativ arbeitende Fasern
  (fast twitch glycolytic and oxidative fibres / FTO oder Fasern des II a-Typs),
- langsam kontrahierende, oxidativ arbeitende Fasern
  (slow twitch oxidative fibres / STF).

Damit entsprechen die Muskelfasern im wesentlichen den Funktionseigenschaften der sie versorgenden Nerven. Die Stoffwechseleigenschaft der Muskelfaser wird wesentlich vom versorgenden Nerv geprägt. Nur durch unphysiologische Muskelreizung (Elektromyostimulation) oder operativ veränderte Nervenversorgung kann der Muskel in seiner Arbeitscharakteristik auch auf molekularer Ebene verändert werden. Durch sportliches Training ist die genetisch angelegte Verteilung von schnell und langsam kontrahierenden Muskelfasern (FTF und STF) auf molekularer Ebene nicht veränderbar. Der Muskel behält die physiologische Arbeitscharakteristik. Jedoch können durch Training das Volumen des Muskels (Hypertrophie) und seine Stoffwechseleigenschaften eindeutig verändert werden.

Zusammenfassung

Die Muskelfunktion wird wesentlich von dem versorgenden Typ der Nervenfaser geprägt. Die im Rückenmark befindlichen Nervenzellen werden zusammen mit dem muskulären Versorgungsareal als skelettmotorische Einheit bezeichnet. Diese motorischen Einheiten werden durch Training verändert, nachweisbar an der Stoffwechselcharakteristik der sportartspezifisch beanspruchten Muskulatur. Nicht verändert werden kann die genetisch vorgegebene physiologische Arbeitscharakteristik der schnell und langsam kontrahierenden Muskelfasern durch natürliches Training. Sportler mit 70% langsam kontrahierenden Muskelfasern (STF) eignen sich besonders für Ausdauersportarten, und Sportler mit über 60% schnell kontrahierenden Muskelfasern (FTF) sind oft in Sprintdisziplinen erfolgreich.

Motorischer Lernprozeß

Ziel sportlichen Trainings ist das Auslösen eines Lernprozesses in der Motorik mit der Absicht, die Übung stabiler und kreativer zu beherrschen, in kürzerer Zeit eine Strecke zurückzulegen oder mit und ohne Sportgerät eine größere Leistung zu vollbringen.

Die Fähigkeit zum Lernen ist eine Grundeigenschaft des gesamten Nervensystems. Im Gehirn gibt es keine lokalen Felder zur Steuerung oder Speicherung von Bewegungsprogrammen. Das motorische Gedächtnis wird durch dieselben zentralnervalen Strukturen repräsentiert, die auch die Bewegung ausführen und kontrollieren. Strukturell ist das motorische Lernen in den sensomotorischen Rindengebieten und Basalganglien lokalisiert. Das ZNS arbeitet nach dem Prinzip der funktionellen Mehrdeutigkeit, d. h., dieselben Hirnstrukturen werden unterschiedlich in der Lösung motorischer Aufgaben einbezogen.

Das Wiederholen von sportlichen Bewegungen führt zur Ausbildung von relativ starren motorischen Programmen, die sportmethodisch als *Fertigkeiten* bezeichnet werden. So ist z. B. das Erlernen von Schwimmarten im optimalen motorischen Lernalter (8.–12. Lebensjahr) eine solche Fertigkeit. Beim stabilen Erlernen und Bekräftigen bleibt diese Fähigkeit des Schwimmens lebenslang erhalten. Nur ihre konditionelle Nutzung ist abhängig vom Trainingsmaß.

Das motorische Lernen vollzieht sich in Teilschritten, es kann niemals ein ganzes motorisches Programm auf einmal erlernt werden. Von praktischer Bedeutung im Training ist der erfolgreiche Zuwachs an neuer *Motorikinformation*, das »Begreifen« der neuen Übung oder Bewegungsfolge, z. B. im Turnen. Aus der Erfahrung der Sportmethodik scheint nur ein Zuwachs von 20% neu zu erlernender motorisch-koordinativer Anforderungen verkraftbar. Diese neuen Bewegungsprogramme müssen dann in das bereits erlernte Übungsgut an geeigneter Stelle eingebaut werden.

Motorisches Lernen ist stark altersabhängig und nach dem Erlernen sportartspezifischer Grundfertigkeiten beim Leistungstraining stets erforderlich. Körperproportionsveränderungen oder Zunahme in konditionellen Fähigkeiten bedingen eine stete Anpassung der Motorik an die veränderte Situation. Deshalb hat neben dem motorischen Gedächtnis auch das sensorische Gedächtnis eine praktische Bedeutung, da es dieses für die Anpassung an neue Anforderungen unterstützt. Motorisches Gedächtnis und Sensorik bilden eine funktionelle Einheit.

Beim Erlernen neuer Bewegungsfolgen werden die einzelnen Teilprogramme in das Gesamtbewegungsprogramm aufgenommen. Der zeitliche Aufwand für das Erlernen der Teilprogramme ist für die Aufnahme in das Gesamtprogramm unerheblich. PICKENHAIN et al. (1985) sprechen der Organisation des »motorischen Gedächtnisses« ein hierarchisches Vorgehen zu, indem sie annehmen, daß die Hirnrinde nur ganze Bewegungsaktionen und keine Teilbewegungen speichert.

Beim *Motoriktraining* scheinen die Kurzzeit- und Langzeitspeicher gleichermaßen mit Informationen versorgt zu werden. Das Haften von Bewegungsaktionen im Langzeitspeicher dauert wahrscheinlich mehrere Stunden. Eine nicht unerhebliche Rolle spielt die Psyche bzw. die emotionale Situation beim Erlernen sportlicher Bewegungsfolgen (KRATZER und MATTHESIUS, 1991). Der Sportler bevorzugt im Training und beim Erlernen von Bewegungsfolgen bestimmte Orientierungshilfen. Das betrifft sowohl bereits automatisierte Bewegungen als auch neu zu lernende Bewegungsfolgen. Wenn dem nicht so wäre, könnte man auf Trainer verzichten. Der Trainer muß die Vorzugsinformation, auf die der betreute Sportler reagiert, kennen. Über diese Vorzugsinformation verschafft er sich Zugang zum übenden und lernenden Sportler. In der Regel wird der Sportler heute überinformiert, da er nur geringe Informationsanteile verarbeiten kann. Wie bereits erwähnt, liegt diese Informationsaufnahme im optimalen motorischen Lernalter bestenfalls bei 20%. Aufgrund des begrenzten motorischen Lernvermögens kann nicht mehr wahrgenommen und in das eigene Bewegungsprogramm aufgenommen werden. Daraus resultiert die längere Zeit der Leistungsentwicklung in koordinativ anspruchsvollen Sportarten.

Für das Erlernen und Stabilisieren der verschiedenen motorischen Handlungsprogramme zur Steigerung der sportlichen Leistungsfähigkeit ist das *Reafferenzprinzip* ein entscheidender Faktor (PICKENHAIN et al., 1993). Die vielfältigen Rückmeldungen über das Ergebnis der Handlung sind wesentliche Voraussetzung für das sportliche Training. Sie haben die funktionelle Einheit von Wahrnehmen und Bewegen zur Grundlage (Abb. 10).

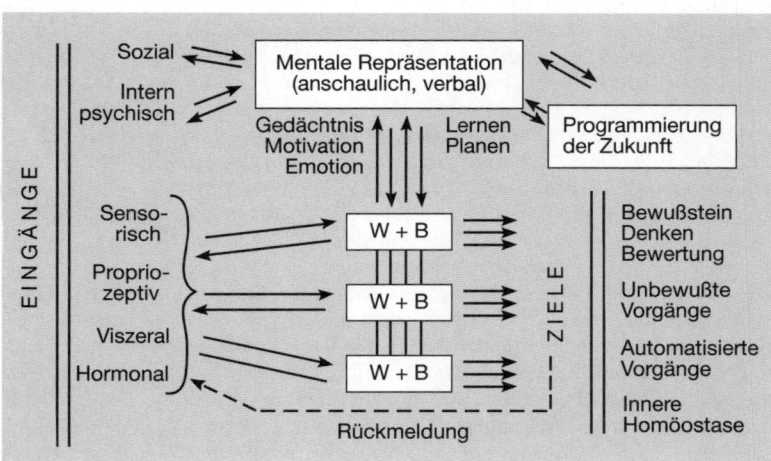

Abbildung 10
Schematische Darstellung des Reafferenzprinzips bei der Funktion des ZNS mit der Peripherie. Wahrnehmung (W) und Bewegung (B) werden ständig miteinander verrechnet und sind gemeinsames Ergebnis der peripheren Afferenz und zentralen Efferenz (nach PICKENHAIN et al., 1993).

Eine Sonderform des motorischen Trainings ist das *ideomotorische Training*, auch als *mentales Training* bezeichnet. Hier wird allein durch die Vorstellung ein möglicher Handlungsablauf durchdacht. Der Sportler antizipiert die Handlung, indem er sich z. B. den Ablauf eines 200-m-Schwimmens gedanklich vorstellt. Dabei denkt er an Start, Bewegungsfrequenz auf der Strecke, Wenden und Endspurt. Untersuchungen haben ergeben, daß allein die Bewegungsvorstellung zu meßbaren physiologischen Reaktionen führt (Herzfrequenzanstieg, Atmungssteigerung, veränderte Hautdurchblutung).

31

Zusammen-fassung

Sportliches Training löst einen motorischen Lernprozeß aus. Das optimale motorische Lernalter liegt für anspruchsvolle koordinative Bewegungsfolgen oder Handlungsprogramme zwischen dem 8. und 12. Lebensjahr. Die Fähigkeit zum Lernen ist eine Grundeigenschaft des gesamten Nervensystems. Bewegungsprogramme können nicht lokal im Gehirn gespeichert werden, weil das motorische Gedächtnis durch dieselben zentralnervalen Strukturen repräsentiert wird, die auch die Bewegung ausführen und kontrollieren. Bewegungswiederholungen führen zur Entwicklung von Fertigkeiten, die meist lebenslang im motorischen Gedächtnis gespeichert werden. Die Aufnahme neuer Übungselemente in das vorhandene motorische Programm ist begrenzt, so daß der motorische Lernprozeß längere Zeiträume beansprucht.

Vegetatives Nervensystem

Das *somatische Nervensystem* ist dem Willen des Menschen unterworfen. Unabhängig davon gibt es noch einen Teil des Nervensystems, welcher weitgehend eigenständig und willensunabhängig funktioniert. Dieser Teil wird als *autonomes oder vegetatives Nervensystem* bezeichnet. Die Zentren des vegetativen Nervensystems befinden sich im Zwischenhirn, Hirnstamm und Rückenmark. Im Zwischenhirn und Hirnstamm werden die Verbindungen geschaffen, die das Zusammenwirken von somatischem Nervensystem und Hormonsystem ermöglichen. So kommt es z. B. zur parallelen Mitinnervation von Herz-Kreislauf-System und Atmung bei Beginn jeder Leistung. Der Gesamtzustand von Erregung und Hemmung im vegetativen Nervensystem und Hormonsystem äußert sich als Emotion. Emotionale Übererregung führt zu unkontrollierten motorischen Handlungen oder stört beabsichtigte Bewegungsprogramme.

Die das vegetative Nervensystem repräsentierenden Bahnen verlaufen als *sympathische* und *parasympathische* (Vagus) *Nervenfasern* getrennt. Das eigenständige Nervengeflecht des vegetativen Nervensystems versorgt die einzelnen Organe sehr unterschiedlich. Die Wirkung besteht in der Dämpfung oder Aktivierung von Organfunktionen. Grundsätzlich wirkt das *sympatische Nervensystem* überwiegend aktivierend (erregend) und das *parasympathische Nervensystem* überwiegend dämpfend (bremsend). Die Erregungsübertragung im vegetativen Nervensystem erfolgt über zahlreiche Schaltstellen, an denen Überträgerstoffe (Transmitter) freigesetzt werden. Die Transmitter für den Sympathikus sind *Adrenalin* und *Noradrenalin* und für den Parasympathikus (Vagus) das *Acetylcholin*. Die unmittelbare Organwirkung erfolgt über unterschiedliche Rezeptoren an den Zellmembranen. Während das freigesetzte Adrenalin sowohl die Alpha- als auch Beta-Rezeptoren stimuliert, spricht das Noradrenalin bevorzugt die Alpha-Rezeptoren an. Das vom Parasympathikus freigesetzte Acetylcholin stimuliert die Beta-Rezeptoren. Die dämpfende Wirkung des Parasympathikus am Erfolgsorgan hält zeitlich kürzer an als die erregende Sympathikuswirkung.

Das vegetative Nervensystem ist an der Aufrechterhaltung der Homöostase im Organismus maßgeblich beteiligt. Das ist im Sport deshalb von Bedeutung, weil durch das mehrmalige Training die Homöostase ständig gestört wird und der vegetative Ausgleich häufig erforderlich ist. Nicht zuletzt deshalb kommt es bei Leistungssportlern zur Ausprägung des dämpfenden Vagotonus, der vor ständiger Übererregung schützt. Das vegetative Nervensystem leistet wichtige Unterstützung bei der Bewältigung hoher Trainingsbelastungen und beim Abwenden gesundheitlicher Störungen. Durch das vegetative Nervensystem werden Emotionen auf Körperbewegungen übertragen, die nicht immer für die Leistung förderlich sind. Das »Herzklopfen« vor einem Start ist noch eine harmlose Wirkung des sympathischen Nervensystems. Unangenehmer wird die Situation, wenn beim Vollzug koordinativ anspruchsvoller Übungen das Bewegungsprogramm gestört wird. Bekannt sind die unerwarteten Stürze im Eiskunstlauf oder Fehler bei Turnübungen. Der bekannte Vorstartzustand wird durch das vegetative Nervensystem ausgelöst und durch hormonelle Verstärkung (Catecholamine) längere Zeit aufrechterhalten. Emotionale Stabilität kann die Wirkung des vegetativen Nervensystems mindern und für die Leistung förderlich sein.

Zusammenfassung

Das vegetative Nervensystem bewirkt mit seinen sympathischen und parasympathischen Anteilen eine Aktivierung und Dämpfung von Organfunktionen. Bei sportlicher Belastung kommt es zur ergotropen Reaktionslage, welche besonders die Muskulatur betrifft. Regelmäßiges sportliches Training, besonders Ausdauertraining, mindert die erregende Wirkung des sympathischen Nervensystems bei Belastung. Starke Emotionen oder Vorstarterregung können über die Kopplung von vegetativem Nervensystem und Hormonsystem im Zwischenhirn die motorischen Programme bei ihrer Ausführung stören.

HERZ-KREISLAUF-SYSTEM

Das Herz-Kreislauf-System hat die Aufgabe, den Organismus in jeder Situation seiner Beanspruchung ausreichend mit Blut zu versorgen. Durch den Bluttransport zu den Organen werden diese ununterbrochen mit Sauerstoff, Energieträgern und Wirkstoffen (Hormonen) versorgt. Zugleich werden Stoffwechselabbauprodukte und Kohlensäure aus den Organen und besonders der Muskulatur abtransportiert. Das Herz-Kreislauf-System hat im Wärmetransport eine wesentliche Aufgabe zu erfüllen; es sorgt für den abgestuften Temperaturausgleich und schützt vor Hyperthermie.

Die zentrale Aufgabe des Herzens innerhalb des Herz-Kreislauf-Systems besteht darin, ein Leben lang das Blut über das Gefäßnetz an die Orte des Bedarfs zu pumpen. Durch sportliches Training verändert sich das Herz-Kreislauf-System sowohl in seinen funktionellen als auch in seinen morphologischen Grundlagen, um den erhöhten Anforderungen unter Belastung gerecht zu werden.

Förderleistung des Herzens

Mit der Erhöhung der körperlichen Belastung steigen Sauerstoff- und Energiebedarf des Organismus an. Damit vergrößert sich die Förderleistung des Herzens.

Die kardiale Förderleistung setzt sich zusammen aus dem *Schlagvolumen* (SV) und der *Herzfrequenz* (Hf), deren Produkt das *Herzminutenvolumen* (HMV) ergibt.

$$HMV = Schlagvolumen \times Hf$$

Das HMV Untrainierter beträgt in Ruhe 5–6 Liter/Minute. Nach wenigen Minuten intensiver Belastung kann dieses auf 20–24 Liter/Minute ansteigen. Betragen Herzfrequenz 70 Schläge/Minute und Schlagvolumen 80 ml, dann resultiert aus der vereinfachten Überschlagsrechnung ein HMV von 5,6 Liter/Minute ($70 \times 80 = 5600$ ml). Die größte funktionelle Veränderung bei Belastung weist die Hf auf, sie steigt vom individuell unterschiedlichen Ausgangswert bis auf 200 Schläge/Minute an. Die Zunahme des Schlagvolumens bei Belastung ist bedeutend geringer. Vom durchschnittlichen Ruhewert von 70 ml erhöht es sich nur auf etwa 110 ml bei Höchstbelastung. Für das Herzminutenvolumen bedeuten diese Funktionsamplituden einen Anstieg auf etwa 22 Liter/Minute bei Höchstbelastung im untrainierten Zustand.

Um den Anforderungen der Belastung gerecht zu werden, hat das Herz-Kreislauf-System noch die Möglichkeit der Umverteilung des Blutes im Organismus. Durch die Veränderung der Durchblutung der Organe ist es während der Belastung möglich, daß die Arbeitsmuskulatur etwa 80% der verfügbaren Blutmenge erhält. Die Blutumverteilung in die Organe bewältigt das Herz-Kreislauf-System nicht allein, es wird dabei unterstützt vom vegetativen Nervensystem und von Hormonen. Beide zentralen Funktionssysteme haben regulierenden Einfluß auf die Kapillaren, die je nach Bedarf weiter oder enger gestellt werden. Während der Belastung wird die Durchblutung von Darm, Nieren und nichtbelasteter Muskulatur vermindert. Die glomeruläre Filtrationsrate nimmt bei mehrstündigen Ausdauerbelastungen um durchschnittlich 35% ab. Während der Belastung ist die Darmdurchblutung aber immer noch so reichlich, daß die während der Belastung aufgenommene Nahrung und Flüssigkeit resorbiert werden. Zusätzlich strömen bei längerer Belastung niedermolekulare Proteine in die Blutbahn ein, die neben der Erhöhung des kolloidosmotischen Drucks zur *Hypervolämie* führen. Durch die Hypervolämie, der zu Belastungsbeginn durchaus eine kurzdauernde Hämokonzentration vorausgehen kann, kommt es zu einer funktionell zweckmäßigen Blutverdünnung mit dem Effekt der vergrößerten Sauerstoffabgabe in das Gewebe, vornehmlich in die Muskulatur.

Unter dem Einfluß regelmäßigen Trainings kommt es im Herz-Kreislauf-System zu funktionellen und morphologischen Anpassungen. Zu den wesentlichsten gehört die Ausbildung des Sportherzens (s. Kapitel »Herzgröße«) und die funktionelle Abnahme der Hf in Ruhe und bei Belastung (s. Kapitel »Herzfrequenz«). Im Ergebnis dieser Anpassung vergrößert sich die Förderleistung des Herzens. Grundlage für die Erhöhung der Förderleistung sind die Zunahme des Schlagvolumens in Ruhe und bei Belastung sowie die veränderte Frequenzregulation. Das Schlagvolumen Trainierter erhöht sich in Ruhe auf etwa 90–110 ml und steigt unter Belastung auf über 200 ml an. Bei voller Nutzung der Herzfrequenzregulation ergibt sich ein maximales HMV von 40 Liter/Minute:

$$HMV\ (Sportler) = SV\ 200\,ml \times Hf\ maximal\ 200 = 40\ Liter/Minute$$

Die Herzfrequenz (Hf) ist eine zentrale Meßgröße zur Beurteilung von Zustandsveränderungen im Herz-Kreislauf-System. Die Hf-Regulation wird von zahlreichen Faktoren beeinflußt. Sportliches Training, besonders der Ausdauer, führt zu einer veränderten Hf-Regulation. Diese äußert sich in der Abnahme der Ruhe-Hf und in niedriger Hf bei submaximalen Belastungen. Vor dem Start im Sport oder bei anderen wichtigen Ereignissen kommt es aufgrund psychischer Einflüsse zur Zunahme der Ruhe-Hf. Bei stufenförmig ansteigenden Prüfbelastungen im Labor erfolgt ein linearer Anstieg der Hf, der um so flacher verläuft, je leistungsfähiger die untersuchten Personen sind. Die maximale Hf liegt bei Jugendlichen bei etwa 210 Schlägen/Minute und sinkt mit zunehmendem Lebensalter je Lebensdekade um etwa 10 Schläge/Minute ab. Die Hf ist eine bevorzugte Meßgröße bei der Steuerung der Belastungsintensität und ermöglicht aufgrund sofortiger Registrierung die Korrektur der Belastung durch den Sporttreibenden selbst. Trainierte weisen eine rasche Abnahme der Hf nach Beendigung der Belastung auf. Innerhalb der 1. Minute der Erholung sinkt die Hf um 20–30 Schläge. Die Erholungsfähigkeit der Hf erlaubt Hinweise auf die Leistungsfähigkeit.

Zusammenfassung

Herzfrequenz

Die Herzfrequenz (Hf) ist die zentrale Meßgröße bei der Beurteilung der Herz-Kreislauf-Funktion in Ruhe und unter Belastung. Die Höhe der Hf ist in Ruhe von einer Reihe Faktoren abhängig, die dazu führen, daß diese individuell sehr unterschiedlich reguliert wird. Zu den Einflußfaktoren auf die Hf-Regulation gehören:

- Lebensalter und Geschlecht,
- Gesundheitszustand,
- allgemeiner Leistungszustand,
- Herzgröße,
- Tageszeit,
- Sportart u. a.

Lebensalter und Geschlecht
Die Ruhe-Hf ist bei Kindern und Jugendlichen höher als im Erwachsenenalter. Mit zunehmendem Lebensalter kann die Ruhe-Hf abnehmen oder auf dem individuellen Niveau gleichbleiben. Frauen haben im Vergleich zu Männern eine gering höhere Hf.

Gesundheitszustand
Im Erkrankungsfall nimmt die Ruhe-Hf um 10–20 Schläge/Minute oder mehr zu. Im Sport ist die Zunahme der basalen Hf bei sich anbahnenden Infekten ein zuverlässiger Indikator von gesundheitlichen Störungen.

Allgemeiner Leistungszustand
Die Aktivität des vegetativen (autonomen) Nervensystems ist abhängig vom Leistungszustand und damit auch vom Einfluß auf die Hf-Regulation. Bei

erhöhtem allgemeinem Leistungszustand nimmt der Einfluß des parasympathischen Nervensystems auf die Hf zu und der des sympathischen Nervensystems ab (BERG et al., 1986). Die Erhöhung der allgemeinen Leistungsfähigkeit äußert sich stets in einer Abnahme der Hf in Ruhe und bei Belastung.

Herzgröße
Die Herzgröße beeinflußt die Ruhe-Hf entscheidend. Mit der Ausbildung des Sportherzens (s. Kapitel »Herzgröße«) nimmt die Hf in Ruhe und auch bei Belastung ab. Leistungssportler weisen stets eine deutlich niedrigere Hf auf als Untrainierte (Tab. 1). Frauen haben aufgrund ihrer kleineren Körperbauproportionen stets eine geringere Herzgröße als Männer, dieses wirkt sich auf die Hf-Regulation in Ruhe und bei Belastung aus. Die Frauen reagieren mit einer höheren Herzfrequenz bei vergleichbarer Belastung.

Tabelle 1 Vergleich der Herzgrößen mit der durchschnittlich zu erwartenden Ruhe-Herzfrequenz/min bei Sportlern mit unterschiedlicher Trainingsbelastung

Herzgröße (ml)	Trainierte (10–15 Stunden/Woche)		Hochtrainierte (20–40 Stunden/Woche)	
	Männer	Frauen	Männer	Frauen
600– 700	68	72	–	50
700– 800	65	68	–	45
800– 900	62	65	55	40
900–1000	55	60	50	<40
1000–1100	48	–	45	–
>1100	–	–	40	–

Tageszeit
Die Höhe der Ruhe-Hf ist abhängig von der Tageszeit. Die niedrigste Hf wird frühmorgens bei völliger Ruhe (Bettruhe) gemessen. Daher die Bezeichnung *basale Herzfrequenz*. Mit Beginn der Tagesbelastung steigt die Ruhe-Hf um etwa 6–12 Schläge/Minute an und repräsentiert die persönliche Ruhe-Hf. In Zeiträumen erhöhter psychophysischer Belastung und auch Leistungsbereitschaft, d. h. von 9–12 Uhr und von 18–20 Uhr, erhöht sich die Ruhe-Hf gering. Neben den biorhythmischen Einflüssen auf die Hf im Tagesverlauf haben zusätzlich noch klimatische Faktoren, psychischer Zustand oder Nahrungsaufnahme Auswirkungen auf die Hf, meist im Sinne ihrer Erhöhung.

Sportart
Das Sporttreiben beeinflußt nicht automatisch die individuelle Hf-Regulation. Jedoch hat die Sportart bzw. die Art und Höhe der Trainingsbelastung einen deutlichen Einfluß auf die Hf-Regulation. Eindeutig ist die Wirkung des Ausdauertrainings auf die Ruhe-Hf belegt. Extrem niedrige Hf-Werte weisen Radsportler auf sowie Marathonläufer, Triathleten und die Sportler, die höhere Ausdaueranteile in ihrem Programm haben. In Sportarten mit geringem Ausdauertraining,

wie Turnen, Skispringen, Tennis u. a., weisen die Sportler nur gering erniedrigte Hf-Werte auf. Die Höhe der Hf wird hier stark vom vegetativen Nervensystem beeinflußt.

Verhalten der Hf bei Belastung und Erholung

Vorstart-Herzfrequenz
Vor einer Belastung, gleich ob physisch oder psychisch, ist die Ruhe-Hf erhöht. Der Anstieg der Hf vor ungewohnten Anforderungen wird durch die Zunahme der Catecholaminkonzentration und den erhöhten Sympathikotonus hervorgerufen. Je aufgeregter die betroffene Person vor dem Ereignis ist, desto höher ist der Anstieg der Hf. Im Vorstartzustand (»Lampenfieber«) kann sich die Hf in Ruhe um 20–40 Schläge/Minute erhöhen. Vor Beginn der sportlichen Belastung ist diese regulatorische Umstellung von Vorteil, weil dadurch der Übergang zur Belastung erleichtert wird.

Belastungs-Herzfrequenz
Die Zunahme der Hf bei stufenförmig ansteigenden Belastungen, wie sie in Laborprüfverfahren üblich sind, verläuft meist linear. Jedoch reguliert sich die Hf bei gleichbleibenden Belastungen auf ein bestimmtes Niveau ein, dessen Höhe abhängig ist vom Belastungsausmaß. Nach anfänglichem Überschwingen bei niedriger Belastung erreicht die Hf nach 4–6 Minuten den *Steady-state*-Zustand. Das Einstellen des Steady state der Hf ist in einer großen Regulationsspanne möglich, die sich von 120–190 Schlägen/Minute erstreckt. So können Belastungen von 30–180 Minuten Dauer im Steady state bewältigt werden. Bei Untrainierten ist das erreichbare Regulationsniveau der Hf im Steady state niedriger. Aus energetischen und thermoregulatorischen Gründen kann nicht so ein hohes Gleichmaß in der Herz-Kreislauf-Regulation erreicht werden.

Maximale Herzfrequenz
Die maximale Hf wird bei subjektiv erschöpfenden und kurzzeitigen Belastungen erreicht. Voraussetzungen dafür sind die willensmäßig hohe Mobilisierung von Leistungsreserven und der Einsatz größerer Muskelgruppen. Beim Einsatz von nur wenigen Muskelgruppen wird kaum die maximale Hf erreicht. Die maximale Hf kennzeichnet den Momentanzustand der Aktivierung des Herz-Kreislauf-Systems, der adrenergen Hormone und des vegetativen Nervensystems. Kinder und Jugendliche erreichen die höchsten Hf-Werte. Diese betragen etwa 210 Schläge/Minute. Höhere Hf-Werte sind extrem selten oder beruhen auf meßtechnischen Unzulänglichkeiten. Die maximale Hf der Frau ist in der Tendenz höher als die des Mannes. Beide Geschlechter erreichen im Erwachsenenalter zwischen dem 20. und 30. Lebensjahr die höchste maximale Hf. Mit Zunahme des Lebensalters verändert sich die maximale Hf, sie nimmt ab (HOLLMANN und HETTINGER, 1990). Die Abnahme der maximalen Hf kann durch lebensbegleitendes Training abgeschwächt sein (Abb. 11, S. 38). Eindeutige Normwerte für die maximale Hf gibt es nicht. Meist ist der Zustand der Motorik hierbei von wesentlichem Einfluß.

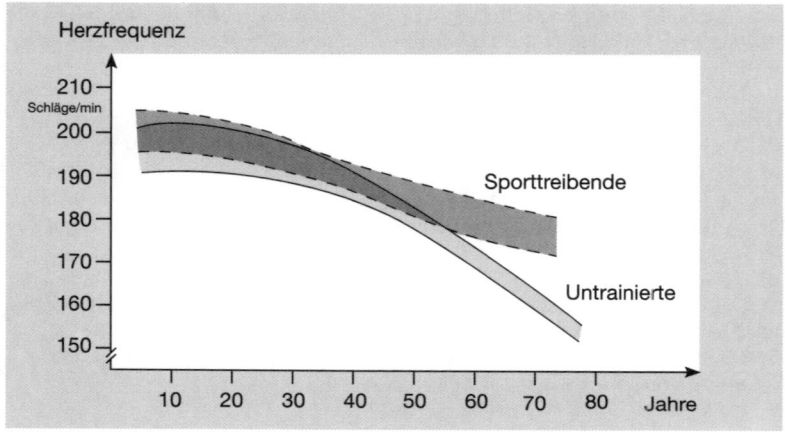

▷ **Abbildung 11**
Maximal mögliche
Herzfrequenzregu-
lationsbereiche bei
Sporttreibenden
und Untrainierten
im Verlauf der
Lebensjahre.

▽ **Abbildung 12**
Zunahme der
Herzfrequenz (Hf)
nach einem
4 × 2000 m Stufen-
test mit Geschwin-
digkeiten von 3,50
bis 4,25 m/s eines
Läufers. Mit Zu-
nahme der Lauf-
geschwindigkeit
wird die Erholung
der Hf zwischen
den Belastungs-
stufen geringer,
das heißt, sie fällt
nicht mehr so tief
ab.

Erholungs-Herzfrequenz

Der allgemeine Leistungszustand äußert sich im Verhalten der Hf nach der Belastung. Das Kriterium dafür ist die Geschwindigkeit der Hf-Abnahme nach der Belastung (Pulsabfall). Je stärker der Vagotonus ausgeprägt ist, desto schneller erfolgt die Rückkehr der Hf zum Ausgangswert. Die größte Abnahme der Hf erfolgt in den ersten 3 Erholungsminuten. In der Regel fällt die Hf am Ende der 1. Erholungsminute bereits um 20–30 Schläge/Minute ab. Bei normaler Erho-

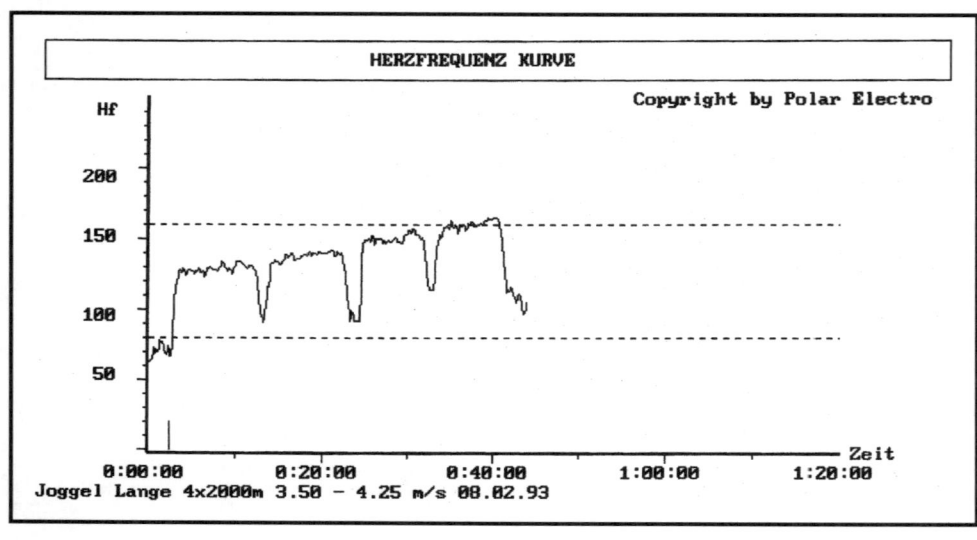

lungsfähigkeit sollte die Hf unter 100 Schläge/Minute abgefallen sein. Danach kann das Erreichen des Ruhewertes mehrere Stunden betragen. Diese verlangsamte Abnahme der Hf ist abhängig vom Anstrengungsgrad und der Erholungsfähigkeit.

Zusammenfassung

Regelmäßiges Ausdauertraining erhöht die Förderleistung des Herzens. Voraussetzung dafür sind Zunahme der Herzgröße (»Sportherz«) und des Schlagvolumens. Damit sind funktionelle und morphologische Voraussetzungen gegeben, die eine Abnahme der Herzfrequenz (Hf) in Ruhe und unter Belastung ermöglichen. Trainierte bewältigen Belastungen überwiegend mit der Volumenregulation des Herzens und können bei Höchstleistungen zusätzlich die Frequenzregulation einsetzen. Hierbei steigt die Hf bis auf 210 Schläge/Minute an. Die Rückkehr der Hf erfolgt nach Belastungen bei Trainierten schneller als bei Untrainierten.

Blutdruck

Beim Erwachsenen beträgt der durchschnittliche Blutdruck im arteriellen Gefäßsystem 120/80 mmHg. Der höhere Wert repräsentiert den während der *Systole* der Herztätigkeit auf das Gefäßsystem übertragenen Druck. Hingegen ist der niedrigere Wert der in der *Diastole* (»Herzpause«) im Gefäßsystem herrschende Druck. Der diastolische Druck ist das Ergebnis der Windkesselfunktion der Aorta und der Rückwirkung des peripheren Kapillarwiderstandes. Für die Organdurchblutung und besonders auch für die belastete Muskulatur ist der arterielle Mitteldruck maßgebend.

Der systolische Blutdruck in Körperruhe schwankt individuell in einem Bereich von ± 20 mmHg. Steigt der Ruheblutdruck über 160/95 mmHg an, so wird dieser Zustand als *Hypertonie* bezeichnet.

Auch unter körperlicher Belastung steigt der Blutdruck an. Dieser Blutdruckanstieg wird durch drei Faktoren bedingt:

■ Zunahme des Schlagvolumens und Herzminutenvolumens,
■ Steigerung des Elastizitätszustandes der arteriellen Gefäße und
■ Erhöhung des peripheren Gefäßwiderstandes (Kapillargebiet).

Unter Maximalbelastung auf dem Fahrradergometer steigt der systolische Blutdruck auf 220–250 mmHg an. Während der Belastung wird die *Blutdruckregulation* mehrfach unterstützt und durch Regelkreise kontrolliert. Zu diesen Mechanismen gehören die Barorezeptoren in den Gefäßen, das vegetative Nervensystem und mehrere Hormone (Renin-Vasopressin-Aldosteron-System).

Sportliches Training verändert die Blutdruckregulation in Ruhe und bei Belastung. Gesichert ist die Abnahme des systolischen Ruheblutdrucks um 10–20 mmHg durch Ausdauertraining (ROST, 1991). Hochtrainierte Ausdauersportler fühlen sich bei einem systolischen Druck von 100 mmHg oder noch darunter wohl und sind voll leistungsfähig. In bezug auf das Lebensalter ist der systolische Ruheblutdruck bei Trainierenden im Durchschnitt um 10 mmHg niedriger als der von gleichaltrigen Untrainierten.

Auf vergleichbaren Belastungsstufen bei der Fahrradergometrie konnten HECK et al. (1984) zwischen Untrainierten und Trainierten keine wesentlichen Unterschiede in der Blutdruckregulation finden. Jedoch erreichen Sportler höhere Blutdruckwerte bei der Ausbelastung, einfach deshalb, weil sie höhere Leistungsstufen bewältigen. Bei der Fahrradergometrie sind bei Sportlern maximale Anstiege des systolischen Blutdrucks bis 250 Torr möglich. Hingegen ist der Blutdruckanstieg bei natürlicher sportlicher Trainingsbelastung deutlich geringer. Während dynamischer (rhythmischer) Fortbewegung (Laufen, Radfahren, Schwimmen) kommt es nur zu einem durchschnittlichen Blutdruckanstieg auf 150–170 mmHg. Extreme Blutdruckanstiege werden bei Preßdruck gemessen. Gewichtheber erreichen beim Lastenheben Druckwerte zwischen 300 bis 400 mmHg.

Mit zunehmendem Lebensalter erhöht sich der Blutdruck in Ruhe und teilweise auch unter Belastung. Wird die Hypertoniegrenze von 160 mmHg überschritten, so ist bis zu einem behandelten systolischen Druck von 200 mmHg Sport auf ärztliche Empfehlung möglich (s. Kapitel »Bluthochdruck / Hypertonie«). Alterssport hat einen günstigen Einfluß auf die Blutdruckregulation. Alterssportler weisen in Ruhe und bei Belastung niedrigere Blutdruckwerte auf (MELLEROWICZ und FRANZ, 1981).

Durch Bewegungsmangel kann sich bei Gesunden, besonders bei Frauen, der Zustand des zu niedrigen Blutdrucks entwickeln. Diese *Hypotonie* (systolischer Blutdruck unter 100 mmHg) ist durch erhöhte körperliche Aktivität günstig zu beeinflussen.

Zusammen-
fassung
Durch regelmäßiges sportliches Training ist eine Senkung des Blutdrucks zu erreichen. Das betrifft den Blutdruck in Ruhe und bei Belastung. Besonders blutdrucksenkend wirkt das Ausdauertraining. Auch hypotone Regulationsstörungen werden durch körperliche Belastungen oder Sport ausgeglichen. Belastungen im Rahmen der Sporttherapie haben sich als nützlich zur Unterstützung medikamentös behandelter Hypertoniker erwiesen.

Herzgröße

Regelmäßige sportliche Belastungen vergrößern das Herz. Die Adaptation des Herzens an sportliche Beanspruchung, in Form der Vergrößerung, war in ihrem Hintergrund und ihrer klinischen Bedeutung längere Zeit umstritten. REINDELL et al. (1960) konnten nachweisen, daß das durch sportliches Training vergrößerte Herz die Folge der physiologischen Adaptation ist. Die regulative Dilatation betrifft alle vier Herzkammern gleichzeitig. Die Hypertrophie des Myokards ist nicht größer als 20% vom Ausgangswert und bleibt begrenzt.

Das *Sportherz* ist Folge notwendiger Anpassung im Herz-Kreislauf-System beim regelmäßigen Training. Mit den modernen Methoden der Echokardiographie wurde der physiologische Hintergrund der Zunahme des Herzvolumens nochmals eindeutig bestätigt (DICKHUTH et al., 1990). Die veränderten Diameter der Herzkammern können mit der echokardiographischen Untersuchungsmethode eindeutig belegt werden (Abb. 13). Das Sportherz behält seine Größe, solange

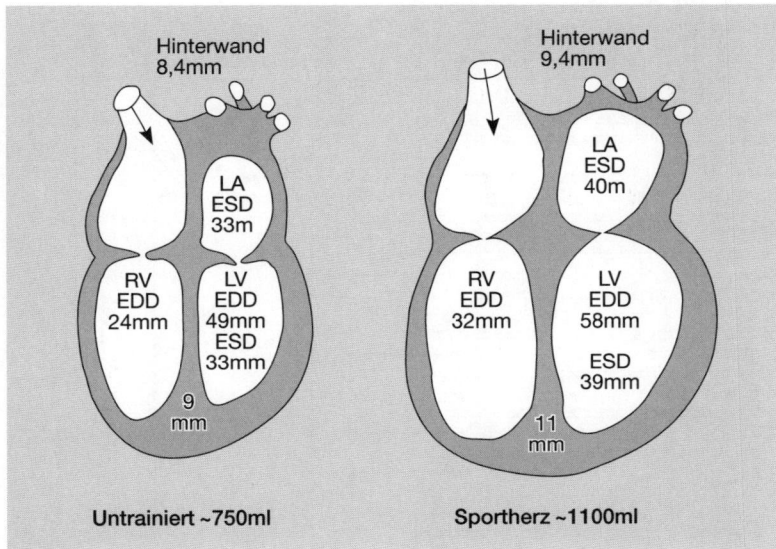

Untrainiert ~750ml

Sportherz ~1100ml

Abbildung 13
Veränderungen der Diameter des Herzens (Volumen, Herzwanddicke) bei Untrainierten und Trainierten (Sportherz). Echokardiographische Befunde, modifiziert nach DICKHUTH et al. (1988).

der Sportler ein bestimmtes Belastungsniveau aufrechterhält. Wird das Training deutlich vermindert oder abgebrochen, so verkleinert sich das Herz. Es kommt zur Readaptation an den neuen, weniger das Herz-Kreislauf-System belastenden Zustand. Die Rückbildung hat dann praktische Bedeutung, wenn die Sportler ihre Leistungssportkarriere abbrechen und damit die Reizsetzung auf das Herz-Kreislauf-System vermindern.

Plötzliche Entlastung im Herz-Kreislauf-System führt zum *Entlastungssyndrom*. Das Entlastungssyndrom äußert sich in vegetativer Fehlregulation, deren unangenehmste Folge der Herzschmerz ist. Dieser Zustand ist medikamentös nicht beeinflußbar. Wirksam ist nur die Wiederaufnahme des Trainings in reduzierter Form. Als ausreichend hat sich ein Ausdauertraining von 4–6 Stunden/Woche erwiesen. Besonders effektiv ist das Laufen. Die Rückbildung der trainierten Funktionssysteme vollzieht sich im Verlauf eines Jahres. Die Herzgröße verkleinert sich um 200–400 ml, ohne jedoch absolut das Niveau Untrainierter zu erreichen. Wahrscheinlich ist das bei ehemaligen Leistungssportlern noch vergrößerte Herz auch die Folge fortgeführten Freizeitsports. Viele ehemalige Leistungssportler betreiben aktiv Freizeitsport und fühlen sich so wohl.

Das Herz vergrößert sich durch regelmäßiges leistungsorientiertes Training. Die Ausprägung des Sportherzens ist abhängig von der Höhe der Trainingsbelastung. Nicht jedes sportliche Training führt zu Herzvergrößerung. Die Zunahme der Herzgröße ist abhängig von der ausgeübten Sportart (Abb. 14, S. 42).

Damit es zur Ausbildung des Sportherzens kommt, sind mindestens 3 Monate Training erforderlich. Die Belastung muß 2–3 Stunden/Woche betragen und mit einer Hf von 140–160 Schlägen/Minute ausgeführt werden. Bezogen auf das

41

Reaktion und Anpassung an sportliche Beanspruchung

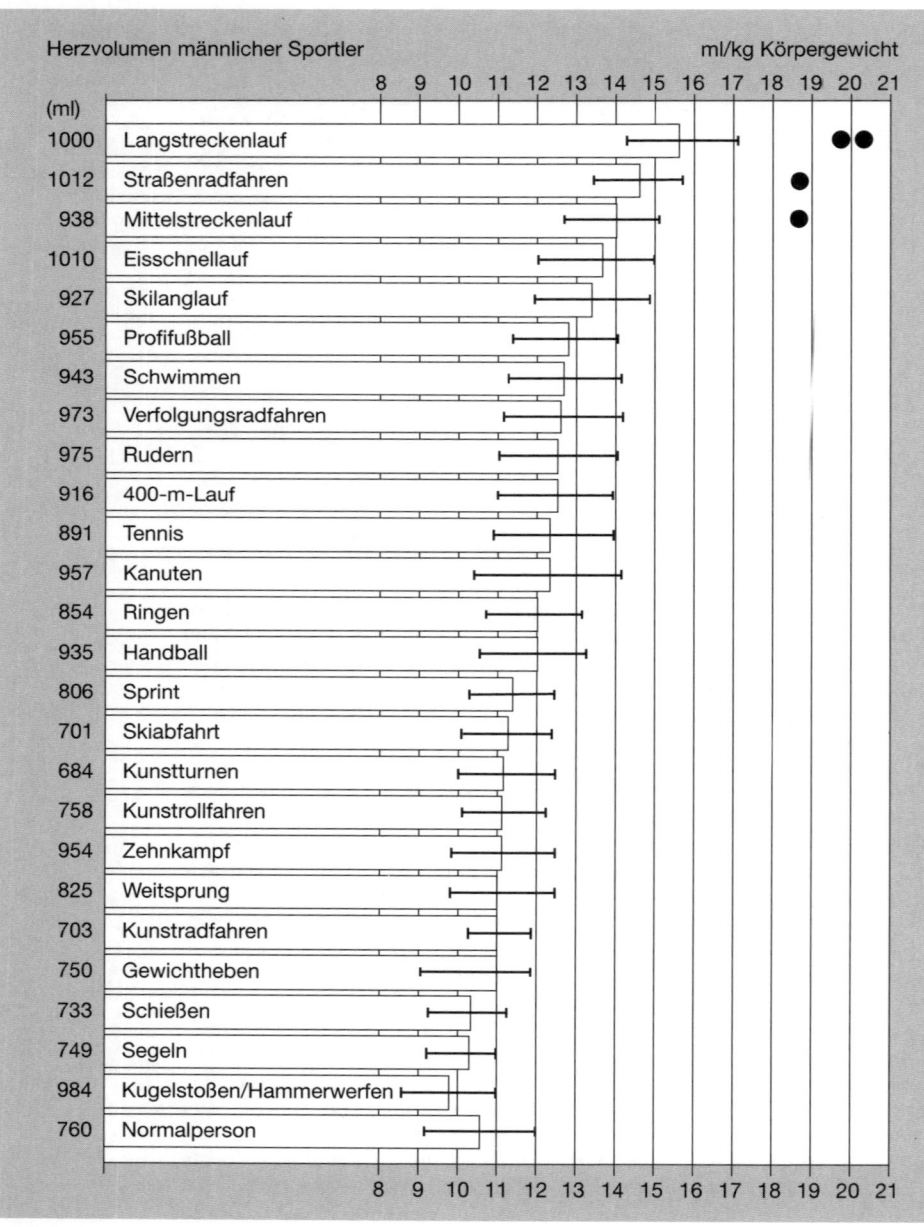

Herzvolumen männlicher Sportler   ml/kg Körpergewicht

(ml)	
1000	Langstreckenlauf
1012	Straßenradfahren
938	Mittelstreckenlauf
1010	Eisschnellauf
927	Skilanglauf
955	Profifußball
943	Schwimmen
973	Verfolgungsradfahren
975	Rudern
916	400-m-Lauf
891	Tennis
957	Kanuten
854	Ringen
935	Handball
806	Sprint
701	Skiabfahrt
684	Kunstturnen
758	Kunstrollfahren
954	Zehnkampf
825	Weitsprung
703	Kunstradfahren
750	Gewichtheben
733	Schießen
749	Segeln
984	Kugelstoßen/Hammerwerfen
760	Normalperson

Laufen entspricht dies 20–30 km / Woche. Die Belastungsintensität hat einen stärkeren Einfluß auf die Ausbildung des Sportherzens als die Belastungsdauer. Die Herzgröße weist eine enge Beziehung zur Körpermasse auf. Somit wird nicht das absolute Herzvolumen verglichen, sondern der Quotient aus Herzvolumen und Körpermasse (HV/kg). Diese relative Herzgröße wird auch als *Herzquotient* bezeichnet. Dieser Herzquotient beträgt bei Untrainierten 9–10, bei Sporttreibenden 11–13 und bei Langzeitausdauersportarten 13–16. Extremwerte liegen bei 16–18. Die Anpassung der Herzgröße an das Training kann bereits im Kindes- und Jugendalter beginnen. Trainierende Kinder haben ein größeres Herz als nur schulsporttreibende Kinder. Etwa um das 20. Lebensjahr kommt es zur maximalen Ausprägung der Größe des Sportherzens. Das Sportherz bleibt dann, weitgehend unabhängig von der Höhe der Trainingsbelastung, über Jahre gleich groß (Abb. 15). Extreme Herzgrößen werden bei Sportlern mit 1500–1700 ml und bei Sportlerinnen mit 1000–1150 ml röntgenologisch gemessen.

Die absolut geringer dimensionierte Herzgröße der Frau im Vergleich zum Mann beruht auf deren kleineren Körperproportionen. Ein bestimmter Ausgleich ist durch die Errechnung des Herzquotienten möglich.

Die *Kontrolle der Herzgröße* gehört zur normalen sportmedizinischen Grunduntersuchung. Insbesondere sind mit der *Echokardiographie* die Teilherzräume meßbar und pathologische Veränderungen rechtzeitig erkennbar. Die physiologische Hypertrophie der Herzmuskulatur übersteigt die normalen Herzmaße selten, sie beträgt nicht mehr als 20% (Tab. 2, S. 44). Aus den Diametern der Herzkammern kann mittels Echokardiographie die Herzgröße errechnet werden (DICKHUTH et al., 1990). Die echokardiographische Methode hat gegenüber der röntgenologischen den Vorteil der beliebigen Wiederholbarkeit, ruft keine Strahlenbelastung hervor und ermöglicht, einzelne Herzabschnitte auszumessen. Bei der Herzgrößenbestimmung ist sie die Methode der Wahl.

Abbildung 14
(linke Seite)
Durchschnittliche Herzgrößen (röntgenologische Methode) von Leistungssportlern verschiedener Sportarten in bezug auf die Körpermasse. Volle Kreise (●) sind Einzelwerte von Topathleten (Angaben nach BERG et al., 1987).

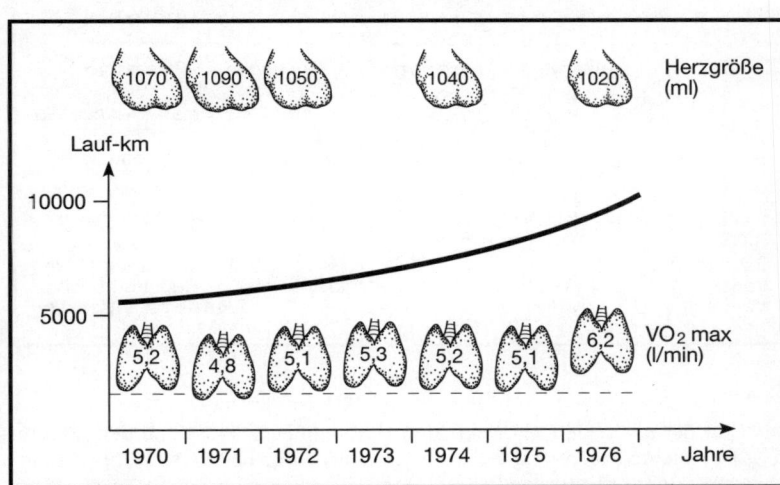

Abbildung 15
Röntgenologisch bestimmte Herzgröße eines Skilangläufers im Längsschnitt. Die Herzgröße bleibt trotz Erhöhung des Trainingsumfangs von 6000 auf 10 000 km/Jahr gleich. Auch die maximale Sauerstoffaufnahme verändert sich, mit Ausnahme des letzten Jahres, unwesentlich.

43

Tabelle 2 Mittelwerte echographisch bestimmter Meßgrößen des Herzens (nach Zott und Kästner, 1991)

	Zahl (n)	Alter (Jahre)	Schlag-volumen (ml)	Herz-minuten-volumen (l/min)	Herz-frequenz (Schläge/min)	Linear end-diastolisches Volumen (ml)	Vertikal end-systolisches Volumen (ml)
Untrainierte	160	19	77	5,4	69	121	43
Fechter	14	19	96	6,1	64	142	47
Gewichtheber	16	19	79	5,2	65	121	43
Radsportler	15	20	102	5,9	58	155	56
Ruderer	14	22	114	7,0	62	173	59

Zusammen-fassung Intensives sportliches Training führt bei über 3 Stunden/Woche Belastung zur Ausprägung des Sportherzens. Das Sportherz ist ein physiologisch vergrößertes Herz mit erhöhter Leistungsfähigkeit. Intensives Ausdauertraining führt am sichersten zur Sportherzbildung. Die Ausprägung der Größe des Sportherzens ist individuell und bleibt beim Leistungstraining über Jahre unverändert. Beendigung des Leistungstrainings führt zur Rückbildung des Sportherzens. Einzelne Herzabschnitte und das Herzvolumen werden echokardiographisch bestimmt.

Abbildung 16
Schematische Darstellung der Bestandteile des Blutes.

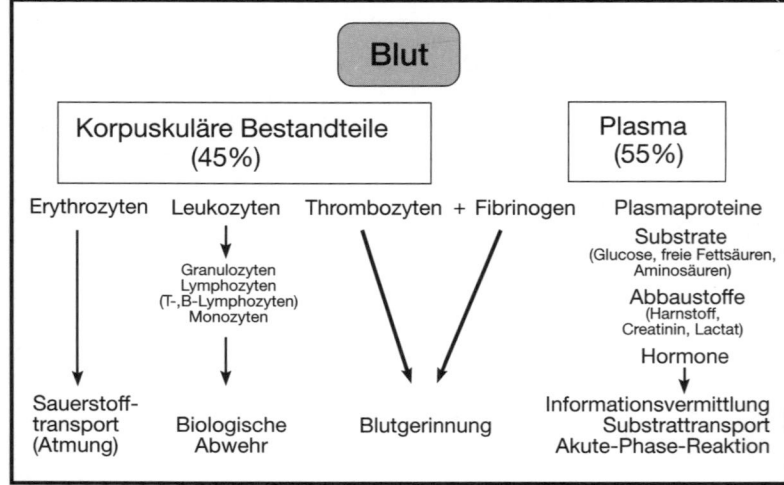

Blut

Das Blut hat mit seinen korpuskulären Bestandteilen (45%) und dem Plasma (55%) umfangreiche Aufgaben im Organismus zu erfüllen (Abb. 16). Zusammengefaßt erfüllt das Blut:

- Vermittlungsfunktionen zwischen Organen,
- Transportfunktionen für Stoffwechselprodukte,
- Pufferfunktionen und
- Abwehrfunktionen.

Sportliches Training bewirkt Veränderungen in der Funktion des Blutes, da eine größere Sauerstoffaufnahme und höherer Energieumsatz während der Belastung zu sichern sind (Tab. 3).

Tabelle 3 Hämatologische Meßwerte bei 15 englischen Elitemarathonläufern (Laufzeit 2:11 bis 2:16 min) im Alter von 27 Jahren im Vergleich zu den Referenzwerten Untrainierter (Angaben nach MARTIN und COE, 1992)

Meßwerte Marathonläufer	Referenzbereich	
	von ... bis ...	**Mittelwert ± Streuung**
Erythrozyten (Mill./ml)	4,2– 6,2	5,08 ± 0,27
Hämatokrit (%)	38 – 45	44,9 ± 2,1
Hämoglobin (g/ml)	14 – 17	15,7 ± 0,74
Serumeisen (µg/ml)	50 – 165	97,0 ± 39,2
Ferritin (µg/ml)	50 – 150	30,1 ± 12,7
Haptoglobin (mg/dl)	50 – 139	27,6 ± 21,4
Retikulozyten (Taus./µl)	10 – 50	55,3 ± 36,8

Hämatokrit

Zu den erforderlichen Anpassungen gehört die Zunahme der Blutmenge und die Verschiebung des Verteilungsverhältnisses fester und flüssiger Bestandteile (Hämatokrit; HK). Die *Viskosität des Blutes* kommt im HK zum Ausdruck. Um den Gasaustausch bei körperlicher Belastung zu erleichtern, nimmt der HK ab, d. h., die Menge des Blutserums nimmt zu. Der durchschnittliche HK Erwachsener beträgt 47% und vermindert sich bei Ausdauersportlern auf 43% in Ruhe. Nach der Belastung kann es entsprechend dem Dehydratationsgrad zu unterschiedlichen HK-Werten kommen. Für Trainierte ist nach längeren Ausdauerbelastungen eine *Hämodilution* typisch, d. h., der HK nimmt ab. Bei niedrigem HK passieren die Erythrozyten leichter das Kapillarbett und haben für die Sauerstoffabgabe einen besseren Endothelkontakt. Im Zustand starker Dehydratation steigt hingegen der HK über 50% an, und damit wird die Sauerstoffversorgung im belasteten Muskelgewebe erschwert. Leistungsverminderung ist die Folge.

Kolloidosmotischer Druck

Das Blutplasma besteht aus 91% Wasser, 8% Proteinen und 1% Elektrolyten. Für den Verbleib des Plasmas im Gefäßbett sorgt der kolloidosmotische Druck. Dieser wird durch das Albumin und weitere niedermolekulare Proteine, Substrate und Mineralien aufrechterhalten. Bei sportlichen Belastungen kommt es zum Anstieg des kolloidosmotischen Drucks, der über 300 mosmol/kg betragen kann.

45

Dehydratation

Der Schweißverlust bei längerer sportlicher Belastung wirkt sich auf den Wasserhaushalt im Organismus und auch im Blut aus. Die Abnahme von 5% des Gesamtkörperwassers führt zur deutlichen Verminderung der sportlichen Leistungsfähigkeit (NOAKES, 1992). Die Wiederauffüllung von über 3 Liter Wasserverlust benötigt länger als 24 Stunden.

Der Trainierte ist auf Volumenverschiebungen im Körperwasser und demnach auch im Blut regulatorisch insofern besser vorbereitet, weil er eine Zunahme der Gesamtblutmenge von über 30% aufweist. Die Gesamtblutmenge von 5 Litern bei Untrainierten kann auf 7 Liter bei Ausdauertrainierten ansteigen.

Pufferkapazität

Mit der Zunahme der Gesamtblutmenge erhöht sich auch die Pufferkapazität des Blutes, welche bei verstärktem Lactatanfall benötigt wird.

Hämoglobin

Eine zweckmäßige Anpassung des Blutes an Ausdauer- und besonders Höhentraining erfolgt durch die Zunahme der *Sauerstofftransportkapazität*. Für den O_2-Transport hat das Hämoglobin (Hb) eine Schlüsselrolle. 1 g Hb kann 1,34 ml O_2 binden. Bereits die Erhöhung von 1 g/100 ml Hb führt bei 6 Litern Blut zur Zunahme der Sauerstofftransportkapazität um 80,4 ml.

Abwehrfunktion

Das Blut erfüllt aktive Aufgaben bei der Abwehr von Antigenen. Die humorale Abwehr wird durch Immunglobuline und zahlreiche Plasmaproteine (Proteine der akuten Phase) ermöglicht. Die spezifischen Abwehrzellen werden in den T- und B-Lymphozyten gebildet. Intensive Ausdauerbelastungen beeinträchtigen die humorale Immunabwehr.

Zusammenfassung
Das Blut hat Vermittler-, Transport-, Puffer- und Abwehrfunktionen, die sich durch Training verändern. Anpassungen an sportliches Training sind Zunahme des Blutvolumens, Abnahme des Hämatokrits, Erhöhung von Hämoglobinmenge und Pufferkapazität sowie Steigerung des humoralen Abwehrpotentials.

ATMUNGSSYSTEM

Das Atmungssystem hat die bedarfsgerechte Sauerstoffversorgung des Organismus zu sichern. Hierzu gehören:

- die O_2-Aufnahme mit der Atemluft,
- die Diffusion des O_2 durch die Lungenalveolen in das kapillare Gefäßsystem,
- die O_2-Bindung an die Erythrozyten,
- der Transport des chemisch gebundenen und physikalisch gelösten Sauerstoffs mit dem Blut an die Orte des Bedarfs sowie
- die Abgabe des Sauerstoffs an das Gewebe.

Das Atmungssystem ist funktionell eng mit dem Herz-Kreislauf-System verbunden, dieses kommt durch die Bezeichnung kardiopulmonales System zum Ausdruck. Körperliche Belastung erhöht die Funktion beider Systeme gleichermaßen: Die Lungenventilation steigt an, und die Förderleistung des Herzens nimmt zu. Die geatmete Luftmenge verzehnfacht sich bei Untrainierten unter Belastung, sie steigt bei Ausdauertrainierten über das Zwanzigfache des Ruhewertes an. Mit der Zunahme der ventilierten Luftmenge erhöht sich die aufgenommene Sauerstoffmenge. Die Gasaustauschflächen in der Lunge und in den Geweben sind so bemessen, daß in kurzer Zeit eine große Sauerstoffmenge die Endothelflächen passieren kann. Durch Training des gesamten Atmungssystems steigt die O_2-Aufnahme von 3,5 Liter/Minute bei untrainierten Männern auf über 6 Liter/Minute bei Hochleistungssportlern an.

Atemminutenvolumen

Das Atemminutenvolumen (AMV) ist das Produkt aus *Atemzugvolumen* (AZV) und *Atemfrequenz* (AF).

$$\text{AMV (l/min)} = \text{AZV (l)} \times \text{AF (pro min)}$$

In Körperruhe beträgt das AMV 8–12 Liter/Minute. Seine Größe wird maßgeblich von der Tiefe und der Frequenz der Atemzüge beeinflußt. Ein AMV von 10 Liter/Minute kann unterschiedlich zustande kommen. Bei der Atemfrequenz von 20/Minute und einem Atemzugvolumen von 500 ml resultiert ein AMV von 10 000 ml ($500 \times 20 = 10\,000$). Die Zunahme der AF ist mit der Verminderung der Atemzugtiefe verbunden. Mit der Luftmenge von 10 Liter/Minute wird die Sauerstoffmenge von 250–300 ml/Minute transportiert. Zwischen dem AMV und der O_2-Aufnahme besteht eine bestimmte Proportionalität, die im *Atemäquivalent* zum Ausdruck kommt.

Die Prüfung der Atemgrößen ist an Laboratorien gebunden; nur durch Einsatz spezieller Meßtechnik kann die Atmung bei Belastung gemessen werden. Die Kenntnisse von physiologischen Aussagen der Atmung beruhen größtenteils auf Erfahrungen in der sportmedizinischen Funktionsdiagnostik (Spiroergometrie). Während körperlicher Belastung steigt die Ventilation an, ihre Zunahme erfolgt auf submaximalen Belastungsstufen durch die überwiegende Vergrößerung der Atemtiefe. Das AZV nimmt bei Belastung anteilig mehr zu als die AF. Ab einer bestimmten Belastungsintensität steigt allerdings die AF steiler an als das AZV. Dieser Umschlagpunkt der Atmung, an dem die Frequenz stärker zunimmt als die Atemtiefe, erfolgt im Bereich der anaeroben Schwelle (Abb. 17, S. 48). Die Zunahme des AZV bei Belastung ist abhängig von Körperbau und Trainingszustand. Das AZV überschreitet auch bei größtmöglicher Nutzung nicht 60% der Vitalkapazität (VK). Bei intensiver Belastung oberhalb der anaeroben Schwelle steigt die AF auf 60–70/Minute, im Extremfall auf 90/Minute an. Bei diesen hohen Frequenzen geht die Ökonomie der Atmung verloren, das AZV nimmt anteilig am AMV ab. Bei Grenzbelastungen erhöht sich der Eigenbedarf der Atemmuskulatur an Sauerstoff stark. Der Sauerstoffbedarf der Atemmuskulatur kann in dieser Belastungssituation 10–15% der Gesamtaufnahme betragen.

47

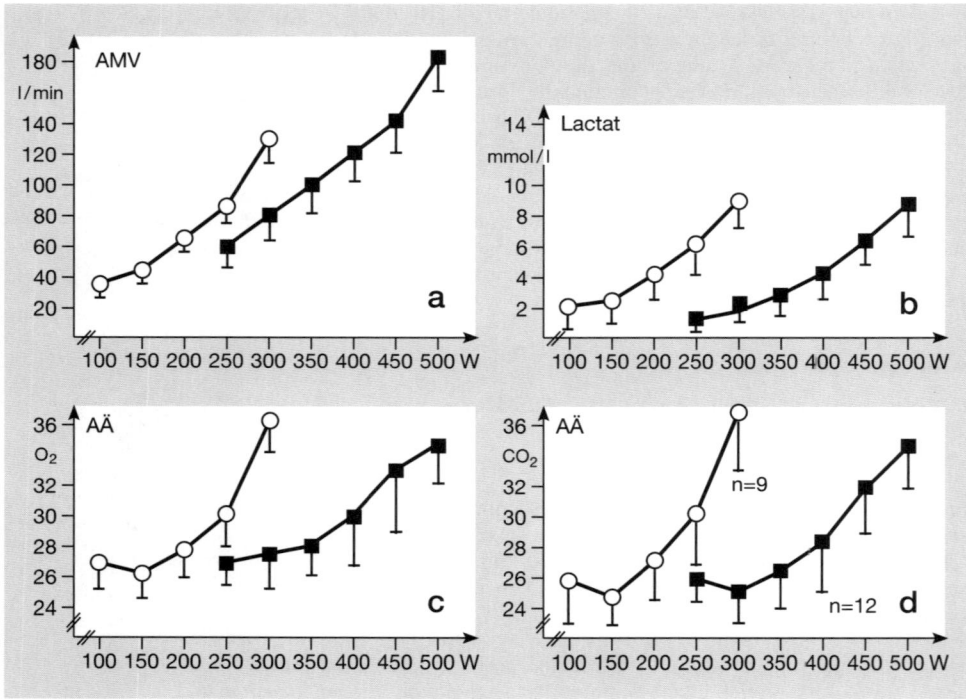

Die Atmung gehört zu den Funktionssystemen, die bis zu einem bestimmten Grad willkürlich beeinflußt werden können. Allerdings ist die willkürliche Beeinflussung der Atmung nur auf submaximalen Belastungsstufen möglich. Bei intensiver Belastung ist die Atmung nicht mehr willkürlich beeinflußbar. Die Nasenatmung geht automatisch in Mundatmung über. Dies geschieht, wenn über 50 Liter Luft/Minute zu ventilieren sind. Die Atemfrequenz ist eng an die Motorik gekoppelt. Die Kopplung ist trainierbar, bekannt ist dafür die Atmung beim Freistilschwimmen, wo alle 2, 3 oder 4 Armzüge geatmet werden kann.
Das Erreichen eines hohen maximalen AMV im Sport ist vom Trainingszustand abhängig. Untrainierte erreichen ein AMV von maximal 80–120 Liter/Minute. Frauen erzielen niedrigere Werte. Leistungstraining kann das maximale AMV verdoppeln. Gemessen wurde bei Ausdauerspitzenathleten ein AMV von 250 Liter/Minute. Bei ergometrischer Maximalbelastung sind bei Sportlern Atemminutenvolumina von 150–180 Liter/Minute die Regel. Die Zunahme des AMV erfolgt überwiegend durch Vergrößerung des AZV. Durch das höhere AZV bei gleicher AF nimmt der Trainierte im Vergleich zum Untrainierten mehr Sauerstoff auf. Die Zunahme des AMV über die AF ist unökonomisch, weil der Eigenbedarf der Atemmuskulatur an Sauerstoff stark ansteigt.

Für volkssportliche Betätigung wird die Nasenatmung aus atemphysiologischen Gründen empfohlen. Damit kann der erforderliche Sauerstoffbedarf gedeckt werden.

Vitalkapazität

Die Vitalkapazität (VK) ist das Lungenvolumen, welches zwischen tiefster Inspiration und kräftiger Exspiration auf einmal ventiliert werden kann. Der VK wurde früher in Arbeitsmedizin und Sport große Beachtung geschenkt. Bei Gesunden besteht keine Beziehung zwischen der Größe der VK und der Leistungsfähigkeit. Durch diese Erkenntnis hat die Bestimmung der VK im Sport bei Gesunden kaum noch funktionsdiagnostisches Interesse. Sie hat Bedeutung für das Erkennen obstruktiver Ventilationsstörungen. Untrainierte Männer und auch Sportler weisen eine VK von 4–5 Litern auf. Größere Sportler (Ruderer, Basketballspieler) können eine VK von 8–9 Litern erreichen. Auch Sänger, die ständig ihre Atemmuskulatur trainieren, erreichen überdurchschnittlich hohe VK-Werte.

Atemäquivalent

Das Atemäquivalent (AÄ) ist der Quotient aus ventilierter Luftmenge und O_2-Aufnahme. In der Einatmungsluft ist die aufgenommene Sauerstoffmenge nicht immer gleich. Gekennzeichnet wird dieser Zustand durch das AÄ. Es vermindert sich bei Belastungsbeginn, die Atmung wird effektiver, da mehr Sauerstoff aufgenommen wird. Bei weiter ansteigender Belastung wird das Optimum des AÄ wieder überschritten, es steigt bis zum Belastungsabbruch über den Ausgangswert an. Diese Dynamik weisen sowohl Trainierte als auch Untrainierte auf. Allerdings kommt es bei Ausdauertrainierten erst auf höherer Belastungsstufe zur Abnahme und zum Ansteigen des AÄ. Das Ausdauertraining hat den größten Einfluß auf die Ökonomisierung der Atmung und damit auch auf das AÄ.

Respiratorischer Quotient

Der respiratorische Quotient (RQ) ist das Verhältnis von Kohlensäureausscheidung (CO_2) und Sauerstoffaufnahme (VO_2).

$$RQ = \frac{CO_2\text{-Ausscheidung (ml/min)}}{O_2\text{-Aufnahme (ml/min)}}$$

Der RQ wird unter Grundumsatzbedingungen (nüchtern, unbekleidet, 37 °C Temperatur) exakt bestimmt. In der Praxis dominiert die Bestimmung des RQ bei der *Spiroergometrie*. Der bei spiroergometrischen Untersuchungen ventilatorisch bestimmte RQ ist nicht identisch mit jenem, der unter Grundumsatzbedingungen ermittelt werden kann. Bei der Spiroergometrie dient der RQ zur Beurteilung der *Stoffwechsellage* und als Kriterium der *Ausbelastung*. Der RQ ist bei überwiegender Fettverbrennung niedriger als bei Kohlenhydratverbrennung. Bei ausschließlicher Kohlenhydratverbrennung erreicht der RQ den Meßwert 1,0. Korrekterweise sollte der RQ erst zur Beurteilung der Stoffwechselsituation eingesetzt werden, wenn die Belastung über 30 Minuten dauert, d. h., sich ein

Abbildung 17
(linke Seite)
Verhalten von Atemminuten-volumen (AMV), Lactat und Atemäquivalent (AMV/O_2 und AMV/CO_2) bei 9 durchschnittlich und 12 sehr gut trainierten Straßenradsportlern. Die Meßgrößen der besser Trainierten sind nach rechts verschoben und repräsentieren die höhere Leistungsfähigkeit im cardiopulmonalen System und im Stoffwechsel. Die Atmungsökonomie der besser Trainierten ist auf submaximalen Belastungsstufen höher (nach NEUMANN und SCHÜLER, 1989).

49

eindeutiges metaboles Gleichgewicht einreguliert hat. Bei ergometrischer Maximalbelastung kann der RQ über 1,0 ansteigen. Dieses Phänomen beruht auf der verstärkten Austreibung von CO_2 aus dem Blut durch die Anhäufung nichtflüchtiger Säuren (besonders Lactat). Das Ansteigen des RQ über 1,0–1,3 wird bei spiroergometrischen Untersuchungen als Kriterium der Ausbelastung genutzt (s. Kapitel »Spiroergometrie«).

Zusammenfassung

Das Atmungssystem sichert die bedarfsgerechte O_2-Aufnahme der beanspruchten Muskulatur und anderer Organe. Kennzeichen erhöhter Atmung ist das Atemminutenvolumen (AMV). Das AMV ist das Produkt aus Atemzugvolumen (AZV) und Atemfrequenz (AF). Bei intensiver Muskelbelastung steigt das AMV bei Untrainierten auf etwa 110 Liter/Minute und bei Trainierten über 230 Liter/Minute an. Mit der Zunahme des AMV erhöht sich die O_2-Aufnahme. Bei submaximalen Belastungen kann die Atmung willkürlich beeinflußt werden, jedoch nicht mehr bei intensiven Belastungen. Die Vitalkapazität (VK) ist eine funktionelle Meßgröße der Atmung und in ihrer Größe stark von den Körperbauproportionen und dem Trainingszustand der Atemmuskulatur abhängig. Bei Gesunden hat die VK keinen Bezug zur sportlichen Leistungsfähigkeit. Das Atemäquivalent (AÄ) repräsentiert das Verhältnis von eingeatmeter Luftmenge und O_2-Aufnahme. Das AÄ unterliegt Trainingseinflüssen. Besonders Ausdauertraining verbessert die Atmungsökonomie und die O_2-Aufnahme. Bei stufenförmig ansteigenden Belastungen erreichen Ausdauertrainierte später oder bei höherer Belastung den Tiefpunkt des AÄ (Punkt des optimalen Wirkungsgrades der Atmung).

Sauerstoffaufnahme

Mit der Zunahme der Muskeltätigkeit steigt die Sauerstoffaufnahme an. Die Höhe der O_2-Aufnahme bestimmt in vielen Sportarten maßgeblich die Leistungsfähigkeit. Das für die Sportart erforderliche Training bestimmt die Zunahme der Sauerstoffaufnahme. Im Endeffekt haben Sportler in den einzelnen Sportarten eine unterschiedliche Sauerstoffaufnahme. Die höchste Sauerstoffaufnahme weisen Sportler in den Ausdauersportarten auf. Die *maximale Sauerstoffaufnahme* (VO$_2$max) ist wesentliches Kriterium zur Beurteilung der *kardiopulmonalen* und *aeroben Leistungsfähigkeit*. Mit der Bestimmung der VO$_2$max bei der Spiroergometrie (s. Kapitel »Spiroergometrie«) wird die Leistungsfähigkeit der O_2-aufnehmenden, O_2-transportierenden und O_2-verwertenden Systeme zusammengefaßt. Ist eines dieser Teilsysteme nicht ausreichend trainiert oder funktionell behindert, so ist die VO$_2$max niedriger. Synonym mit der Meßgröße VO$_2$max wird oft der Begriff der aeroben Kapazität verwendet, obgleich das nicht korrekt ist. Die VO$_2$max ist nur ein Maß für die Beurteilung der aeroben Kapazität.

Mit Beginn der körperlichen Belastung kann die O_2-Aufnahme nicht sofort den Anforderungen des erhöhten Sauerstoffbedarfs der Muskulatur entsprechen. Es kommt zu einem *Sauerstoffdefizit* (O_2-debt). Dieses Defizit ist ein physiologisch verständliches Phänomen, welches die Trägheit des O_2-Transportsystems zu Belastungsbeginn dokumentiert. Bevor die individuelle maximale Sauerstoffaufnahme erreicht wird, vergehen bei Untrainierten 4–6 Minuten, bei Hochtrainierten nur 60–90 Sekunden. Die während dieser Zeit benötigte Energie im arbeitenden Muskel wird auf dem anaeroben Weg gewonnen. Lokale Energiespeicher (Creatinphosphat) und Glycolyse liefern die hierfür erforderliche Energie und kompensieren den vorübergehenden Sauerstoffmangel problemlos (s. Kapitel »Adeninnucleotide«). Der Muskel ist auf solche Arbeitsbedingungen stets eingestellt. Durch Training oder Vorstarterwärmung kann das Erreichen der individuell maximalen Sauerstoffaufnahme zeitlich verkürzt werden. Nach Beendigung der Belastung kommt es nicht sofort zur Rückkehr der O_2-Aufnahme zum Ausgangswert. Die beanspruchten Organe und Systeme benötigen noch eine bestimmte Zeit zum Ausschwingen. Diese Nachatmung von Sauerstoff am Belastungsende, die auch als *Sauerstoffschuld* bezeichnet wird, ist ein normaler physiologischer Vorgang.

Der während der Belastung erreichte Gleichgewichtszustand der Systeme wird als *steady state* bezeichnet. Der Steady-state-Zustand wird auf submaximalen Belastungsstufen nach 4–6 Minuten erreicht. Durch Training verkürzt sich diese funktionelle Umstellung auf 2–4 Minuten.

Die aerobe Leistungsfähigkeit ist eine zentrale Größe in der Sportmedizin; sie wird zur Klassifizierung von Trainingswirkungen genutzt. Die aerobe Leistungsfähigkeit ist Grundlage für viele Sportarten bzw. die sportartspezifische Leistungsfähigkeit, sie ist trainierbar. Zentralgröße für die Beurteilung der Kapazität der aeroben Leistungsfähigkeit ist die maximale Sauerstoffaufnahme (VO_2-max). Die VO_2max kann durch Ausdauertraining verdoppelt werden. Bei Männern erhöht sie sich von durchschnittlich 3,0 auf 6,0 Liter/Minute. Bezogen auf die Körpermasse, haben Untrainierte eine O_2-Aufnahme von 35–40 ml/min × kg und hochtrainierte Ausdauersportler von 75–85 ml/min × kg. Die aerobe Leistungsfähigkeit der Frau ist um 10–20% niedriger als die des Mannes.

Zwischen der sportlichen Leistungsfähigkeit und der VO_2max besteht ein enger Zusammenhang. Die maximale O_2-Aufnahme ist durch ausdauerorientiertes Training zu entwickeln.

Die Sauerstoffaufnahme ist abhängig von der Körpermasse. Für Vergleiche ist deshalb der Bezug auf das Körpergewicht notwendig. Die Angaben erfolgen als VO_2max ml/min × kg. Ein direkter Schluß aus der Höhe der maximalen Sauerstoffaufnahme auf die sportliche Leistungsfähigkeit ist nicht möglich. Auch bei relativ niedriger maximaler Sauerstoffaufnahme sind hohe sportliche Leistungen möglich. Entscheidend hierfür sind die Anforderungen der Leistungsstruktur und individuelle Kompensationsmechanismen. Eine Möglichkeit der Kompensation ist der Einsatz des anaeroben Stoffwechsels oder veränderter neuromuskulärer Ansteuerung. Trotzdem muß für Spitzenleistungen in der Sportart ein bestimmtes Referenzniveau in der VO_2max erreicht werden. In den Ausdauersportarten ist es mit der maximalen Sauerstoffaufnahme von 65 ml/min × kg nicht möglich, z. B. im Marathonlauf eine Zeit von 2 Stunden und 11 Minuten zu erreichen. Für diese Zeit wäre eine VO_2max von 80 ml/min × kg erforderlich.

Die maximale Sauerstoffaufnahme wird neben Alter und Geschlecht von mehreren Faktoren beeinflußt:

- Atmungssystem (Diffusionskapazität, Ventilation, Trainingszustand der Atemmuskulatur, alveoläre Durchblutung).
- Herzminutenvolumen (Schlagvolumen, Herzfrequenz, Herzgröße, arteriovenöse Sauerstoffdifferenz).
- Gesamthämoglobin (Erythrozyten: Hämoglobingehalt, Eisenspeicher).
- Blutvolumen (Hämatokrit, Kapillarisierung).
- Enzyme der Muskulatur (oxidative Schlüsselenzyme: Citratsynthetase, Succinatdehydrogenase).
- Energieproduktion (Mitochondrienzahl, Mitochondriendichte, Mitochondrienvolumen).

Von den Organen hat die Skelettmuskulatur den größten Einfluß auf die VO_2-max. Sie benötigt während intensiver Belastung etwa 95% des zugeführten Sauerstoffs. Von dieser Menge beansprucht die Atemmuskulatur bereits 10%. Der O_2-Bedarf ist in den schnell und langsam kontrahierenden Muskelfasern unterschiedlich. Die ST-Fasern, die eine Fläche von 70% einnehmen, benötigen 72% des angebotenen Sauerstoffs (Ivy et al., 1980). Somit spiegelt die VO_2max besonders den Funktionszustand der STF wieder. Die entscheidenden Strukturen zur Verarbeitung des Sauerstoffs sind die Mitochondrien. Zwischen der Mitochondrienmasse und der VO_2max gibt es bei Ausdauertrainierten einen eindeutigen Zusammenhang (HOPPELER et al., 1973). Mit der Erhöhung der Ausdauerleistungsfähigkeit nimmt die Mitochondrienmasse zu, Zahl und Volumen dieser vergrößern sich. Damit die Arbeitskapazität der Mitochondrien genutzt wird, bedarf es auch eines erhöhten Sauerstofftransports zur Muskulatur. Hier kommt der Kapazität des Herz-Kreislauf-Systems große Bedeutung zu. Entscheidend ist hierbei die Zunahme des Gesamthämoglobins und des Blutvolumens. Die Zunahme des Blutvolumens von 5 auf 6 Liter bedeutet bei einer Hämoglobinkonzentration (Hb) von 16 g/100 ml, daß 214 ml Sauerstoff mehr der Muskulatur zugeführt werden (1 g Hb bindet 1,34 ml O_2).

Die im Training praktizierte Maßnahme zur Erhöhung der Sauerstofftransportkapazität ist das Training in mittleren Höhen (2000–3000 m). Hypoxie übt starke Reize auf das blutbildende Hormon Erythropoetin aus. Nach Höhentraining nehmen die jugendlichen Erythrozyten zu und mit ihnen die Gesamthämoglobinmenge.

Frauen haben eine niedrigere Sauerstoffaufnahme als Männer, die Differenz beträgt 10–20%. Auch durch Training läßt sich der Unterschied nicht ausgleichen. Die Verwertungsmöglichkeit des Sauerstoffs in den Mitochondrien ist bei Frauen aufgrund der kleineren Zahl und Masse niedriger als bei Männern.

Die Abnahme der maximalen Sauerstoffaufnahme mit zunehmendem Lebensalter wurde früher als Gesetzmäßigkeit angesehen. Inzwischen ergaben zahlreiche Untersuchungen, daß die Hauptursache dafür die nachlassende motorische Aktivität ist. Wird im Alter wieder mit sportlichem Training begonnen, so erhöht sich die Sauerstoffaufnahme deutlich (Abb. 18).

Die Sauerstoffaufnahme dient zur Ermittlung des respiratorischen Quotienten (RQ) und hat in Abhängigkeit von der Stoffwechsellage ein unterschiedliches Energieäquivalent (Tab. 4).

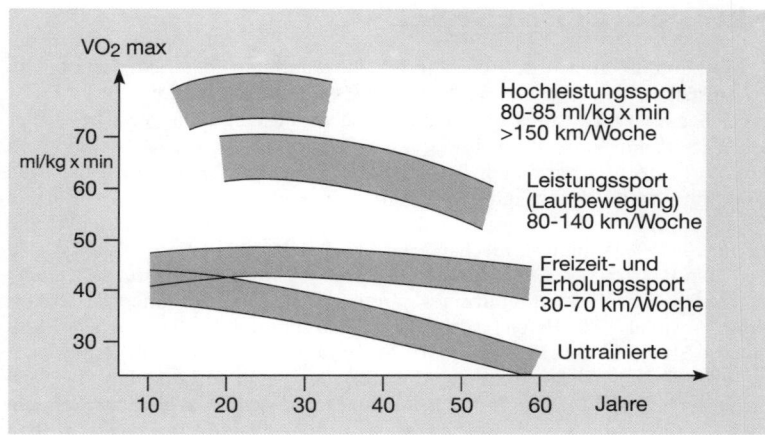

Abbildung 18
Abhängigkeit
der maximalen
O_2-Aufnahme von
der Höhe der wö-
chentlichen Lauf-
belastung und vom
Lebensalter (nach
NEUMANN und
SCHÜLER, 1989).

Tabelle 4 Energieäquivalent für 1 Liter O_2/Minute bei unterschiedlicher Stoffwechsellage

Respiratorischer Quotient (RQ)	Stoffwechsellage (Energieabbau)	Energieäquivalent (Sauerstoff)
RQ 1,0	nur Kohlenhydrate (KH)	5,05 kcal (21,2 kJ)
RQ 0,9	KH/Fette	4,93 kcal (20,7 kJ)
RQ 0,8	Fette/KH	4,81 kcal (20,2 kJ)
RQ 0,7	nur Fette	4,69 kcal (19,7 kJ)
Energiegewinn bei unterschiedlicher O_2-Aufnahme und Annahme des energetischen Äquivalents von 1 Liter O_2/Minute von 4,9 kcal/Minute		
1 l O_2-Aufnahme/min	entsprechen	4,9 kcal/min (20,6 kJ)
2 l O_2-Aufnahme/min	entsprechen	9,8 kcal/min (41,2 kJ)
3 l O_2-Aufnahme/min	entsprechen	14,7 kcal/min (61,7 kJ)
4 l O_2-Aufnahme/min	entsprechen	19,6 kcal/min (82,3 kJ)
5 l O_2-Aufnahme/min	entsprechen	24,4 kcal/min (102,5 kJ)

Zusammenfassung

Die Sauerstoffaufnahme ist eine zentrale Größe für die Beurteilung der Leistungsfähigkeit und des Energieumsatzes. Mit Zunahme der motorischen Beanspruchung erhöht sich die O_2-Aufnahme. Bei erschöpfender Belastung wird die maximale Sauerstoffaufnahme (VO_2max) bestimmt. Sie ist das Maß der aeroben Kapazität und dient zur Beurteilung der aeroben Leistungsfähigkeit. Die Höhe der maximalen O_2-Aufnahme ist abhängig von der Anpassung der O_2-aufnehmenden, O_2-transportierenden und O_2-verwertenden Systeme an das Ausdauertraining. Die Sportler in den Ausdauersportarten haben die größte maximale O_2-Aufnahme.

ENERGIESTOFFWECHSEL

Die Muskeltätigkeit erfordert die ständige Umwandlung chemischer Energie in mechanische Arbeit. Die ununterbrochene Energiezufuhr wird durch die Energiespeicher im Organismus und durch die Nahrungsaufnahme gesichert. Der Muskel hat Energievorräte in Form von *Adenosintriphosphat* (ATP), *Creatinphosphat* (CP), *Glycogen* und *Triglyceriden*. Zusätzlich erhält der arbeitende Muskel im Austausch mit anderen Organen energetisch verwertbare Substrate über das Blut. Der überwiegende Teil der umgesetzten Energie wird als Wärme frei, nur 20–25% können als mechanische Arbeit wirksam werden. Diesen Anteil nennt man *Wirkungsgrad der Muskelarbeit*. Der Wirkungsgrad ist durch Training veränderbar. Der Wirkungsgrad eines sportartspezifisch hochtrainierten Muskels beträgt maximal 23%. Erreicht wird dieser Prozentanteil bei Tretkurbelleistungen von Straßenradrennfahrern. Die Verbesserung des Wirkungsgrades der Muskelarbeit äußert sich in einer Abnahme der Sauerstoffaufnahme bei vergleichbarer Leistung. Bei erhöhtem Wirkungsgrad des Muskels liegt stets ein höheres Kraftpotential vor, welches durch entsprechendes Training erworben wurde.

Bei der Muskelkontraktion wird die energiereiche Verbindung ATP in die energieärmere *Adenosindiphosphat* (ADP) abgebaut. Die für die ATP-Resynthese erforderlichen Substrate werden je nach Menge des Gesamtenergiebedarfs und der Energiebildung in der Zeiteinheit eingesetzt (Abb. 19).

Abbildung 19
Geschwindigkeit der Energiewandlung bei der Muskelkontraktion.

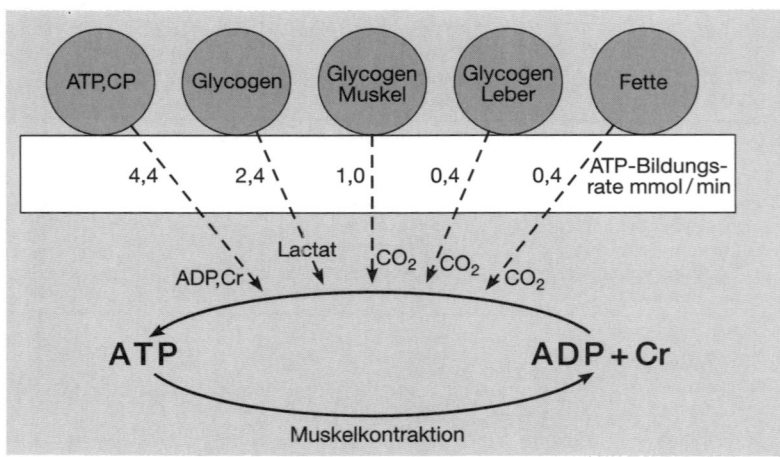

Adeninnucleotide

Die energiereichen Phosphate ATP, ADP, *Adenosinmonophosphat* (AMP) und *Inosinmonophosphat* (IMP) haben bei der *Muskelkontraktion* eine zentrale Bedeutung. Mit der Einführung der Nadelbiopsietechnik (1962) konnten in den nachfolgenden Jahren erstmals quantifizierte Vorstellungen von der Veränderung der Konzentration der Adeninnucleotide gewonnen werden.

Der *Energieabbau* kann bei der Muskelkontraktion auf verschiedenen Wegen erfolgen:

1. $ATP \rightarrow ADP$ + anorganisches Phosphat (P_i) + Energie
2. ADP + Creatinphosphat (CP) $\rightarrow ATP$ + Creatin
3. ADP + Glucose (Glycogen) $\rightarrow ATP$ + Lactat
4. ADP + Glucose, Fettsäuren oder Proteine (Substrate) + O_2
$$\rightarrow ATP + CO_2$$
5. Energetische Notfallreaktion:

$$2\ ADP \xrightarrow{\text{Adenylatkinase}} AMP + ATP$$

$$AMP \xrightarrow{\text{AMP-Desaminase}} IMP + NH_3 \text{ (Ammoniak)}$$

Die Reaktionen 1, 2, 3 und 5 laufen ohne Sauerstoff ab, d. h. unter anaeroben Bedingungen. Der hauptsächlichste Weg der Energiewandlung ist der 4. Weg, hier wird die aerobe ATP-Resynthese aus den anfallenden Substraten des Energiestoffwechsels bewerkstelligt.

Der Beginn der Muskelarbeit wird immer mit der anaeroben Energiewandlung eingeleitet, da das Anlaufen der Blutzirkulation und des Stoffwechsels eine bestimmte Zeit benötigt. Der Sportler verkürzt die ihm bekannte träge Reaktion des Stoffwechsels dadurch, daß er sich vor seiner eigentlichen Trainingsbelastung aufwärmt. Der Energiegewinn ist aus den einzelnen Stoffwechselwegen unterschiedlich. Aus dem anaeroben Stoffwechselweg ist in der Zeiteinheit der größte Energiegewinn möglich. Die anaerob genutzten Energiespeicher sind schneller erschöpfbar (Abb. 20). Eine stabile und länger anhaltende Resynthese des bei der Muskelarbeit verbrauchten ATP wird nur durch den aeroben Abbau von Glycogen und/oder der freien Fettsäuren erreicht.

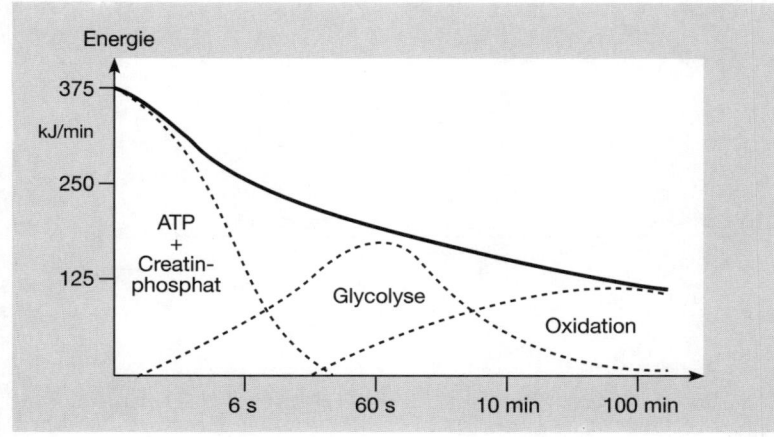

Abbildung 20
Kaskade der Energiewandlung zu Beginn der Muskelarbeit im Sport. Nach 6 s intensiver Belastung sind die Creatinphosphatspeicher erschöpft, und die ATP-Resynthese erfolgt für etwa 1 min aus der Glycolyse. 1 bis 2 min nach Belastungsbeginn ist die oxidative Energiewandlung bereits voll in Funktion.

Der Stoffwechselweg der Energiegewinnung aus den energiereichen Phosphaten (Adeninnucleotiden) ist durch Anwendung entsprechender kurzzeitiger, intensiver Trainingsformen trainierbar. Der Sprinter hat mit 28–30 mmol/kg TM (Trockenmasse) ATP eine größere Sofortenergiereserve als der Ausdauerläufer oder Untrainierte. Während der Untrainierte etwa 22 mmol/kg TM ATP besitzt, erhöht sich diese Menge beim Ausdauertrainierten auf etwa 26 mmol/kg TM. Im ermüdeten Muskel fällt die ATP-Konzentration ab, und ADP sowie AMP steigen überproportional an. Die Kaskade der Adeninnucleotide, die in einem bestimmten Gleichgewicht zueinander stehen, ist bei der Ermüdung gestört.

Die aus den Sofortenergiespeichern ATP und Creatinphosphat freigesetzte Energie ermöglicht intensive Muskelleistungen von 6–10 Sekunden Dauer, bei niedriger Intensität bis zu 30 Sekunden Dauer. Die Kenntnis von der begrenzten Verfügbarkeit dieser Energiespeicher hat im Sport praktische Bedeutung. Diese Energiespeicher bestimmen die Länge von Zwischen- oder Endspurts. Sind diese Speicher durch unüberlegte Geschwindigkeitserhöhungen erschöpft, so kommt es zu markanten Abnahmen der Leistung in der Sportart.

Bisher war der diagnostische Zugang zur Beanspruchung der Adeninnucleotide bei sportlicher Belastung schwierig. Forschungsergebnisse zum *Purin-Nucleotid-Stoffwechsel* haben in letzter Zeit brauchbare Ergebnisse hierfür geliefert. Der Zugang zur Beurteilung der Konzentrationsverhältnisse von ATP, ADP oder AMP liegt in der Erfassung ihrer weiteren Abbauprodukte (Abb 21). In energetischen Engpaßsituationen erhöht sich die Konzentration von IMP. Das IMP wird unter Bildung von *Ammoniak* (NH_3) unter Einwirkung der AMP-Desaminase abgebaut. Ein anderer Abbauweg ist die Dephosphorylierung zu *Adenosin*. Adenosin und IMP werden über Zwischenstufen zu *Inosin, Hypoxanthin* und

Abbildung 21
Schematische Darstellung des Abbaus der Purinnucleotide (Abbau von ATP zu ADP, AMP, IMP und weiter). Im Endeffekt steigen die Konzentrationen von Harnsäure und Serumharnstoff an.

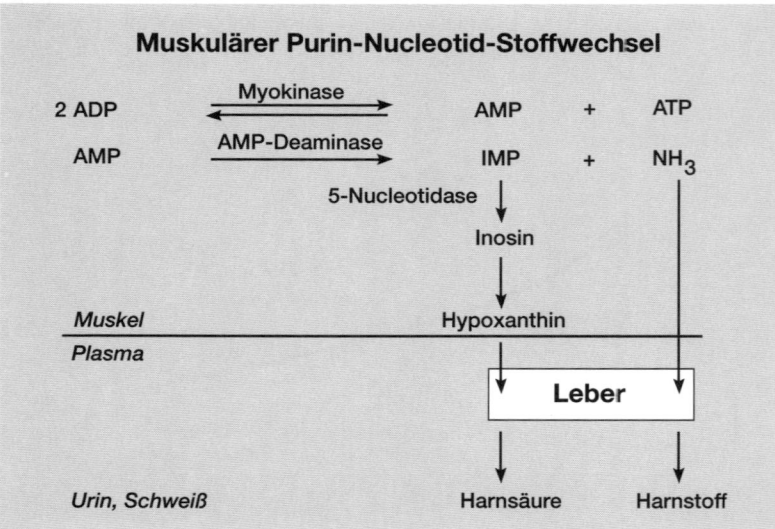

Muskulärer Purin-Nucleotid-Stoffwechsel

Xanthin abgebaut und letztendlich zu *Harnsäure* umgewandelt. Das beim IMP-Abbau entstandene Ammoniak, welches durch Zellwandpassage in die Blutbahn gelangt, wird weiter im Harnstoffzyklus der Leber abgebaut.

Während intensiver Muskelbelastung oder erschöpfender Ausdauerleistung wird verstärkt Ammoniak gebildet (WEICKER, 1988; GRAHAM et al., 1990; URHAUSEN et al., 1988). Die Ammoniakbildung ist nicht abhängig vom Glycogenspeicher wie das Lactat. Deshalb hat der Ammoniakanstieg bei intensiven Kurzzeitleistungen einen anderen regulatorischen Hintergrund als der Lactatanstieg. Ein hoher Ammoniakanstieg informiert über die Beanspruchung der Adeninnucleotide, unabhängig vom Ausmaß der Glycolyse.

Zusammenfassung

Die Adeninnucleotide ATP, ADP und AMP haben zusammen mit dem Creatinphosphat (CP) große Bedeutung für die energetische Sicherung von Belastungen. Besonders bei Belastungsbeginn, wenn noch nicht ausreichend Sauerstoff zur Verfügung steht, sichern die energiereichen Phosphate ATP und CP die Energieversorgung. ATP ist unmittelbare Energieüberträgersubstanz für die Muskelkontraktion und muß ständig aus den Energiesubstraten (Glucose, freie Fettsäuren) resynthetisiert werden. ATP-Mangel führt zur muskulären Ermüdung und Muskelsteifigkeit. Durch das CP sind intensive Belastungen von 6–8 Sekunden Dauer möglich. Intensives Kurzzeittraining erhöht die Menge der energiereichen Phosphate, die für die Startbeschleunigung benötigt werden. Die Abbauprodukte der Adeninnucleotide, wie Harnsäure, Ammoniak und Harnstoff, dienen zur Beurteilung der Intensität bei sportlichen Kurzzeitbelastungen. Sie sind Indikatoren für hohe energetische Beanspruchung.

Kohlenhydrate

Die Kohlenhydrate sind bedeutsame Energieträger für die Muskelarbeit. Unmittelbar energetisch wirksam werden *Glucose* bzw. deren Speicherform *Glycogen*. Glucose dient zur Rephosphorylierung des bei der Muskelkontraktion verstärkt anfallenden ADP und resynthetisiert dieses wieder zu dem energiereicheren Adeninnucleotid ATP. Die Bildung von ATP kann durch zwei Reaktionen ablaufen:

1. 1,2-Diphosphoglycerat + ADP $\rightarrow$ ATP + 3-Phosphoglycerat
2. Phosphoenolpyruvat + ADP $\rightarrow$ ADP + Pyruvat

Der Glucoseabbau ist energieabhängig und benötigt selbst ATP. Die in die Muskelzelle eingeschleuste Glucose wird unter Energieaufnahme für den weiteren Abbau aktiviert, sie wird phosphoryliert. Im Endeffekt resultiert durch die Glucosephosphorylierung eine größere Energieausbeute (ATP-Menge). Die Aktivierung der Glucose verläuft in folgenden Schritten:

Glucose + ATP $\rightarrow$ ADP + Glucose-6-Phosphat
Fructose-6-Phosphat + ATP $\rightarrow$ ADP + Fructose-1,6-Diphosphat

Eine Schlüsselsubstanz im Glucoseabbau ist das Glucose-6-Phosphat (Abb. 22). Über diese phosphorylierte Substanz werden sowohl Glucose aus der Blutbahn als auch Glycogen aus der Muskulatur anaerob abgebaut.

Abbildung 22
Schema der Glycolyse (anaerober Abbau von Glucose und Glycogen). Die Konzentrationen von Phosphofructokinase (PFK) sowie Acetyl-CoA wirken regulierend auf die Geschwindigkeit der Glycolyse ein.

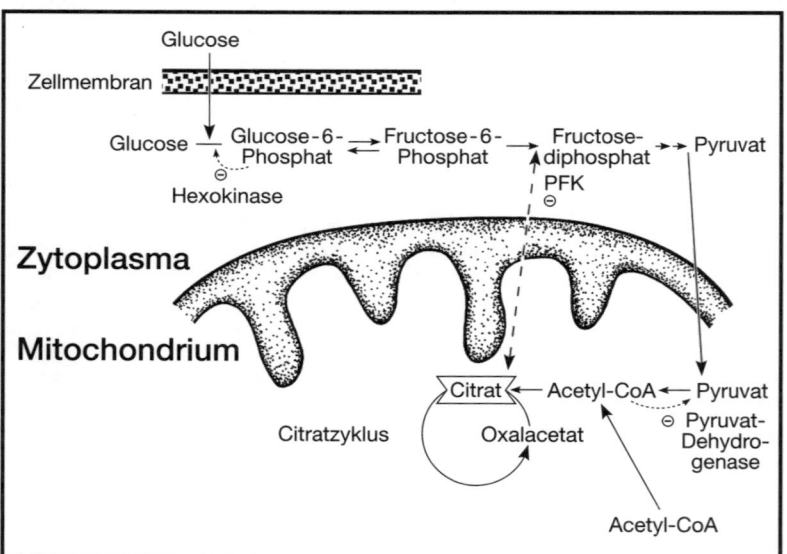

Anaerobe Glycolyse

Die anaerobe Glycolyse ist der hauptsächlichste Weg der Energiegewinnung bei kurzzeitigen intensiven sportlichen Belastungen. Die Kapazität der Glycolyse ist trainierbar. Der anaerobe Energiedurchsatz ist vor allem von den Schlüsselenzymen der Glycolyse, *Phosphofructokinase* (PFK) und *Pyruvatdehydrogenase* (PDH), abhängig. Die Aktivität dieser Schlüsselenzyme läßt sich durch Schnelligkeitstraining erhöhen, wie muskelbioptisch nachgewiesen werden konnte.

Der Beginn des Abbaus der Glucose erfolgt immer anaerob, d. h., bis zur Stufe des Pyruvats ist kein Sauerstoff erforderlich. Über den anaeroben Weg des Glucoseabbaus wird bedeutend weniger Energie gebildet als über den aeroben. Der Vorteil des anaeroben Glucoseabbaus ist die große Energiebildung in der Zeiteinheit. Dies ist allerdings mit einer schnelleren Erschöpfung der muskulären Glycogenspeicher verbunden. Im Endzustand der Glycolyse entsteht aus Pyruvat (Brenztraubensäure) Lactat (Milchsäure).

Alle intensiven sportlichen Beanspruchungen erfordern hohen glycolytischen Energiedurchsatz; dieser verläuft doppelt so schnell wie der aerobe Energieabbau. Neuere Berechnungen zur Energiedurchsatzgeschwindigkeit weichen von älteren Vorstellungen ab. Das während der Belastung akkumulierte Lactat wird in kurzer Zeit während der Erholung von der Leber wieder zu Glucose umgebaut (*Gluconeogenese*). Der Abbau des Lactats erfolgt anfangs mit einer Geschwindigkeit von 0,3 mmol/l in der Minute bei Untrainierten und mit 0,5 mmol/l in der Minute bei Trainierten. Praktisch kann davon ausgegangen werden, daß in 2 Minuten Erholung etwa 1 mmol/l Lactat abgebaut werden kann. Am Lactatabbau sind neben der Leber die nicht beanspruchte Muskulatur (etwa 30%) sowie Herzmuskel und Nieren (je etwa 10%) beteiligt. Demnach bestreitet die Leber mit 50% den größten Lactatabbau.

Aerober Glucoseabbau
Über den aeroben Abbauweg von Glucose wird bedeutend mehr Energie gebildet als über den anaeroben. Beim aeroben Nettoabbau des Glycogens (Glucose) entstehen insgesamt 39 Moleküle ATP. Ausgehend von dieser Erkenntnis, ist es wesentliches Trainingsziel, den Anteil des aeroben Glucoseabbaus zu erhöhen. Dieser Stoffwechselweg läßt längere und intensivere Leistungen zu. Der anaerobe und aerobe Abbau von Glucose verläuft stets hintereinander, nicht nebeneinander. Die zur Verfügung stehende Sauerstoffmenge entscheidet, ob der Glucoseabbau auf der Stufe des Lactats endet oder ob das aus Pyruvat gebildete *Acetyl-CoA* (aktivierte Essigsäure) in den Citratzyklus (Zitronensäurezyklus, Tricarbonsäurezyklus) eingeschleust wird. Der erhöhte Anfall von Lactat bei intensiven sportlichen Belastungen ist immer Anzeichen dafür, daß die Leistungsfähigkeit des aeroben Stoffwechselweges überschritten ist.
Das Acetyl-CoA entsteht nicht nur bei Glycogenabbau, es ist die gemeinsame Endstrecke beim Abbau von Glucose, freien Fettsäuren und auch Proteinen.

Glycogenspeicher
Nicht alle mit der Nahrung aufgenommenen Kohlenhydrate werden energetisch benötigt. Sie werden in Muskulatur und Leber als Glycogen gespeichert. Der größte Glycogenspeicher ist die aktiv belastete Muskulatur. In 25–28 kg Muskelmasse sind bei Untrainierten etwa 300 g Glyocogen eingelagert. Die Leber hat einen Glycogenspeicher von zusätzlich 80 g. Theoretisch stehen dem Untrainierten dann 380 g Glycogen für die Belastung zur Verfügung. Tatsächlich wird nur das Glycogen verbraucht, welches in der beanspruchten Muskulatur eingelagert ist. Auch die Leber läßt sich nicht vollständig durch sportliche Belastungen depletieren. Der Glycogenspeicher der Leber ist so bemessen, daß ohne Nahrungsaufnahme die Homöostase der Blutglucose für etwa einen Tag aufrechterhalten werden kann.
Sportliches *Training* und besonders Ausdauertraining vergrößert die Glycogenspeicher. Der auslösende Reiz für die Zunahme der Glycogenspeicher ist deren ständige Depletion durch körperliche Belastung. Besonders durch Ausdauertraining wird die Aktivität der *Glycogensynthetase* (glycogenaufbauendes Enzym) erhöht. Ausdauertrainierte weisen in der ständig belasteten Muskulatur erhöhte Glycogeneinlagerung auf. Insgesamt enthält der muskuläre Speicher 400–500 g Glycogen. Auch das Leberglycogen nimmt zu. Die Leber von Ausdauersportlern hat etwa 120 g Glycogen gespeichert. Damit kann die Homöostase der Blutglucose längere Zeit aufrechterhalten werden. Trainierte nehmen deshalb bei Langzeitbelastungen zeitlich später oder weniger Glucose auf als weniger Trainierte oder Untrainierte.

Die Zunahme der Glycogendepots ist sportartspezifisch, d. h., es vergrößern sich nur die Speicher, die durch die Trainingsbelastung ständig depletiert werden. Nach Langzeitbelastungen ist der Läufer nur in der Beinmuskulatur glycogendepletiert, nicht hingegen in seiner Armmuskulatur. Beim Schwimmer ist die Situation umgekehrt.

Die Glycogenspeicher sind neben dem Training durch *Diätmaßnahmen* sehr beeinflußbar. Kohlenhydratarme Kost vermindert die Wiederauffüllung der Glycogenspeicher. Mischkost führt nicht zu solcher Glycogenzunahme wie kohlenhydratreiche Ernährung. Die kohlenhydratreiche Ernährung (Aufnahme von 55–60% Kohlenhydrate) fördert die Glycogenspeicherung bedeutend (HULT-MAN und BERGSTRÖM, 1967). Durch vorübergehende Verminderung der Kohlenhydrataufnahme und dann plötzlich sehr reichliche Zufuhr kann eine *Glycogensuperkompensation* erreicht werden. Diese Glycogensuperkompensation, die im Sport bestimmte Leistungsvorteile bringen kann, tritt allerdings nur bei Trainierten auf. Sie erfordert ein entsprechendes Aktivitätspotential der Enzyme der Glycogensynthese. Nur dadurch ist in kurzer Zeit eine größere Glycogenneubildung erreichbar. Der erhöhte Glycogenspeicher ist dem Sportler nur begrenzte Zeit nützlich. Wird die sportliche Ausdauerleistung mit höchstmöglicher Intensität (100%) ausgeführt, dann sind die Glycogenspeicher nach etwa 90 Minuten erschöpft. Die Fortführung der Belastung in niedrigerer Intensität erfordert dann zusätzliche Glucoseaufnahme (Polysaccharide) bei zunehmender Beanspruchung des Fettstoffwechsels.

Glucosehomöostase

Die im Blut zirkulierende Glucosekonzentration von 4–5 mmol/l ist klein und beträgt insgesamt 36–45 g Glucose. Im interstitiellen Gewebe sind nochmals etwa 12 g Glucose eingelagert, so daß die Glucosereserven außerhalb von Muskulatur und Leber 60 g nicht überschreiten. Die Blutglucosekonzentration bei Belastung wird wesentlich durch die Leber aufrechterhalten. Die Erschöpfung dieses Speichers ist abhängig von der gewählten Belastungsintensität. Während die hepatische Glucoseproduktion bei Belastung mit einer Intensität von 85% der maximalen Sauerstoffaufnahme bereits nach 30 Minuten erschöpft ist, ist dies bei einer Intensität von 60% erst nach mehrstündiger Belastung möglich (Abb. 23). Die Leber stabilisiert die Blutzuckerkonzentration durch ständigen Abbau von Glycogen zu Glucose und Umbau von Stoffwechselprodukten zu Glucose (*Gluconeogenese*). Bevorzugte Substrate für die Gluconeogenese sind *Alanin, Lactat* und *Glycerol*. Die hepatische Glucoseproduktion erhöht sich parallel zur Belastungsintensität, dies führt allerdings zur vorzeitigen Erschöpfung der Depots. Folge depletierter Leberglycogenspeicher sind *hypoglykämische Regulationszustände*. Die Glucosebildungsrate der Leber beträgt in Ruhe 0,3 mmol/min und erhöht sich bei hoher Belastungsintensität auf 5 mmol/min. Die Leber kann pro Minute Belastung 0,9 g Glucose bilden oder in 1 Stunde 54 g (KJAER et al., 1991).

Die Gluconeogenese ist trainierbar. Voraussetzung dafür sind mehrstündige Trainingsbelastungen. Die Glucosefreisetzung aus der Leber unterliegt der hormonellen Kontrolle, sie wird durch *Adrenalin* und *Glucagon* stark aktiviert. Damit diese Hormone ihre Wirkung entfalten können, muß zuvor die Insulinkon-

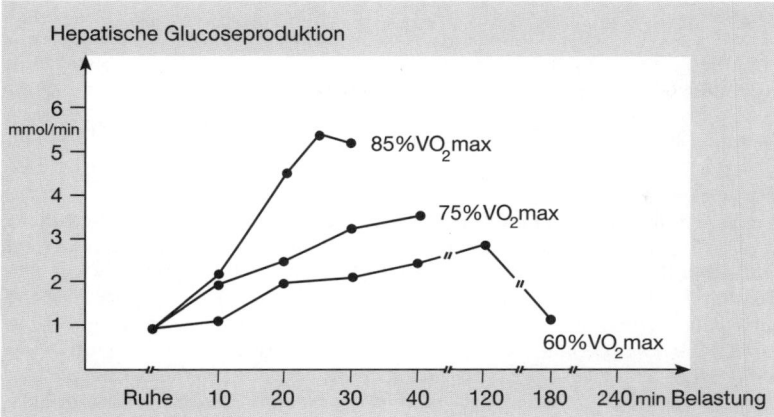

Hepatische Glucoseproduktion

85% VO$_2$max

75% VO$_2$max

60% VO$_2$max

mmol/min

Ruhe 10 20 30 40 120 180 240 min Belastung

Abbildung 23
Freisetzung der Glucose aus der Leber in Abhängigkeit von der Belastungsintensität (% VO$_2$ max). Je intensiver die Belastung ist, desto größer ist die Glucosefreisetzung in der Zeiteinheit aus der Leber. Höhere Glucosefreisetzung bedeutet frühzeitige Erschöpfung der Glycogenspeicher, und es besteht bei Langzeitbelastungen die Gefahr hypoglykämischer Regulation (modifiziert nach HULTMAN und HARRIS, 1988).

zentration absinken. Die Abnahme des Plasmainsulins erfolgt erst nach über 30 Minuten Belastung.

Hypoglykämischen Komplikationen wird vorgebeugt, indem vor Erschöpfung der Glycogenspeicher während der Belastung zusätzlich Glucose aufgenommen wird. Aufgenommene Glucose ist schneller wirksam als Polysaccharide. Hypoglykämische Regulationszustände treten erst beim Abfall der Glucose unter 3 mmol/l (54 mg/dl) auf. Diese niedrige Blutzuckerkonzentration löst die zentrale Streßregulation aus. Die kritische Grenze für die Funktion der Motorik, die durch das Kleinhirn gesteuert wird, ist bei der Blutglucosekonzentration von 2,22 mmol/l (40 mg/dl) gegeben. Kleinhirnfunktionsstörungen verursachen Ataxie und sichtbare Veränderungen im Bewegungsablauf. Bereits die Aufnahme von 9 g Glucose (4 Stücke Würfelzucker) erhöht den Blutzuckerspiegel vorübergehend um 1 mmol/l (18 mg/dl).

Zusammenfassung

Der Kohlenhydrat (KH)-Stoffwechsel hat für die energetische Sicherung intensiver sportlicher Leistungen zentrale Bedeutung. Der energetische Abbau der KH kann aerob und anaerob erfolgen, wobei der anaerobe Abbau einen größeren Energiegewinn in der Zeiteinheit ermöglicht. Kennzeichen des anaeroben KH-Abbaus ist die Lactatbildung aus Pyruvat. Der aerobe KH-Abbau ist energetisch ergiebiger und führt zur längeren Muskelarbeit. Die KH werden in Form des Glycogens in Muskulatur und Leber gespeichert. Die Glycogenvorräte ermöglichen intensive Leistungen ohne zusätzliche Nahrungsaufnahme von bis zu 90 Minuten Dauer. Zur Aufrechterhaltung längerer Belastungen muß ständig Glucose aufgenommen werden. Die Glucosehomöostase wird durch Glucosefreisetzung aus der Leber und zusätzlicher Gluconeogenese bei Langzeitbelastungen weitgehend gesichert. Hypoglykämische Zustände stören die Gehirnfunktion und sind durch ständige Aufnahme von mehrfach gebundener Glucose (Polysaccharide) von 30–50 g/Stunde Belastung vermeidbar.

Fette

Die freien Fettsäuren (FFS) sind das hauptsächlichste energetische Substrat in Ruhe und bei längerer Muskelarbeit. Die Umsatzgeschwindigkeit der FFS ist hoch, und deshalb ist ihre Konzentration im Plasma bedeutend niedriger als die der Lipoproteine und anderer Fettfraktionen.

Fettspeicher

Der Vorrat an Fetten ist im Organismus so reichlich, daß damit jede sportliche Extrembelastung möglich ist. Das Energieäquivalent des Fettspeichers beträgt durchschnittlich 70 000 kcal (293 300 kJ). Mit dieser Energiemenge könnten theoretisch 20 Marathonläufe bestritten werden. Die Speicherform der Fette in Muskulatur, Unterhautfettgewebe und Bauchraum sind die *Triglyceride* (Neutralfette). Die Muskulatur ist nicht bei allen Menschen von vornherein ein Fettspeicher. Der muskuläre Fettspeicher vergrößert sich erst durch Langzeitausdauertraining. Bei Ultralangstreckenläufern wurde die Zunahme der intramuskulären Triglyceride um das Zweieinhalbfache nachgewiesen (HOPPELER et al., 1973).

Die *Gesamtkörperfettmenge* ist bei Männern und Frauen unterschiedlich. Untrainierte Männer speichern 10–15 kg, Frauen 12–20 kg Fett. Frauen haben in Relation zur Körpermasse einen größeren Fettspeicher als der Mann. Übergewicht oder Adipositas führen zur Verdoppelung der Fettspeicher, so daß dieser 30% der Gesamtkörpermasse übersteigen kann.

Sportliches Training verändert die Lokalisation und Größe der Fettspeicher. Bei der Mehrzahl der Sporttreibenden sind die Fettspeicher erniedrigt. Die niedrige Fettmasse bringt in zahlreichen Sportarten Leistungsvorteile. Auffallend niedrige Fettspeicher haben Turnerinnen, Leistungsgymnastinnen, Balletttänzerinnen und Langstreckenläufer(innen). Im Extremfall beträgt der Fettspeicher weniger als 3% der Gesamtkörpermasse. Vergrößerte Fettspeicher haben Sportler in den Gewichtsklassensportarten, besonders in den oberen Gewichtsklassen. Hier übersteigt die Fettmasse oft 20% der Gesamtkörpermasse. Im Gegensatz zu den Gewichthebern haben Bodybuilder eine sehr kleine Fettmasse, da sie zur Posendarstellung Muskelkonturen zeigen müssen und wenig spezifische Kraft benötigen. Muskelhypertrophie wird bei ihnen durch spezielles Krafttraining und fettarme Ernährung erreicht.

Fettfreisetzung

Sowohl kurzzeitig intensive als auch längere Ausdauerbelastungen führen zum Anstieg der Fettsäurenkonzentration im Blut. Im Blutplasma sind die FFS beim Transport an Albumin gebunden, so daß die FFS-Transportkapazität von der Albuminkonzentration beeinflußt wird (Abb. 24). Die Freisetzung der Fettsäuren geschieht durch fettspaltende Enzyme (*Lipasen*). Die *Lipolyse* ist hormonell kontrolliert. Das sympathische Nervensystem, Adrenalin und niedrige Insulinkonzentration wirken stark lipolytisch. Das bei intensiven Kurzzeitbelastungen aktivierte sympathikoadrenale System bewirkt eine Lipolyse, ohne daß dafür metaboler Bedarf vorliegt. Allerdings geht die Lipolysesteigerung nur bis zu einer

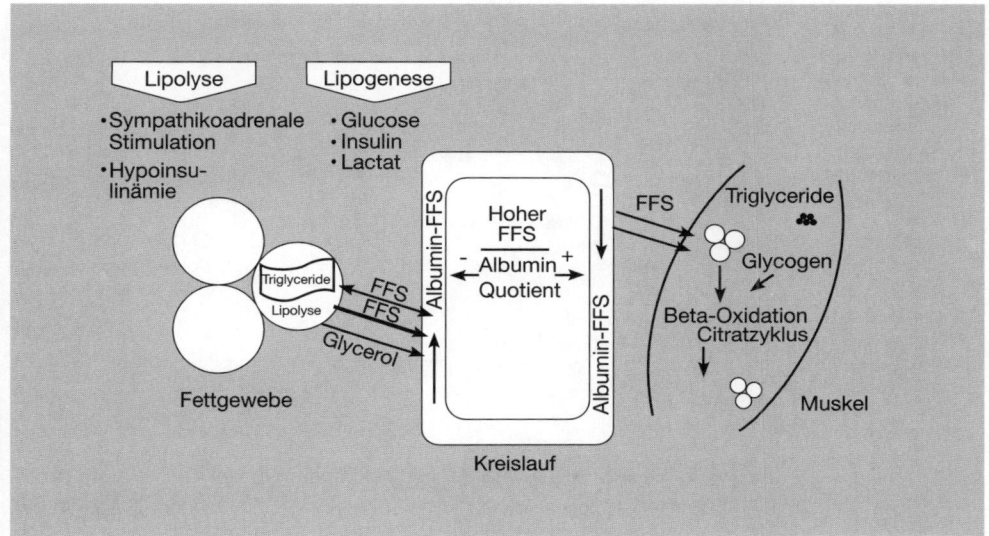

bestimmten Grenze, die durch das gleichzeitig bei intensiven Belastungen gebildete Lactat bestimmt wird. Übersteigt die Lactatkonzentration im Blut 7 mmol/l, so wirkt diese antilipolytisch. Im Leistungstraining muß die antilipolytische Wirkung des Lactats beachtet werden, weil es bei intensiven Trainingsbelastungen nicht zur Anpassung des Fettstoffwechsels kommt.

Anders ist die Lipolyse bei längeren Ausdauerbelastungen zu beurteilen. Hier bewirken die niedrige Belastungsintensität, der Abfall des Insulins und der Anstieg des Glucagons die Zunahme der Plasmafettsäurenkonzentration. Der Energiebedarf wird bei mehrstündigen Belastungen zu über 90% aus der Oxidation der FFS gesichert. Die Lipolyserate steigt während Langzeitausdauerbelastungen auf über das 4fache gegenüber der Ruhe an. Die Steuerung der FFS-Konzentration im Plasma erfolgt durch zwei Mechanismen. Einer davon ist der FFS/Albumin-Quotient und der andere ist der Gefäßwiderstand im Fettgewebe (Durchblutung des Fettgewebes). Die Mobilisation der FFS paßt sich bei längeren Belastungen dem Bedarf an. Mit zunehmender Belastungsdauer steigt die Konzentration der FFS im Blut an (Abb. 25, S. 64). Der Konzentrationsanstieg ist individuell unterschiedlich und hängt vom Trainingszustand des Fettstoffwechsels ab. Die Konzentration der Triglyceride beträgt in der Muskulatur 5–15 mmol/kg FG und ist damit deutlich niedriger als im Fettgewebe (400–800 mmol/kg FG). Im Muskel kann die Konzentration der Triglyceride durch längerzeitiges Langstreckentraining erhöht werden. Das hat den Vorteil, daß die Mitochondrien über ein nahegelegenes Energiedepot verfügen.

Die Lipolyse ist während Ausdauerbelastungen störbar. Eine Störquelle ist das bereits erwähnte Lactat, die andere ist die zu reichliche Glucoseaufnahme

Abbildung 24
Schematische Darstellung des Fettstoffwechsels. Die durch die Lipolyse freigesetzten freien Fettsäuren (FFS) werden durch Albumin gebunden und transportiert. Der Abbau der FFS erfolgt in den Mitochondrien über die Beta-Oxidation. Der Muskel hat bei entsprechendem Training noch Triglyceride als unmittelbare Energiequelle. Links oben sind die Stimulatoren für Lipolyse und Lipogenese angeführt.

Abbildung 25
Anstieg der Konzentration der freien Fettsäuren (FFS) mit zunehmender Dauer von Wettkampfbelastungen in Ausdauersportarten.

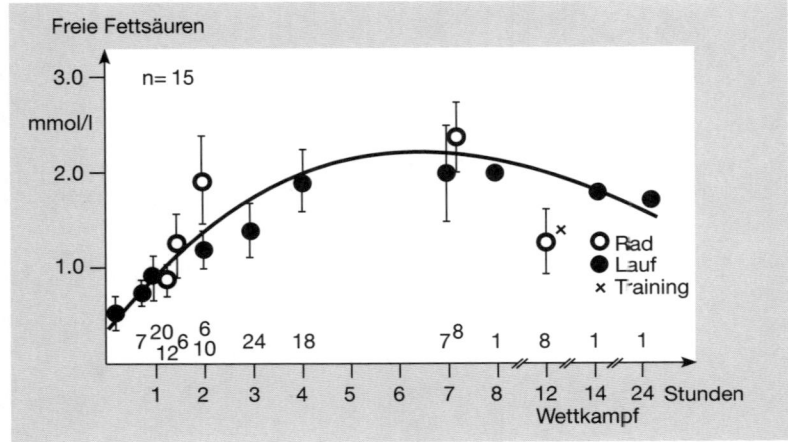

während der Belastung. Die praktische Konsequenz ist, daß Glucoseaufnahmen über 50 g/Stunde während des Trainings den Anteil der Fettsäuren an der Energiewandlung senken und im Endeffekt die Adaptation des Fettstoffwechsels behindern.

Regulation der Fettverwertung

Die Verwertung der durch Lipolyse aus dem Fettgewebe oder in der Muskulatur freigesetzten FFS ist abhängig vom Trainingszustand. Mit zunehmender Ausdauerleistungsfähigkeit steigt der Anteil der FFS an der Energiewandlung. Voraussetzung dafür ist die erhöhte Einschleusung von FFS in den inneren Mitochondrialraum. Dort findet die *Beta-Oxidation* der FFS statt. Der Transport der FFS erfolgt als Fettsäuren-Acetyl-CoA-Komplex in Anwesenheit von *Carnitin*. Carnitin ist eine körpereigene Substanz, die aus den Aminosäuren Methionin und Lysin gebildet wird und auch über Fleischaufnahme exogen zugeführt werden kann. Carnitin liegt in unterschiedlicher Form vor, mit Affinität zu kurzkettigen Fettsäuren (Carnitinacetyltransferase), mittelkettigen Fettsäuren (Carnitinoctanoyltransferase) und langkettigen Fettsäuren (Carnitinpalmityltransferase). Carnitinmangel, besonders bei vegetarischer Ernährung, führt zu Störungen in der Fettverwertung. Vegetarisch eingestellte Ausdauersportler können den Mangel durch zusätzliche Aufnahme von L-Carnitin ausgleichen. Bei Gemischtköstlern in den Langzeitausdauersportarten verbessert zusätzliche L-Carnitinaufnahme die Energieversorgung und beeinflußt die Belastbarkeit positiv.
Die Verwertung der FFS geschieht hauptsächlich in den langsam kontrahierenden Muskelfasern (STF). Der durch RANDLE et al. (1963) aufgeklärte Glucose-Fettsäuren-Zyklus bewirkt, daß bei reichlicher Glucoseaufnahme der Fettumsatz gesenkt wird. Auf der anderen Seite steigt die Oxidation von FFS und Ketonkörpern an, wenn reichlich Acetyl-CoA vorhanden ist oder ein hohes Acetyl-CoA/CoA-Verhältnis die Pyruvatdehydrogenase hemmt. Das bei dieser Stoffwechsel-

situation erhöht anfallende Citrat hemmt das Glycolyseschlüsselenzym Phosphofructokinase.

Die hohe FFS-Konzentration bei Ausdauerbelastungen verhindert eine vorzeitige Glycogendepletion und auch Proteinkatabolismus.

Die mit der Nahrung aufgenommenen Fette werden an unterschiedliche Proteinfraktionen gebunden. Diese *Lipoproteinfraktionen* haben als VLDL (very low density lipoproteins), LDL (low density lipoproteins) und HDL (high density lipoproteins) zusammen mit Cholesterin und Triglyceriden große Bedeutung in der Präventivdiagnostik erlangt. Diese Lipoproteinfraktionen unterliegen auch einer Trainingseinwirkung, die besonders die HDL-Fraktion betrifft. Ausdauertraining erhöht das HDL-Cholesterin und wirkt damit der Arteriosklerose entgegen.

Ketonkörper

Die Ketonkörper *Acetacetat, Aceton* und besonders *Beta-Hydroxybutyrat* sind Abbauprodukte im Fettstoffwechsel und werden in der Leber gebildet. Normalerweise ist die Ketonkörperkonzentration sehr niedrig (0,02 mmol/l). Sie steigt aber während und besonders nach Ausdauerbelastungen bis über das 30fache des Ruhewertes an. Die Ketonkörper sind ein Ersatzkohlenhydrat für den Hungerzustand. Ketotische Stoffwechselsituationen entstehen immer dann, wenn die Einschleusung von Acetyl-CoA in den Citratzyklus gehemmt wird. Dieser Regulationszustand liegt bei Glucosemangel vor und ist im Sport typisch für mehrstündige Ausdauerbelastungen. Die Ketonkörperbildung steigt an, wenn die Glucoseverfügbarkeit abnimmt und dadurch der Fettabbau unvollständig erfolgt. Der Ketonkörperstoffwechsel ist trainierbar. Die Ketonkörperbildung nimmt mit zunehmender Ausdauerfähigkeit ab. Der Energiegewinn aus Ketonkörpern ist begrenzt und soll nicht mehr als 7% des Skelettmuskelstoffwechsels betragen.

Zusammenfassung

Für längere sportliche Belastungen sind die freien Fettsäuren (FFS) das hauptsächlich verwertete Substrat. Die Fettdepots sind im Organismus für sportliche Leistungen nicht erschöpfbar. Ein durchschnittliches Fettdepot mit einem Energieäquivalent von 70 000 kcal ermöglicht theoretisch, 20 Marathonläufe energetisch abzusichern. Das Ausdauertraining vermindert die peripheren Fettspeicher und bewirkt die Einlagerung von Triglyceriden unmittelbar in die Arbeitsmuskulatur. Längere Belastungen verschieben die Anteile von Kohlenhydrat- und Fettumsatz zugunsten der Fettsäuren. Erst wenn die Trainingsbelastung die Dauer von 60 Minuten überschreitet und zu einem relativen Glucosemangel führt, kommt es zu einer Erhöhung der Kapazität im Fettumsatz. Das Fettstoffwechseltraining benötigt immer eine längere Belastungsdauer in aerober Stoffwechsellage. Starker Säuerung (Lactatanstieg über 7 mmol/l) hemmt die Lipolyse und damit die Fettverwertung. Der erhöhte Fettumsatz schont die Glycogenspeicher und vermindert den Proteinkatabolismus bei längerer Ausdauerbelastung. Bei abnehmender Verfügbarkeit von Glucose kommt es zu einem Anstieg der Ketonkörper, die ein »Ersatzkohlenhydrat« besonders für die Gehirnfunktion sind.

Proteine

Proteine müssen ständig mit der Nahrung aufgenommen werden, da sie für Gewebsneubildung, Wachstum, Bildung von Enzymen, Hormonen, Plasmaproteinen u. a. Strukturen erforderlich sind. Die Lebensdauer von Organ- und Funktionsproteinen ist begrenzt, denn sie werden in Zeiträumen von 40–100 Tagen umgebaut. Der Umbau der Muskelproteine vollzieht sich etwa in 50 Tagen. Die tägliche Proteinaufnahme beträgt 1 g/kg Körpermasse und bewahrt so vor Mangelsituationen. Durch körperliche und sportliche Aktivität erhöht sich der Proteinbedarf, er steigt auf 1,5–2,5 g/kg Körpermasse an. Die Grundbausteine der Proteine sind die *Aminosäuren*. Der Abbau der Aminosäuren erfolgt durch Transaminierung oder oxidative Desaminierung. Die *Transaminierung* wird durch Aminotransferasen und Glutamatdehydrogenase katalysiert. Für die *oxidative Desaminierung* ist das Enzym Glutamatdehydrogenase erforderlich. Die meisten Aminogruppen der Aminosäuren werden durch Transamination zu Harnstoff abgebaut, indem ihr Kohlenstoffskelett in Pyruvat, Acetyl-CoA oder ein Intermediat im Citratzyklus eingebaut wird.

Veränderung der Aminosäuren bei Belastung

Bei kürzeren und intensiven sportlichen Belastungen steigt die Aminosäurenkonzentration im Blut an. Hingegen nimmt bei Langzeitausdauerbelastungen die Aminosäurenkonzentration ab (HARALAMBIE und BERG, 1976; DÉCOMBAZ et al., 1979). Wenn es zu einem energetischen Engpaß kommt, werden Aminosäuren oxidativ abgebaut und zur Gluconeogenese herangezogen. Für jede Stunde Ausdauerbelastung ist damit zu rechnen, daß 4–10 g Aminosäuren oxidiert werden (POORTMANS, 1988). Damit ist beim Marathonlauf von 3 Stunden Dauer mit einem Proteinabbau von 10–30 g und beim 100 km-Lauf über 9 Stunden von 35–90 g zu rechnen. Die Gluconeogenese aus Aminosäuren bei Langzeitausdauerbelastungen sichert die Homöostase der Blutglucose. Der Energiegewinn aus dem Aminosäurenpool wird bei Langzeitleistungen mit 6–10% geschätzt. Das Ausmaß des Proteinkatabolismus ist abhängig vom Trainingszustand, d. h., mit Zunahme der Ausdauerleistungsfähigkeit nimmt er ab.

Aminosäurenpool

Die Menge der im Organismus gespeicherten Proteine ist gering. In der Muskelstruktur sind 5–6 kg Protein fest eingebaut. Für den unmittelbaren Proteinbedarf zur Sicherung energetischer Engpässe steht regulatorisch ein Aminosäurenpool zur Verfügung. Dieser nutzbare Aminosäurenpool beträgt bei einem 70 kg schweren Untrainierten nur 86,5 g (POORTMANS, 1988). Die essentiellen Aminosäuren haben einen Anteil am Pool von etwa 8% und *Alanin* von etwa 4%. Das Alanin ist Vorzugssubstrat für die Gluconeogenese. Nach Langzeitausdauerbelastungen läßt sich regelmäßig die Abnahme der Alaninkonzentration im Plasma nachweisen. Alanin wird in seiner Aufgabe in der Gluconeogenese durch die verzweigtkettigen Aminosäuren *Leucin, Isoleucin* und *Valin* unterstützt. Diese liefern Stickstoff (NH_2) zur Glucosebildung bei Langzeitbelastungen. Der Organismus schützt sich vor Proteinabbau während längerer Beanspruchung, indem er die Proteinsynthese drosselt (BOOTH und MORRISON, 1986). In der Regenerationsphase kommt es wieder zur Normalisierung der Proteinsynthese oder zum überschießenden Anabolismus. In der Sportpraxis ist die Erfassung des Proteinkatabolismus von Interesse, da davon das Maß der Belastungssteigerung abhängt. Den diagnostischen Zugang bildet der *Serumharnstoff*. Mit Zunahme von Proteinabbau und -umbau steigt die Serumharnstoffkonzentration an. Der Serumharnstoff erhöht sich auch mit zunehmender Belastungsdauer (Abb. 26). Die Bestimmung der Serumharnstoffkonzentration ist in der Belastungssteuerung von Ausdauersportarten üblich (s. Kapitel »Steuerung der Trainingsbelastung«).

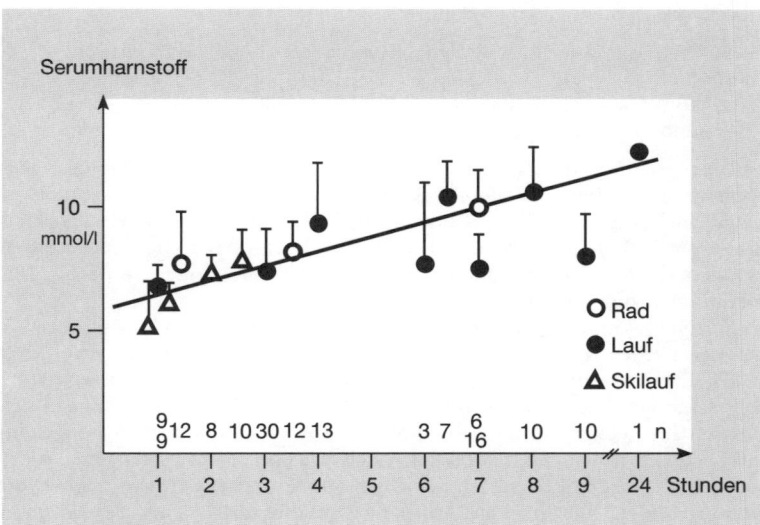

Abbildung 26
Anstieg der Konzentration des Serumharnstoffs mit Zunahme der Dauer der Wettkampfbelastungen in Ausdauersportarten.

Die ständige Proteinaufnahme ist lebensnotwendig. Durch sportliches Training wird der Proteinbedarf auf 1,5–2,5 g/kg Körpermasse erhöht. Die Menge der für den Stoffwechsel verfügbaren Aminosäuren ist gering (87–120 g). Bei Glucosemangel kommt es zu einem verstärkten Proteinabbau. In energetischen Notfallsituationen, die auch bei Langzeitausdauerbelastungen auftreten, kommt es zu einem Abbau von Strukturproteinen. Von den Aminosäuren ist besonders das Alanin ein bevorzugtes Substrat für die Gluconeogenese. In der Regenerationsphase ist gezielte Proteinzufuhr von großer Bedeutung. Der erhöhte Proteinkatabolismus und Proteinumsatz beim sportlichen Training geht mit einer Erhöhung der Serumharnstoffkonzentration einher. Der Serumharnstoff wird deshalb bei der Belastungsteuerung eingesetzt.

Zusammenfassung

ENDOKRINES SYSTEM

Hormone sind körpereigene Wirkstoffe, die zentralnervale Informationen an Organe und Systeme vermitteln. Sie werden in endokrinen Drüsen von Organen oder in zahlreichen Geweben gebildet. Entsprechend erfolgt die Bezeichnung *Drüsenhormone* oder *Gewerbshormone*. Die gebildeten Hormone werden über das Blut an die Orte ihrer spezifischen Wirkung transportiert. Eine Ausnahme machen die Gewebshormone (Angiotensin, Bradykinin, Histamin, Serotonin, Prostaglandine und gastrointestinale Hormone), sie entfalten eine örtliche Wirkung.

Entsprechend der chemischen Zusammensetzung werden drei Hormongruppen unterschieden:

- Peptidhormone (Insulin, Glucagon, Hypothalamus- und Hypophysenhormone),
- Aminhormone (Catecholamine und Schilddrüsenhormone) und
- Steroidhormone (Nebennierenrindenhormone, Androgene, Östrogene).

Die Bildung und Sekretion der zentral wirkenden Hormone wird durch Rückkopplungsmechanismen (*Biofeedback*) geregelt. Ist ein peripher wirksames Hormon überschüssig vorhanden, dann wird durch den Biofeedback-Mechanismus seine weitere Bildung gedrosselt. Dieser Rückkopplungsmechanismus kommt besonders bei den Catecholaminen, den Geschlechtshormonen und Schilddrüsenhormonen zur Wirkung.

Die *Informationsübertragung der Hormone an die Zellen* geschieht auf prinzipiell unterschiedlichen Wegen. Die Steroidhormone durchwandern an den Erfolgszellen die Zellmembran und werden im Zytosol an spezifische Rezeptorproteine gebunden. Der Hormon-Rezeptorkomplex wandert nach seiner Bildung in den Zellkern. Im Zellkern wird die Bildung von mRNA (Messenger- Ribonucleinsäure) angeregt. Die mRNA verläßt den Zellkern und begibt sich an den Ort der Proteinsynthese, den Ribosomen der Zelle. Die hormonspezifische Zellantwort wird mit Hilfe der ribosomalen Desribonucleinsäure (rRNA) und der Transfer-RNA (tRNA) erreicht. Die Peptid- und Aminhormone entfalten ihre Wirkung an den Rezeptoren der Zelloberfläche. Sie benötigen die Adenylatzyklase als ersten Boten (first messenger). Die Adenylatzyklase bildet aus dem ATP das zyklische Adenosinmonophosphat (cAMP). Das cAMP ist der zweite Bote (second messenger) für die Hormoninformation. Im Zellinneren wird durch cAMP die Proteinkinase aktiviert und ein kaskadenförmiger Verstärkermechanismus für die Hormonbildung ausgelöst.

Die Hormone beeinflussen Stoffwechselprozesse, Zellteilungs- und Differenzierungsprozesse, Sekretionsleistungen, Permeabilitätssteigerungen und Muskelkontraktion. Kennzeichend für zentral wirkende Hormone ist, daß sie nicht selbständig wirken. Sie befinden sich immer in gemeinsamer Aktion mit dem Hypothalamus (Hypothalamus-Hypophysen-System) und dem vegetativen Nervensystem (Sympathikus und Parasympathikus). Bei der Bewältigung von Streßsituationen wirken das Hypothalamus-Hypophysen-System und das Sympathiko-Adrenale-System zusammen und sorgen für die entsprechende Hormonantwort.

Das Nerven- und Hormonsystem sind eng über die Neurohormone des Hypothalamus miteinander verbunden. Die Sicherung längerer sportlicher Leistungen ist nur durch das Zusammenwirken der zentralen Hypophysenhormone mit den peripheren Hormonen Kortison, Insulin, Glucagon, Thyroxin und Testosteron möglich. Prinzipiell reagieren bei intensiven sportlichen Belastungen alle Hormone mit, jedoch entscheiden Intensität und Dauer der Belastung über die differenzierte hormonelle Unterstützung.

Für die Sicherung sportlicher Leistungen haben nicht alle Hormone gleiche Bedeutung. Nachfolgend werden nur Hormone besprochen, die sich durch ihre Einwirkung auf den Metabolismus und Streß bei sportlicher Beanspruchung auszeichnen.

Hormone (= körpereigene Wirkstoffe) sind das Sekretionsprodukt endokriner **Zusammen-** Drüsen und haben bei der Sicherung körperlicher und sportlicher Belastung **fassung** Bedeutung. Zeitpunkt und Stärke der Hormonfreisetzung werden durch neuroendokrine Mechanismen reguliert. Besondere Bedeutung kommt den Hormonen bei der Sicherung der Homöostase der Energiewandlung zu. Die hormonelle Rückkopplung (Biofeedback) schützt vor zu starker Hormonwirkung. Das Hormonsystem paßt sich an die Formen sportlicher Belastung (Training) an, die Folge sind veränderte Hormonkonzentrationen in Ruhe und bei Belastung.

Catecholamine

Adrenalin, Noradrenalin und *Dopamin* sind Hormone, die im Nebennierenmark an den sympathischen Nervenendigungen freigesetzt werden. Ihre Freisetzung wird durch das sympathische Nervensystem direkt gesteuert. Die Vermittlerhormone dieser adrenergen Wirkung werden unter der Bezeichnung Catecholamine zusammengefaßt. Noradrenalin wird nicht nur im sympathischen Nervengeflecht des Nebennierenmarks freigesetzt, sondern dient als Überträgerstoff (Neurotransmitter) für die Erregungsleitung in den Nerven.

Adrenalin und Noradrenalin

Der Anstieg der Adrenalinkonzentration bei psychischer und körperlicher Belastung führt zur erhöhten Herz-Kreislauf-Funktion, gesteigertem Energieumsatz und Zunahme der Körpertemperatur. Bei hoher körperlicher Belastung steigen die freien (biologisch aktiven) Catecholamine um den Faktor 15–20 an. Die Dopaminkonzentration verändert sich nur um den Faktor 2. Nach der Vermittlung der Wirkung werden die Catecholamine rasch inaktiviert. Sie werden durch COMT (Catechol-O-Methyltransferase) und MAO (Monoaminoxidase) abgebaut, aber auch sulfatiert und glucoronidiert. Im Plasma sind 70% Adrenalin, 60% Noradrenalin und 97% Dopamin sulfatiert. Die sulfokonjugierten Catecholamine sind nicht einfache Abbauprodukte, wie bislang angenommen, sondern haben vielfältigen Regulationseinfluß, der gegenwärtig wissenschaftlich untersucht wird. Wahrscheinlich dienen die sulfatierten Catecholamine als Pool für die biologisch aktiven ungebundenen freien Catecholamine.

Adrenalin und Noradrenalin haben eine übergreifende Stoffwechselwirkung. Alle Körperzellen besitzen für diese Hormone Rezeptoren. Adrenalin wirkt über die Beta-Rezeptoren und Noradrenalin über die Alpha-Rezeptoren. Adrenalin aktiviert die Substrate aus den Depots, indem es Glycogen freisetzt (*Glycogenolyse*), den anaeroben Stoffwechsel aktiviert (*Glycolyse*) und die Fettsäuren mobilisiert (*Lipolyse*). Als typisches Starterhormon ermöglicht Adrenalin den sofortigen Übergang von Ruhe zur Belastung. In den Lebenssituationen, die einen erhöhten Energieumsatz erfordern (intensive Belastung, Kälte, Flucht) oder psychisch stark beanspruchen (Angst, Prüfung, öffentliches Reden) steigt die Adrenalinkonzentration über das Zehnfache des Ausgangswertes an. Die Ruhekonzentration des Adrenalins beträgt 0,7 ± 0,3 nmol/ml.

Die Wirkung des Noradrenalins erstreckt sich besonders auf das Herz-Kreislauf-System. Der Blutdruck wird auf die Erforderungssituation einreguliert. Noradrenalin wirkt hauptsächlich gefäßzusammenziehend (vasokonstriktiv).

Sportliches Training vermindert die sympathische Aktivität und damit auch die Ruhekonzentration der Catecholamine. Der Anstieg der Catecholamine ist bei vergleichbarer Belastung bei Trainierten niedriger als bei Untrainierten. Wahrscheinlich vollzieht sich die Anpassung auf der Ebene der Stoffwechselrezeptoren. Diese werden durch das Training vermehrt, so daß niedrigere Konzentrationen der Catecholamine zur Auslösung ihrer Wirkung genügen.

Beansprucht die Intensität der Belastung über 60% der maximalen Sauerstoffaufnahme, dann kommt es zur Auslösung der *Streßregulation*. Starker Streß liegt bei der Intensität über 80% der VO_2max vor (LEHMANN und KEUL, 1981). Die Streßregulation erfolgt unabhängig vom Trainingszustand. Sowohl Trainierte als auch Untrainierte weisen Streßregulationen mit starker Catecholaminerhöhung auf, nur auf deutlich unterschiedlichem Belastungsniveau. Die Streßregulation wird vom Großhirn, dem Hypothalamus oder den oberen Teilen des Rückenmarks über Vermittlung des sympathischen Nervensystems gesteuert. Die enge Verbindung des Nervensystems mit dem hormonellen System kommt darin zum

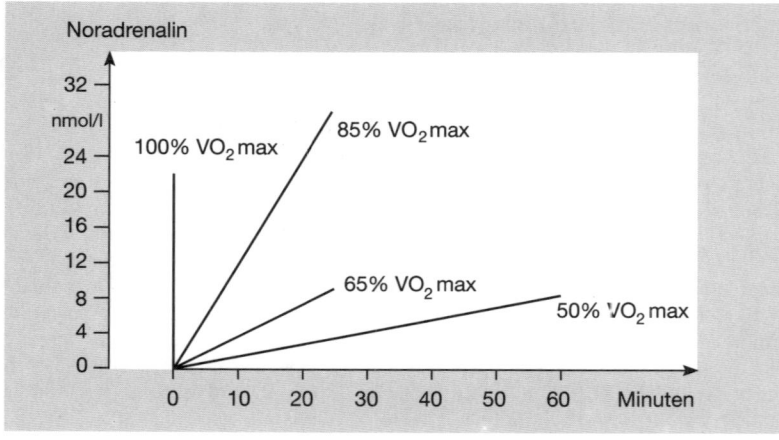

Abbildung 27
Verhalten der Konzentration des Noradrenalins bei Ausdauerbelastungen im Laufen und Radfahren. Die Intensität ist in % der maximalen O_2-Aufnahme angegeben (modifiziert nach Angaben von KJAER, 1989).

Ausdruck, daß auch psychische Situationen (Stimmungslage) die hormonelle Antwort stark beeinflussen. Im Erregungszustand hält die Catecholaminwirkung nur kurz an, weil die freien biologisch aktiven Catecholamine recht schnell abgebaut (inaktiviert) werden. Das enge funktionelle Zusammenwirken von Nervensystem und Hormonen in der adreno-corticalen Achse ist für den Erhalt der organismischen Gesamtfunktion bei Notfallsituationen erforderlich. Dies geschieht unabhängig vom Niveau der körperlichen Leistungsfähigkeit.

Da Freisetzung und Wirkung der Catecholamine nur kurzzeitig erfolgen, zeigt sich für sportliche Dauerbelastungen ein typisches Verhalten (Abb. 27). Die Konzentrationen von Adrenalin und Noradrenalin nehmen in Abhängigkeit von der Intensität und besonders der Dauer der Belastung ab. Bei mehrstündigen Laufbelastungen kommt es zur dreifach höheren Catecholaminkonzentration als in Ruhe.

Zusammenfassung Die Catecholamine (Adrenalin, Noradrenalin und Dopamin) lösen spezifische hormonelle Antriebe bei psychischen und physischen Belastungen aus. Sie bewirken eine Steigerung der Leistungsfähigkeit des Herz-Kreislauf-Systems, des Energieumsatzes und der nervalen Reaktionsfähigkeit. Sportliches Training vermindert die Streßregulation bei submaximaler Belastung. Bei einer Belastungsintensität von über 80% der maximalen Sauerstoffaufnahme wird unabhängig vom absoluten Leistungsniveau durch den Catecholaminanstieg die Streßregulation vermittelt.

Schilddrüsenhormone

Die Schilddrüse bildet und sezerniert die Hormone *Thyroxin* (T_4) und *Trijodthyronin* (T_3). Jod ist essentieller Bestandteil dieser Hormone. Im Blut werden die Schilddrüsenhormone an Proteine gebunden (thyroxinbindendes Globulin, Präalbumin und Albumin). Biologisch aktiv sind die nicht an Proteine gebundenen Hormone.

Die Schilddrüse unterliegt dem Biofeedback-Mechanismus. Der übergeordnete Stimulator der Schilddrüsenhormonbildung ist das *Thyreotropin-Releasing-Hormon* (TRH) im Hypothalamus. Das TRH regt die Synthese und Sekretion des *thyreoideastimulierenden Hormons* (TSH) in der Hypophyse an. Das TSH wirkt über den Blutweg auf die T_3- und T_4-Bildung in der Schilddrüse. Hohe T_3- und T_4-Spiegel hemmen die TRH-Einwirkung auf die Hypophyse.

Die *Serumtrijodthyroninkonzentration* beträgt 0,6–2,0 ng/ml (0,9–3,1 nmol/l). Die Schilddrüse bildet täglich 90 µg T_4. Aus dem Thyroxinabbau entstehen 26 µg T_3. Die Halbwertszeit beträgt 19 Stunden, es gibt keine Tagesschwankungen in der T_3-Konzentration. Die normale *Serumthyroxinkonzentration* (T_4) beträgt 5,0–11,5 µg/dl (65–148 nmol/l). Zum Erhalt dieser Konzentration produziert die Schilddrüse etwa 90 µg/Tag T_4. Die Wirkung des T_4 ist langanhaltend, die Halbwertszeit beträgt 7 Tage.

Die Wirkung von T_3 und T_4 betrifft hauptsächlich den Stoffwechsel. Bei ihrer Konzentrationserhöhung wird über längere Zeit der Grundumsatz gesteigert, die O_2-Aufnahme ist erhöht. Die Schilddrüsenhormone regen das Wachstum an, ihr

71

Mangel führt zu Minderwuchs. Hohe sportliche Belastungen bewirken länger anhaltende Sekretion der Schilddrüsenhormone. Die Konzentrationsveränderungen dieser Hormone sind bei Belastung gering, sie regulieren mehr über ihren Umsatz im Zielgewebe. Nach intensiven Langzeitausdauerbelastungen sind Konzentrationszunahmen von T_3 und T_4 bis zu 4 Tagen nachweisbar.

Die Schilddrüsenhormone regen viele Stoffwechselprozesse an, besonders den Kohlenhydrat- aber auch Fett- und Proteinstoffwechsel. Dadurch erlangen die Schilddrüsenhormone Bedeutung für die metabole Langzeitanpassung und die erhöhte körperliche Beanspruchbarkeit. Sie aktivieren die Regulation anderer Systeme und helfen mit, die Regeneration des Organismus nach hoher Beanspruchung zu sichern. Die Anpassung an Kälte erfolgt durch Vermittlung des T_3. Das sportliche Training erhöht den *Jodbedarf*; eine Mindestaufnahme von 150–200 µg Jod pro Tag ist zu sichern. Jodmangelzustände führen zur Struma oder den Symptomen der Hypothyreose. Joddefizit verlangsamt bei Sporttreibenden die Regeneration und die Anpassungsprozesse.

Zusammenfassung Die Schilddrüsenhormone Trijodthyronin (T_3) und Thyroxin (T_4) beeinflussen Stoffwechsel, Temperaturregulation, Wachstum und Entwicklung. Sie steuern den Sauerstoffverbrauch und beeinflussen über den Kohlenhydrat-, Fett- und Proteinstoffwechsel Wachstum und Anpassungsprozesse des Organismus. Bildung und Ausscheidung erfolgen unter Kontrolle von Hypothalamus und Hypophyse, es herrscht ein negativer Feedback-Mechanismus vor. Für Sporttreibende ist eine tägliche Jodaufnahme von etwa 200 µg erforderlich, damit die Anpassung nicht behindert wird.

Insulin und Glucagon

Insulin und Glucagon sind Hormone des Pankreas. Insulin entfaltet eine große Wirkung auf den Kohlenhydratstoffwechsel, indem es den Glucosetransport durch die Zellmembran fördert und dadurch den Blutglucosespiegel nach Nahrungsaufnahme senkt. *Insulinmangel* oder völliger Ausfall der Bildung führt zur Zuckerkrankheit, dem *Diabetes mellitus*. Bei völligem Fehlen der Insulinbildung kommt es zum Glucoseanstieg im Blut, es entwickelt sich der Diabetes mellitus Typ I (insulinpflichtiger Diabetes). Erfolgt die Insulinfreisetzung nicht anforderungsgerecht, was in der Regel in den mittleren Lebensjahren eintreten kann, liegt die Form des Diabetes Typ II (nichtinsulinpflichtiger Diabetes) vor.

Insulin ist ein anabol wirkendes Hormon. Es fördert die Glycogenbildung, den Proteinaufbau und die Lipogenese. Sportliche Belastungen langer Dauer (über 60 Minuten) bewirken *Insulinabfall*. Damit verbessert sich die regulatorische Situation für die Zunahme des Fettumsatzes und den Beginn gluconeogenetischer Prozesse in der Leber. Die Abnahme der Plasmainsulinkonzentration ermöglicht die Entfaltung der Wirkung des Glucagons. Glucagon setzt aus den Glycogenspeichern Glucose frei. Dadurch kann bei längeren Belastungen die Glucosehomöostase länger aufrechterhalten werden. Ausdauertraining bewirkt Veränderungen in Bildung und Wirkung des Insulins. Ausdauertrainierte haben in Ruhe und bei Belastung einen erniedrigten Insulinspiegel. Durch die Adaptation an die

Trainingsbelastung, insbesondere die Ausdauer, reagiert der Skelettmuskel empfindlicher auf Insulin. Die Zahl der die Insulinwirkung vermittelnden Rezeptoren
nimmt durch Ausdauertraining an den Zellmembranen zu (PEDERSEN und BAK,
1986).
Die bessere Verwertung der aufgenommenen Glucose durch die trainierte Muskulatur ist durch den *Glucosetoleranztest* nachweisbar (Abb. 28). Bei Störung der
Glucosetoleranz bewirkt das Ausdauertraining den schnelleren Abbau der aufgenommenen Glucose. Deshalb hat in der Sporttherapie bei Patienten mit Diabetes
mellitus das Ausdauertraining einen hohen Stellenwert (s. Kapitel »Zucker-
krankheit/Diabetes mellitus«). Der trainierte Sportler benötigt zur Regulation
des Glucoseumsatzes weniger Insulin.

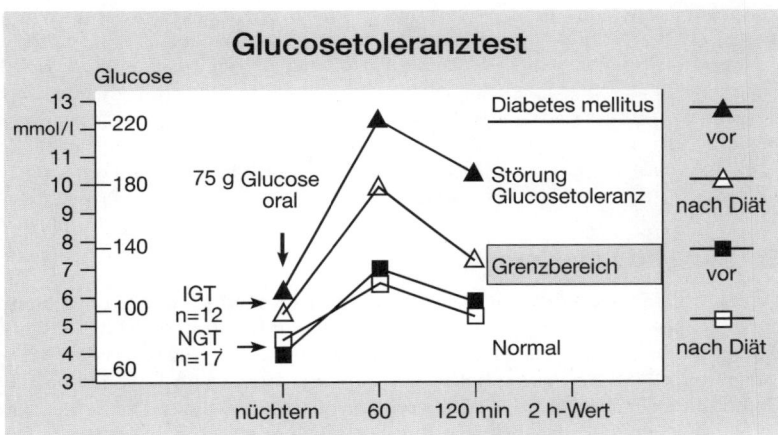

Abbildung 28
Glucosetoleranz-
test bei Patienten
mit (IGT) und
ohne (NGT) Glu-
cosetoleranz-
störungen. Die
Patienten führten
innerhalb von
6 Wochen Diät-
maßnahmen zur
Gewichtsabnahme
durch und belaste-
ten sich zusätzlich
sportlich für
2 Stunden/Woche.

Die Infusion von Glucose (20 mmol/l) bei Sportlern zeigte, daß sich die Kapazität
der Insulinsekretion durch das Training vermindert hat (DELA et al., 1990). Bei
körperlicher Inaktivität (besonders Bettruhe) steigt die Insulinsekretion wieder
an, so daß bei Gabe gleicher Glucosemengen Untrainierte die dreifach höhere
und Bettlägerige die vierfach höhere Insulinkonzentration aufwiesen als Trainierte (MIKINES et al., 1989). Die absolute Glucoseaufnahme war dabei bei
Trainierten um 70–80% höher als bei Untrainierten oder Bettlägerigen.
Der trainierte Organismus ist auf die Aufnahme großer Kohlenhydratmengen
regulatorisch eingestellt. Seine Betazellen im Pankreas (Orte der Insulinsekretion) und das insulinsensitive Muskelgewebe haben sich darauf eingestellt. Die
aus der klinischen Erfahrung von Ärzten geäußerten Befürchtungen, daß Glucoseaufnahme vor oder während der sportlichen Belastung eine *Hyperinsulinämie*
mit regulatorischer Hypoglykämie auslösen würden, haben sich nicht bestätigt.
Die kontinuierliche Aufnahme von 50 g Glucose/Stunde Belastung führt zu
keinen negativen Effekten. Im Gegenteil, mit dieser Glucosemenge kann die
Homöostase der Blutglucose stundenlang aufrechterhalten werden.

73

In den Alphazellen des Pankreas wird Glucagon gebildet. Glucagon ist der funktionelle Gegenspieler des Insulins. Auch Glucagon unterliegt der regulatorischen Anpassung durch Training. Die Ruhekonzentration des Glucagons vermindert sich bei Sportlern um die Hälfte gegenüber Untrainierten. Bei vergleichbarer Belastung steigt die Glucagonkonzentration der Sportler geringer an. Glucagon aktiviert die Lipolyse, dadurch können vermehrt Fettsäuren energetisch bei Trainierten verwertet werden. Gesteigerte Fettverwertung vermindert den muskulären Glycogenabbau.

Zusammen-fassung Insulin hat zahlreiche wichtige metabole Funktionen, wie Förderung des Transports von Glucose, Aminosäuren und Kalium in Muskel- und Fettgewebe. Durch Insulin wird der Muskulatur vermehrt Glucose zur Oxidation bereitgestellt. Als Speicherhormon erhöht Insulin Glycogenbildung, Fettsäurensynthese und Proteinaufbau. Entsprechend hemmt es auch den Abbau dieser Substrate. Ausdauertraining senkt den Insulinbedarf der Muskelzellen. Bei Langzeitausdauerbelastungen nimmt stets die Insulinkonzentration ab, und die Glucagonkonzentration steigt an. Damit ist regulatorisch die Voraussetzung für erhöhte Fettverbrennung und Schonung der Kohlenhydratspeicher gegeben. Ausdauerbelastungen sind in der Sporttherapie des Diabetes mellitus die wirksamsten Formen körperlicher Betätigung.

Cortisol und Aldosteron

Cortisol ist ein Glucocorticoid und hauptsächlichstes Hormon der Nebennierenrinde. Dieses Hormon sorgt für die Freisetzung von Substraten (Glucose, Fettsäuren, Aminosäuren) aus ihren Speichern, besonders bei langdauernden Belastungen. Cortisol setzt aus der Leber vermehrt Glucose frei und hilft dadurch, die Homöostase der Blutglucose bei Langzeitbelastungen zu sichern. Dieser Regulationszustand kommt im Ansteigen des Cortisols bei intensiven Ausdauerbela-

Abbildung 29
Durchschnittliches Ansteigen der Cortisolkonzentration bei intensiven Kurzzeit- und Langzeitbelastungen. In der Abszisse ist die Dauer der sportlichen Belastung aufgetragen.

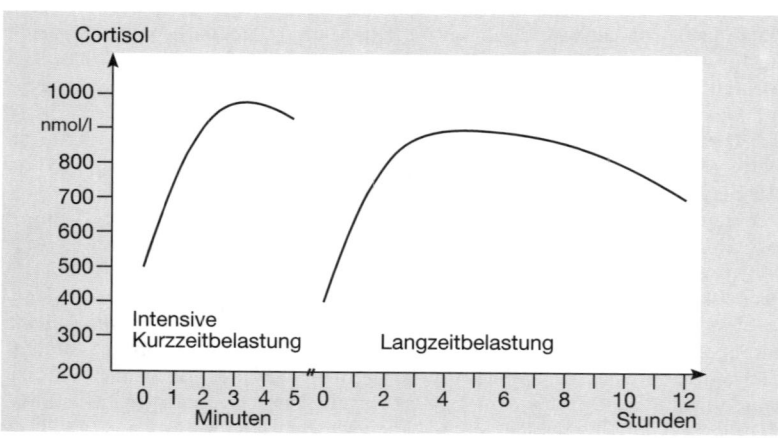

stungen zum Ausdruck (Abb. 29). Bei Wettkampfbelastungen kann sich die Ruhekonzentration um das Fünffache erhöhen (Abb. 30). Allerdings hat dieser aus energetischen Gründen verursachte Cortisolanstieg auch negative Auswirkungen auf andere Systeme. Eine einmalig sehr hohe oder über längere Zeiträume hohe Cortisolkonzentration wirkt depressiv auf das Immunsystem. Die *immundepressive Wirkung* des Cortisols ist ein Grund dafür, weshalb vor übertriebenen Langzeitausdauerbelastungen in mittleren Lebensjahren gewarnt wird. Ständige oder starke Depression der biologischen Abwehr begünstigt Erkrankungen. Der fördernden Wirkung des Cortisols auf die Muskelleistung steht der hemmende Einfluß auf das Immunsystem gegenüber. Durch diese Regulation ist erklärbar, daß bei hohen psychophysischen Beanspruchungen die Infektanfälligkeit auch von Hochleistungssportlern steigt. Dieses erfolgt im Zustand höchster körperlicher Leistungsfähigkeit.

Aldosteron ist ein Mineralcorticoid und übt einen bedeutenden Einfluß auf die Regulation des Wasser- und Elektrolythaushalts aus. Der Abfall der Kaliumkonzentration und die Verminderung der extrazellulären Flüssigkeit führen zur erhöhten Aldosteronsekretion. Im Sport bewirkt hoher Wasserverlust über den Schweiß, die *Dehydratation*, den starken Aldosteronanstieg. Die Aldosteronkonzentration reguliert über die Natrium-Kalium-Ausscheidung in den Nieren den Flüssigkeitshaushalt. In der Retention von Körperflüssigkeit wird das Aldosteron vom Hypophysenhinterlappenhormon Vasopressin unterstützt.

Sportliches Training beeinflußt die Regulation von Cortisol und Aldosteron. Mit Zunahme der Leistungsfähigkeit vermindert sich der Anstieg beider Hormone bei submaximaler Belastung. Besonders deutlich wirkt sich der höhere Anpassungszustand auf das Cortisol aus. Der geringere Cortisolbedarf erklärt sich durch Zunahme der Zellrezeptoren für dieses Hormon.

Bei intensiver Belastung steigt das Cortisol bei Trainierten und Untrainierten an. Voraussetzung dafür ist die Auslösung der Streßregulation. Bei Trainierten erfolgt diese auf bedeutend höherem sportlichem Belastungsniveau.

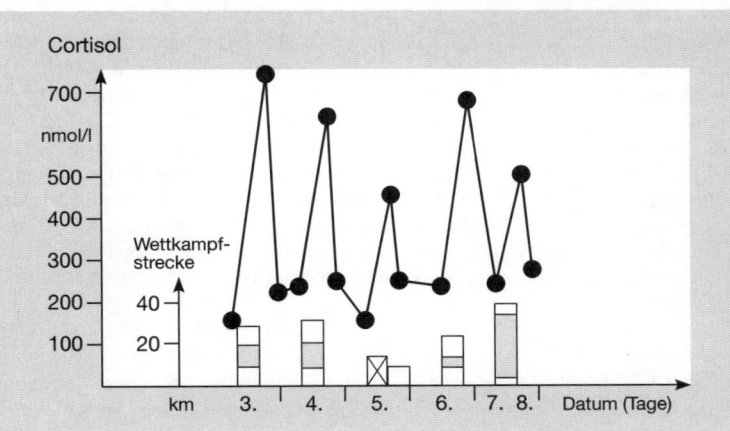

Abbildung 30
Veränderung der Cortisolkonzentration (volle Punkte) bei einer Wettkampfserie im Skirollerlauf. Die Nachbelastungskonzentration ist von der Belastungsintensität abhängig. Auch die Ruhekonzentration steigt tendenziell an (Mittelwerte von 6 Skilangläufern).

Das regelmäßige Training führt zu einer besseren Verträglichkeit von Störungen im Wasser- und Mineralhaushalt. Ausdruck dafür ist die Verminderung der Aldosteronsekretion. Jedoch bleibt auch dem Sportler die Fähigkeit erhalten, bei starkem Flüssigkeitsverlust durch Aktivierung des Renin-Angiotensin-Aldosteron-Systems den Organismus vor Salzverlust und Blutdruckabfall bei Dehydratation zu schützen. Die Aldosteronsekretion kann beim Dehydratationsstreß über das Fünffache des Ruhewertes ansteigen (BÄRTSCH et al., 1991).

Zusammen-
fassung

Beim sportlichen Training haben Cortisol und Aldosteron eine zentrale Bedeutung. Kortison sichert durch Glycogenolyse, Lipolyse und Proteolyse die Aufrechterhaltung langer sportlicher Leistungen. Allerdings können hohe und längere Cortisolanstiege immundepressiv wirken, vor allem dann, wenn bei der Höchstbeanspruchung noch eine psychische Komponente hinzukommt. Zu größerem Anstieg des Aldosterons kommt es bei starker Dehydratation infolge hohen Schweißverlustes durch die Belastung. Sportliches Training vermindert die Freisetzung beider Hormone bei submaximaler Belastung. Jedoch steht bei Höchstleistungen und Streßsituationen auch dem Leistungssportler die volle Wirkung beider Hormone zur Verfügung.

Testosteron und Östrogene

Die in den Geschlechtsorganen produzierten Hormone sind Testosteron, Östrogene (Östradiol, Östron und Östriol) und Gestagene (Progesteron).

Das Testosteron ist das wirkungsvollste Keimdrüsenhormon des Mannes. Die wesentlichsten weiblichen Sexualhormone sind Östrogene und Gestagene. Die erhöhte Bildung von Testosteron und Östrogenen erfolgt erst zum Zeitpunkt der Pubertät und der damit verbundenen Herausbildung der männlichen und weiblichen Geschlechtsmerkmale (Abb. 31).

Die Östrogen- und Progesteronproduktion erfolgt überwiegend in den Ovarien und wird über die extrahypophysären Gonadotropine, das follikelstimulierende Hormon (FSH) und das Luteinisierungshormon (LH) gesteuert. Die Sekretion von FSH und LH aus dem Hypophysenvorderlappen unterliegt der Kontrolle des Hypothalamus durch das Gonadotropin-Releasing-Hormon (GRH). Belastungsbedingte Störungen in der FSH- und LH-Sekretion, die im Sport häufig bei sehr hohen Belastungen oder Belastungssteigerungen junger Frauen vorkommen, beeinflussen den Menstruationszyklus nachhaltig (z. B. *Amenorrhoe*). Amenorrhoische Ausdauersportlerinnen haben einen erhöhten Cortisolbasalwert, der eine bedarfsgerechte Prolactinfreisetzung behindert (DE SOUZA et al., 1991). Die komplizierten hormonellen Regulationen bei amenorrhoischen Sportlerinnen sind in ihrem ursächlichen Zusammenhang noch nicht eindeutig aufgeklärt.

Testosteron hat einen ausgeprägten anabolen Effekt und aktiviert besonders die Neubildung von Muskelproteinen. Diese physiologische Wirkung wurde im Leistungssport durch die Einnahme synthetischer Testosteronabkömmlinge (*anabole Steroide*) mißbraucht. Deshalb ist die Aufnahme anaboler Steroide oder Testosteronzufuhr im Sport verboten.

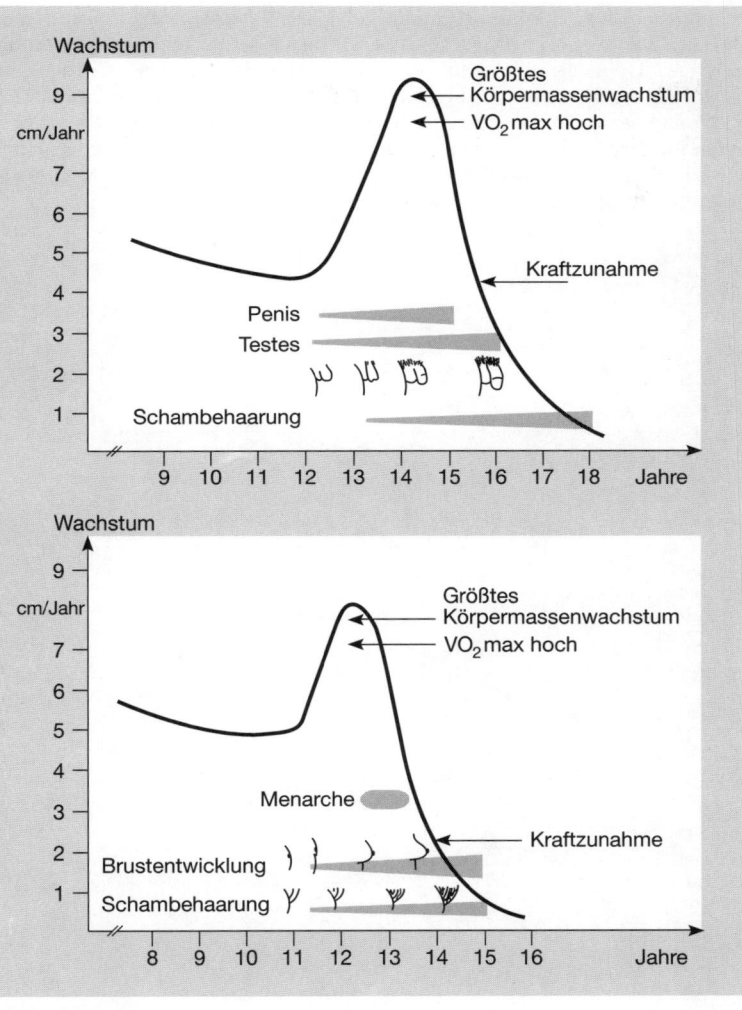

Abbildung 31
In der Pubertät führen der Anstieg von Testosteron und Östrogen zur Ausbildung der weiblichen und männlichen äußeren Geschlechtsmerkmale. Gleichzeitig steigen durch die geschlechtsspezifisch unterschiedliche Testosteronkonzentration die Muskelstärke und die Muskelkraft an (nach PICKENHAIN et al., 1993).

Die *Muskelfasern hypertrophieren* bei Zunahme der Testosteroneinwirkung im Zeitraum der Pubertät. Im Sport führt die Zunahme der Muskelfaserstärke (Fläche) zur Erhöhung der allgemeinen und sportartspezifischen Kraftfähigkeit. Das trifft puberal für beide Geschlechter zu, nur ist die Zunahme der Testosteronkonzentration bei Mädchen durchschnittlich um den Faktor 15–20 niedriger als die von Jungen. Frauen haben generell niedrigere Kraftfähigkeiten als Männer.

Während sportlicher Beanspruchung steigt die Testosteronkonzentration an (Abb. 32). Damit werden die Prozesse der energetischen Sicherung der Belastung unterstützt. Übersteigen intensive Ausdauerbelastungen die Dauer von 3 Stunden, dann kann der Testosteronbedarf der Gewebe die Bildung überfordern. In der Bilanz kann dann die Testosteronkonzentration unter den Ruhewert abfallen. Dieser Zustand kann bis einige Tage nach der Belastung anhalten. Damit ist der Anabolismus der Wiederherstellung nach der Belastung verzögert. Bei Testosteronmangel ist die Proteinsyntheserate vermindert.

Abbildung 32
Verhalten der Konzentration von Testosteron, Kortison und Tyrosin bei Wettkampfbelastungen im Lauf über unterschiedliche Dauer (nach NEUMANN, 1990).

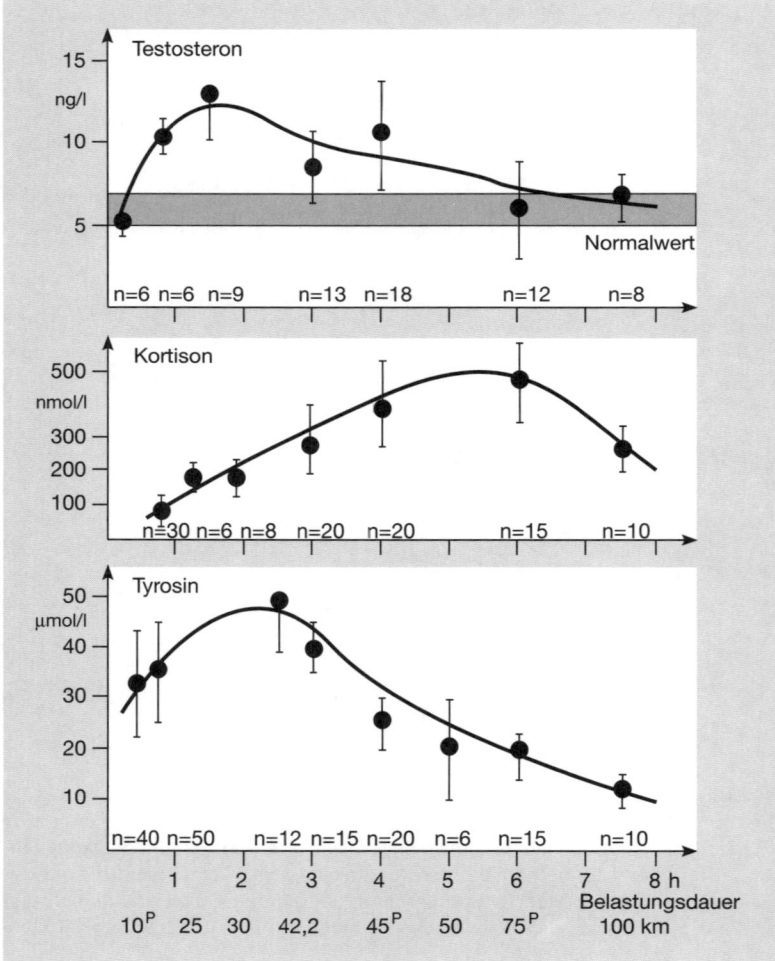

Intensives Training kann nachhaltig die Regulation der weiblichen und männlichen Sexualhormone beeinflussen. Dabei besteht die Gefahr der Entwicklung des hypothalamischen Hypogonadismus (GALBO, 1986; SUTTON et al., 1990). Die Folgen dieses Regulationszustandes, der besonders bei Jugendlichen auftritt, sind bei Frauen *Veränderungen im Menstruationszyklus* und beim Mann *Senkung der Spermatogenese*. Das Leistungstraining wirkt nach heutiger Kenntnis über den Hypothalamus auf die hormonelle Regulation ein. Besonders bei Frauen kommt es zur veränderten Sekretion der übergreifenden Steuerhormone LH (Luteinisierungshormon) und FSH (follikelstimulierendes Hormon). Diese Hormone bewirken Erniedrigungen oder ein verändertes Mengenverhältnis der peripheren Östrogene und des Progesterons. Der normale Zyklusablauf wird dadurch verkürzt, verlängert oder gänzlich unterdrückt. Diese Zyklusstörungen der Frau äußern sich in der Verkürzung der Lutealphase, in anovulatorischen Zyklen oder Amenorrhoe.

Bei jungen Mädchen, die früh mit dem leistungssportlichen Training beginnen (z. B. Turnerinnen, Ballettänzerinnen), kann sich der Zeitpunkt der Menarche deutlich verzögern. Bei jugendlichen Läuferinnen und Schwimmerinnen ist die Amenorrhoe häufig und abhängig von der Höhe der aktuellen Trainingsbelastung. Diese Störungen sind voll rückbildungsfähig, wenn die Trainingsbelastung vermindert wird oder Trainingspausen eingelegt werden.

Sehr hohe Trainingsbelastungen in den Ausdauersportarten führen zur Senkung der Östrogenkonzentration im Blut. Falls diese Regulationszustände länger anhalten und ärztlich nicht reagiert wird, z. B. Belastungsumstellung und Östrogensubstitution, dann besteht die Gefahr der Entwicklung von Knochenaufbaustörungen und der Ausbildung der *Osteoporose*. Der Nachweis der verminderten Knochendichte ist bei erniedrigtem Östrogenspiegel von Ausdauersportlerinnen häufiger als bei Nichtausdauersportlerinnen mit normalem Östrogenspiegel.

Zusammenfassung

Testosteron und Östrogen sind die wesentlichsten Sexualhormone mit geschlechtsprägender und metaboler Wirkung. Testosteron hat deutlich anabole Wirkung. Sein Ansteigen nach der Pubertät erhöht die Muskelkraft deutlich. Normalerweise kommt es bei sportlichen Belastungen nicht zum Testosteronmangel. Erst bei mehrstündigen intensiven Belastungen kann der Testosteronbedarf der beanspruchten Gewebe höher sein als die Bildung. Hohe psychophysische Beanspruchungen im Entwicklungsalter können besonders bei jungen Mädchen zum hypothalamischen Hypogonadismus führen. Die Folge ist ein Östrogenmangel, der zu Störungen im Menstruationszyklus führt. Östrogenmangel erhöht die Gefahr der Osteoporose. Bei Amenorrhoe sollten durch Sportarten (Langlauf, Triathlon) gefährdete junge Frauen die Knochendichte messen lassen. Deutliche Belastungsreduzierung und eventuelle Hormonsubstitution heben diese hormonelle Regulationsstörung auf natürliche Weise wieder auf.

Durch sportliches Training verändern zahlreiche Hormone ihr Wirkungsspektrum. In der Regel werden sie bei submaximaler Belastung in geringerer Konzentration wirksam, weil die Zielzellen mehr Rezeptoren gebildet haben.

Bei geringer Hormonkonzentration kann daher die gleiche Wirkung erbracht werden. Diese Anpassung betrifft besonders die Catecholamine, Insulin und Kortison. Durch Ausdauertraining kann die Streßanfälligkeit vermindert werden. Dosiertes Ausdauertraining verbessert die Glucosetoleranz und kann die Reaktivität des Immunsystems anheben. Die hormonelle Adaptation an sportliches Training führt insgesamt zur Veränderung der Belastungs-Beanspruchungs-Regulation.

IMMUNSYSTEM

Abbildung 33
Schematische Darstellung der funktionellen Verflechtung von Zentralnervensystem, vegetativem Nervensystem, Hormonsystem und Immunsystem.

Das Immunsystem ist ein übergreifendes und lebenserhaltendes »Überwachungssystem« zum Erkennen und Vernichten körperfremder oder körpereigener Substanzen sowie Lebewesen, die in den Organismus eindringen. Damit wird die Integrität des Organismus gesichert. In seiner Überwachungs- und biologischen Abwehrfunktion wirkt das Immunsystem eng mit dem Zentralnervensystem und Hormonsystem zusammen (Abb. 33). Für die Organtransplantation ist die Kenntnis von der Wirkungsweise des Immunsystems von existentieller Bedeutung. Das betrifft das Erkennen von eigenen Strukturen und Fremdkörpern durch die spezifisch und unspezifisch reagierenden Komponenten des Immunsystems. Auch bei sportlicher Belastung kommt es zur Anhäufung körpereigener muskulärer Abbauprodukte, die wie eine aseptische Entzündung wirken kann und zur erhöhten Reaktivität des unspezifischen Abwehrsystems führt.

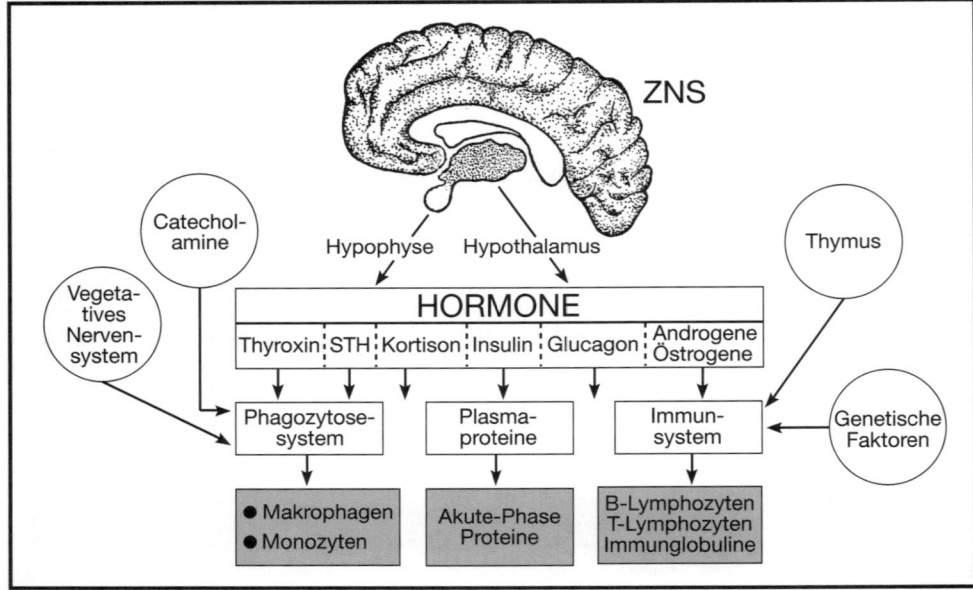

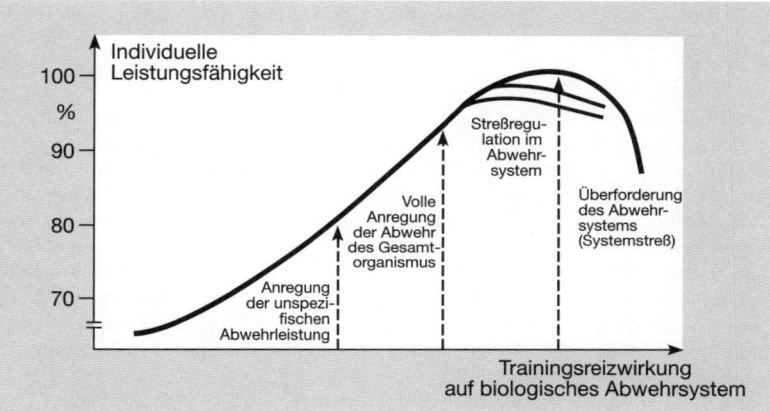

Abbildung 34
Mitbeteiligung des biologischen Abwehrsystems (Immunsystems) bei intensiver sportlicher Beanspruchung. Bei höchster und länger einwirkender psychophysischer Beanspruchung kann es zum Systemstreß und zur Überforderung des Organismus kommen.

Die Beschäftigung mit der Wirkungsweise des Immunsystems im Sport hat einen ähnlichen Hintergrund wie in der Klinik. Durch zahlreiche Untersuchungen ist gesichert, daß das Immunsystem bei hohen sportlichen Beanspruchungen mitreagiert (ESKOLA et al., 1978; WEISS et al., 1981; GABRIEL et al., 1991, u. a.). Die Mitreaktion betrifft die unspezifische und spezifische Immunantwort auf humoraler und zellulärer Ebene. Zum unspezifischen Anteil des Immunsystems, welches die Antigene bekämpft (*antigenunspezifisch*), gehören: Makrophagen, Granulozyten, natürliche Killerzellen (NK), Complementsystem und akute Phasenproteine. Das *antigenspezifische* Immunsystem wird durch die T- und B-Lymphozyten repräsentiert. Die von den B-Lymphozyten produzierten Antikörper sind die Immunglobuline, die in Blut und Zellen präsent sind. Durch Aktivierung der T-Zellen entwickeln sich infolge von Transformation und Mitose die aktivierten Lymphozyten, deren wichtigste Vertreter die Lymphokine, zytotoxische Zellen, T_4- (Helfer-) und T_8- (Suppressor-) Zellen sind. Für den Ablauf der antigenspezifischen Immunreaktion haben die Makrophagen, Lymphokine sowie die T_4- und T_8-Lymphozyten eine wichtige Steuerfunktion.

Nachdem zahlreiche widersprüchliche Befunde zur Mitreaktion und Beeinflussung des Immunsystems vorlagen, gibt es mittlerweile einen Konsens darüber, daß das Immunsystem in Abhängigkeit von Dauer und Intensität der Belastung mitreagiert und die Meßgrößen sich differenziert verändern. Das Immunsystem kann deshalb in die Diagnostikstrategie zur Beurteilung der Belastbarkeit der Sportler einbezogen werden. Die Forschung hierzu hält noch an.

Übersteigt die Belastungsanforderung die aktuelle Regulationsbreite des Organismus, dann kommt es zu einer abgestuften *Streßregulation*, in die auch das Immunsystem eingebunden ist. Das Immunsystem kann in seiner Funktion durch wiederholt hohe psychophysische Beanspruchungen überfordert werden. Hier liegt dann der Zustand des gesamtorganismischen Stresses zugrunde (Abb. 34). Die Streßregulation ist eine abgestufte Notfallreaktion im Organismus, die nach SELYE (1974) in drei Stadien abläuft:

- Alarmstadium,
- Widerstandsstadium und
- Erschöpfungsstadium.

Diese Stadien des Stresses spiegeln sich auch in der Mitreaktion des Immunsystems wider. Streßauslösend sind nicht nur körperliche (muskuläre) Belastungen, sondern auch hohe psychische Beanspruchungen. Das Streßsyndrom aktiviert das sympathische Nervensystem und führt zur gesteigerten Ausschüttung der Catecholamine. Diese aktivieren das spezifische und unspezifische biologische Abwehrsystem. Einmalige Streßbelastungen sind für den Organismus nicht schädigend, er braucht diese sogar zur Aufrechterhaltung seiner Funktionalität. Wiederholen sich aber langdauernde hohe psychophysische Belastungen, die den Organismus ständig überfordern, dann kommt es zusätzlich zur erhöhten Kortisonsekretion. Diese ist Ausdruck der starken Aktivierung des Hypophysen-Nebennierenrinden-Systems.

Hohe Cortisolkonzentrationen wirken *immundepressiv*. Diese Wirkung der Immundepression durch Cortisol wird in der Medizin therapeutisch genutzt. Beim leistungsorientierten Training kommt es darauf an, die Belastungssteigerung so zu gestalten, daß es zu keiner langanhaltenden Dämpfung der immunologischen Abwehr kommt. Dosiertes Training erhöht die allgemeine Widerstandsfähigkeit. Kommt es bei Langzeitausdauerbelastungen zur vorübergehenden Depression von Immunglobulinen oder Lymphozytensubpopulationen, so ist dieses nach 2–3 Tagen wieder normalisiert und ohne Folgen für den Betroffenen. Immundepression ist nicht gleichbedeutend mit Erkrankung, sondern nur Anzeichen verminderter Abwehrbereitschaft für pathogene Erreger. Die Nutzung von Meßgrößen des Immunsystems im Trainingsprozeß ist zur Abschätzung der individuellen Belastbarkeit von Vorteil.

Zusammen-fassung Sportliches Training aktiviert das Immunsystem und führt bei vernünftiger Dosierung zur Steigerung der immunologischen Abwehrfähigkeit und damit Gesundheitsstabilität. Bei hohen psychophysischen Belastungen mit Streßcharakter kann das Immunsystem überfordert werden. Das dabei erhöht ausgeschiedene Cortisol wirkt hemmend auf Reaktionsabläufe im Immunsystem. Von den Trainingsformen eignet sich besonders das dosierte Ausdauertraining zur Erhöhung der Funktionalität des Immunsystems.

WASSER- UND ELEKTROLYTHAUSHALT

Ein 70 kg schwerer Sportler besteht aus 60% Wasser, das entspricht 42 Litern. Diese Flüssigkeitsmenge verteilt sich auf drei Räume (Kompartimente):

- Blutplasma   3–3,5 Liter,
- Zwischenzellraum   8 Liter und
- Zellraum   30 Liter, davon 22 Liter im Muskel.

Körperliche Belastungen führen zu einer Umverlagerung des Wassers. Während der aktiven Belastung erfolgt der Wasserausstrom aus dem Zellraum und Zwischenzellraum. Der beim Saunabesuch eintretende Flüssigkeitsverlust betrifft hauptsächlich den Zwischenzellraum. Mit dem Schweiß gehen dem Organismus bestimmte Mineralien verloren. Die Mineralien Natrium, Kalium, Calcium und die dazugehörigen Anionen werden als *Elektrolyte* bezeichnet.

Dehydratation

Bei sportlicher Belastung unter Hitze ist ein erhöhter Flüssigkeitsverlust (Dehydratation) unvermeidlich. Die Dehydratation kann beim Sport im Extremfall bis zu 8% der Körpermasse betragen, was einem Flüssigkeitsverlust von 5,6 Litern bei einem 70 kg schweren Sportler entspricht. Der Flüssigkeitsverlust kann nur bis zu einer bestimmten Höhe vertragen werden, ohne daß die Leistung beeinträchtigt wird. Beträgt der Flüssigkeitsverlust über 2% der Körpermasse, dann kann die sportliche Leistung bereits behindert werden. Mit Sicherheit wird bei einem Flüssigkeitsverlust von über 3% die Leistung gemindert. Erleidet der Sportler den Flüssigkeitsverlust bei großer Hitze, so besteht die Gefahr der Überhitzung, der *Hyperthermie*. Der regelmäßige Flüssigkeitsverlust über den Schweiß ist für den trainierenden Sportler normal. Dieser wird in der Regel bis zum nächsten Tag ausgeglichen. Übersteigt der Verlust an Körperflüssigkeit jedoch 5 Liter pro Tag, so ist ein Ausgleich bis zum nächsten Tag nicht möglich.

Unter Hitzebedingungen sollte die Flüssigkeitsaufnahme bereits vor Einsetzen des Durstgefühls beginnen und kontinuierlich fortgeführt werden. Während sportlicher Belastung entsteht ein Flüssigkeitsdefizit, weil die Wasserresorption über den Darm kleiner ist als der mögliche Flüssigkeitsverlust über den Schweiß und die Atemwege (Abb. 35, S. 84).

Als *maximale Schweißbildungsrate* werden 1–1,5 oder sogar 2,0 Liter/Stunde angenommen. Im Magen-Darmtrakt wird nur etwa 1 Liter Flüssigkeit pro Stunde während der Belastung resorbiert. Damit besteht bei längeren sportlichen Belastungen immer die Gefahr größerer Dehydratation. Die während und nach sportlicher Belastung eintretende Gewichtsabnahme besteht zu 85% aus Wasserverlust. Etwa 15% des Massenverlustes gehen zu Lasten der umgesetzten Energie, vorwiegend des Glycogenabbaus.

Bei einem Marathonlauf erfolgt im Mittel ein Gewichtsverlust von 1,7–3,0 kg. Die Läufer nehmen dabei durchschnittlich nur 700 ml Flüssigkeit auf. Diese Diskrepanz kommt dadurch zustande, daß bei dem hohen Energieumsatz zusätzlich inneres Körperwasser freigesetzt wird. Allein beim Abbau von 300 g Glycogen werden 900 ml Lösungswasser frei. Werden 100 g Fett abgebaut, so entstehen 107 ml Oxidationswasser. Damit ist beim Marathon über 3 Stunden Dauer mit der Bildung von etwa 1 Liter Körperwasser durch Stoffwechselprozesse zu rechnen.

Für längere Ausdauerbelastungen ist kennzeichnend, daß es zu einer Zunahme des flüssigen Anteils im Blut kommt. Diese *Hämodilution* ist eine sinnvolle Umstellung zur Verbesserung der Sauerstoffabgabe im Gewebe und hält längere Zeit auch nach der Belastung an. Nur kurzzeitige intensive Belastungen bewirken die Hämokonzentration.

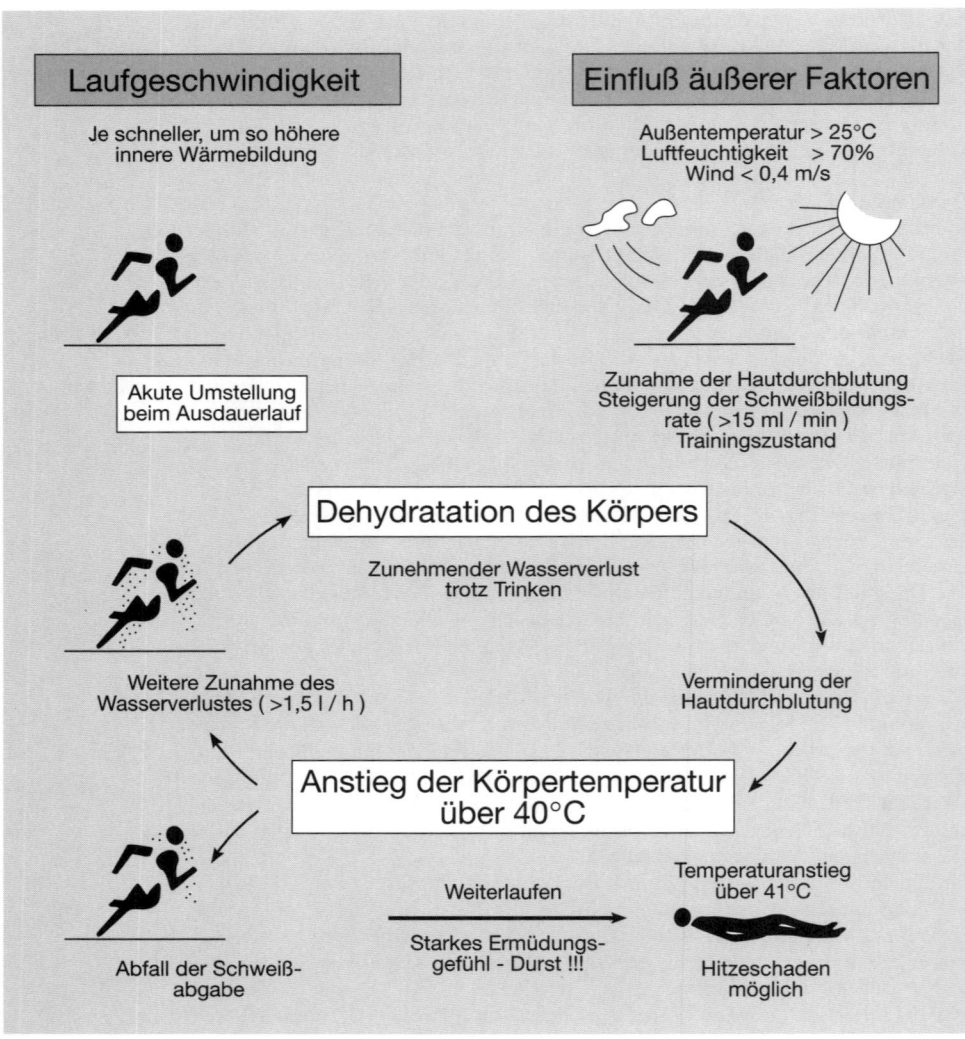

Laufgeschwindigkeit

Je schneller, um so höhere innere Wärmebildung

Akute Umstellung beim Ausdauerlauf

Einfluß äußerer Faktoren

Außentemperatur > 25°C
Luftfeuchtigkeit > 70%
Wind < 0,4 m/s

Zunahme der Hautdurchblutung
Steigerung der Schweißbildungs-
rate (>15 ml / min)
Trainingszustand

Dehydratation des Körpers

Zunehmender Wasserverlust
trotz Trinken

Weitere Zunahme des
Wasserverlustes (>1,5 l / h)

Verminderung der
Hautdurchblutung

Anstieg der Körpertemperatur über 40°C

Abfall der Schweiß-
abgabe

Weiterlaufen

Starkes Ermüdungs-
gefühl - Durst !!!

Temperaturanstieg
über 41°C

Hitzeschaden
möglich

Der Einstrom von Gewebsflüssigkeit aus dem Zwischenzellraum in das Blut wird durch Konzentrationsanstieg von Plasmaproteinen verursacht. Die Erhöhung der Proteinkonzentration um 1 g verursacht bereits eine Flüssigkeitszunahme von 14 ml (1 g Protein bindet 14–15 ml Wasser). Das Wasserbindungsvermögen des Blutes kommt in der Höhe des kolloidosmotischen Drucks zum Ausdruck. Der onkotische Druck beträgt für das Blutplasma 3,2 kPa.

Mineralstoffe

Von den Mineralstoffen sind besonders die *Elektrolyte* an der Sicherung der Homöostase des Flüssigkeitshaushalts bei Belastung beteiligt. Die Elektrolyte in den Körperflüssigkeiten sind Natrium, Kalium, Calcium und Magnesium (*Kationen*) und Bicarbonat, Chlorid, Phosphat, Sulfat, organische Säuren und Proteinat (*Anionen*). Die Konzentrationsdifferenzen der Elektrolyte sind zwischen dem Blutgefäßraum und dem Interstitium gering. Das Elektrolyt mit der größten Konzentration in diesen beiden Kompartimenten ist Natrium (90%). Hingegen ist im Zellraum das Kalium mit 90% das häufigste Kation.

Das funktionelle Zusammenspiel der Elektrolyte erfolgt über den von Osmorezeptoren im Zwischenhirn gesteuerten Durstmechanismus, der Zahl gelöster Teilchen im Blut (Osmolarität) und der hormonell gesteuerten Nierenleistung.

Natrium

Aufgrund seiner hohen Konzentration im Serum hat das Natrium den entscheidenden Einfluß auf die *Osmolarität*. Die Konzentration des Natriums wird bei sportlicher Belastung sehr stabil reguliert. Veränderungen der Natriumkonzentration sind bei intensiven kürzeren Belastungen im Sinne des Anstieges und bei längeren dehydrierenden Belastungen im Sinne der Abnahme nachweisbar. Es bedarf allerdings extremer sportlicher Beanspruchung unter Hitze, bis es zu einer Abnahme der Natriumkonzentration unter 130 mmol/l kommt. Erst beim Ironman-Triathlon auf Hawaii sind bei 9 Stunden Belastung bei 30 °C mit Sicherheit bedrohliche Kochsalzverluste nachgewiesen worden. Diese gehen einher mit starkem Leistungsabfall und nachfolgender Bewußtseinstrübung mit Zusammenbruch; stationäre Behandlung ist erforderlich. Die zusätzliche Aufnahme von Kochsalz ist erst bei mehrstündigen Langzeitausdauerbelastungen notwendig. Dabei sind Elektrolytgemische zu bevorzugen. Sie haben eindeutige Vorteile gegenüber der propagierten Aufnahme von reinem Leitungswasser (NOAKES, 1992.)

Die Elektrolyt- oder Kochsalzaufnahme während der Belastung muß wohl dosiert sein, weil zu hohe Salzkonzentrationen im Magen-Darmtrakt die Wasserresorption behindern. Nach stark dehydrierender Beanspruchung genügt es meist, Mineralwasser zu trinken und salzhaltigere Speisen aufzunehmen.

Der Vorteil des ausdauertrainierten Sportlers ist, daß er durch die adaptiv verminderte Kochsalzausscheidung mit dem Schweiß vor höheren Salzverlusten geschützt wird. Während bei Untrainierten 1 Liter Schweiß 0,3% Natriumchlorid enthält, sinkt bei Ausdauertrainierten die Konzentration auf 0,03–0,1% ab.

Kalium

Die Kaliumkonzentration wird während sportlicher Belastungen relativ konstant gehalten. Erst in der Wiederherstellung nach der Belastung nimmt die Konzentration des Serumkaliums ab. Die Konzentrationsabnahme beruht auf der Freisetzung des Kaliums durch die belastete Muskelzelle in das Interstitium während der Belastung und dem verstärkten Rückstrom in die Zellen in der Wiederherstellungsphase. Der Rückstrom des Kaliums aus dem Interstitium in die zellulären Räume wirkt sich auch auf das Serumkalium aus, welches leicht abnimmt. Die

Abbildung 35
(linke Seite)
Darstellung der Einflußfaktoren auf die Dehydratation bei einem Langstreckenlauf. Beim Anstieg der Körperkerntemperatur über 40 °C besteht die Gefahr des Hitzschlags (nach NEUMANN, 1991).

Kaliumverluste über Schweiß und Urin sind im Vergleich zum Natrium gering. Die hauptsächlichen Störungen des Kaliumhaushalts im Sport beruhen auf zu geringer Zufuhr mit der Nahrung und hohem belastungsbedingtem Proteinkatabolismus. Natürlicher Ausgleich kann durch gezielte Aufnahme von Obstsäften, die kaliumreich sind, erreicht werden.

Magnesium
Längere sportliche Belastungen führen zu einer Abnahme der Magnesiumkonzentration im Plasma. Die Hauptquellen des Magnesiumsverlusts sind die erhöhte Ausscheidung mit dem Schweiß und Urin. Kommt die Aufnahme magnesiumarmer Nahrungsmittel hinzu, ist Magnesiummangel die Folge. Damit erhöht sich bei sportlicher Belastung die Wahrscheinlichkeit des Auftretens von Muskelkrämpfen. Für Leistungssportler, die längere Zeit unter Hitze trainieren oder beim Training viel Schweiß verlieren, ist die zusätzliche Aufnahme von Magnesiumpräparaten erforderlich.

Zusammenfassung Bei Ausdauerleistungen oder anderen längeren Belastungen kommt es zum Flüssigkeitsverlust im Zwischenzellraum und im Zellraum. Übersteigt der Flüssigkeitsverlust 3% der Körpermasse, so sind Behinderungen der sportlichen Leistungsfähigkeit wahrscheinlich. Mit dem Schweiß gehen besonders Natrium und Magnesium verloren, so daß in der Wiederherstellungszeit deren verstärkte Aufnahme notwendig wird.

TEMPERATURREGULATION

Die Kerntemperatur des Menschen schwankt im Verlauf des Tages. Sie ist am Morgen gegen 6 Uhr am niedrigsten und abends gegen 18 Uhr am höchsten. Die Temperaturschwankung bewegt sich bei Gesunden zwischen 36,5 und 37,4 °C. Das Temperaturregelzentrum im Zwischenhirn wird durch innere und äußere Meßfühler bei Eindringen von Krankheitserregern bzw. Veränderungen der Außentemperatur ständig informiert. Bei der natürlichen Abwehr von Erregern kommt es zu einer Sollwertverstellung im Temperaturregelzentrum, es entwickelt sich *Fieber*. Dieses kann spontan durch rhythmische Muskelkontraktion (Schüttelfrost) unterstützt werden. Hormonelle Einflüsse können bei der Frau in der zweiten Zyklushälfte zum Temperaturanstieg um 0,5 °C führen.
Auch bei sportlichen Belastungen ist eine Erhöhung der Körperkerntemperatur obligat, nur sind die Ursachen nicht in krankhaften Störungen zu suchen, sondern in der erhöhten Wärmeproduktion des Muskels. Der hauptsächlichste Ort der Wärmebildung sind die Mitochondrien. Nur etwa 20–25% der bei der Muskelarbeit anfallenden Energie können in mechanische Leistung umgesetzt werden, der überwiegende Teil wird als Wärme frei.
Nach mehrstündigen Ausdauerbelastungen ist ein Anstieg der Körperkerntemperatur auf 38–39 °C normal. Nach Marathonläufen können, unterstützt durch erhöhte Außentemperatur (über 25 °C), Anstiege der Körperkerntemperatur auf 39–40 °C nachgewiesen werden. Höchstwerte bis 42,3 °C wurden gemessen. Das

Ansteigen der Kerntemperatur auf 41 °C beim Sport ist als Grenzwert anzusehen und bedeutet auch für gesunde Sportler Gesundheitsgefährdung. Mit Sicherheit kommt es bei 42 °C zu Gewebszerstörungen, besonders in der Herz- und Skelettmuskulatur, die nicht mehr rückgängig zu machen sind. Zahlreiche Todesfälle beruhen auf der Entwicklung der *malignen Hyperthermie*, die in ihrer Ursache noch unklar ist. Deshalb ist die Prophylaxe der Hyperthermie bei Wettkämpfen unter Hitze außerordentlich bedeutsam. Bei der gesundheitsgefährdenden Hyperthermie treffen mehrere Faktoren zusammen.

Dem Organismus stehen für die *Wärmeabgabe* folgende Möglichkeiten zur Verfügung:

- Wärmeleitung (Konduktion),
- Wärmetransport (Konvektion),
- Wärmestrahlung (Radiation) und
- Verdunstung (Evaporation).

Den größten Teil an der Wärmeabgabe hat die Verdunstung des Schweißes, mit ihm können 70–80% der Wärme abgeleitet werden (Abb. 36). Am wirksamsten für den Kühleffekt ist der über der gesamten Körperoberfläche fein verteilte Schweiß. Abtropfender Schweiß hat einen geringeren Abkühleffekt. Bei der Verdunstung von 1 Liter Schweiß werden dem Körper 600 kcal (2512,2 kJ) Wärme entzogen. Werden sportliche Belastungen unter Hitze ausgeführt, dann

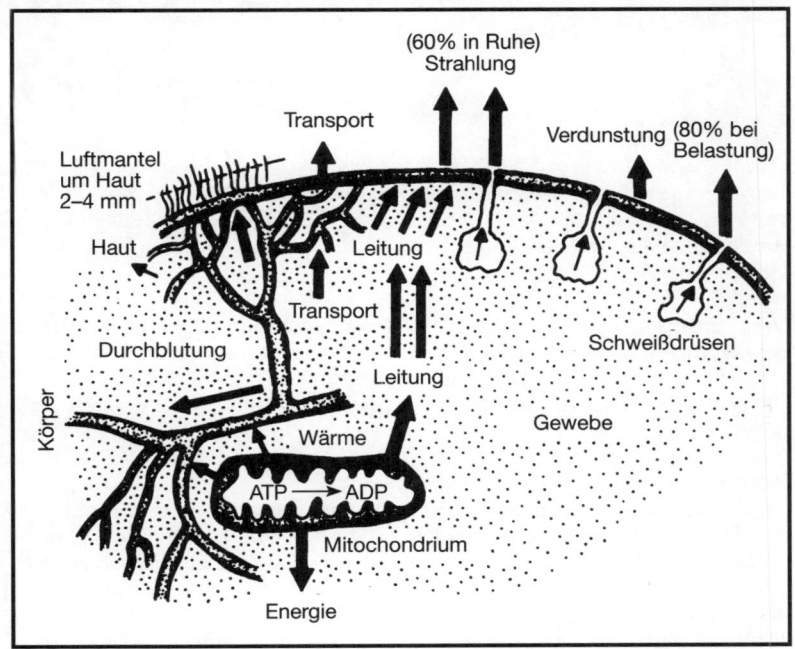

Abbildung 36
Wege des Wärmeabtransports im Körper. Die Gewebswärme wird mit dem Kreislauf an die Körperoberfläche transportiert. Dort erfolgt Abstrahlung an die Umgebung, falls ein Temperaturgefälle zur Umgebung besteht. Die größte Wärmeabgabe ist durch Verdunstung möglich, sie beträgt etwa 80% bei Belastung.

87

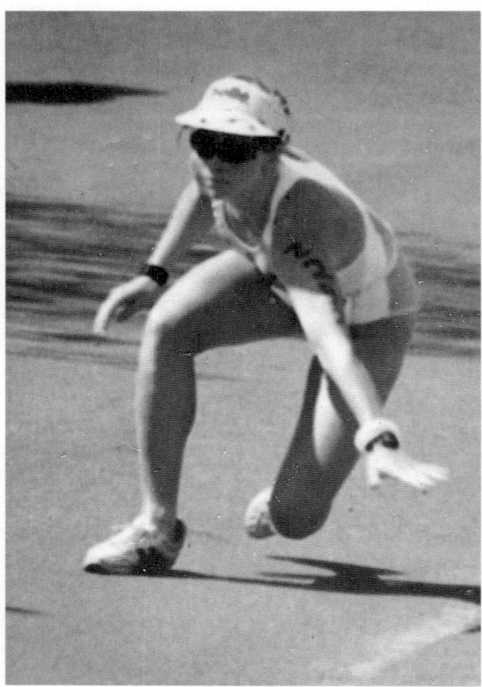 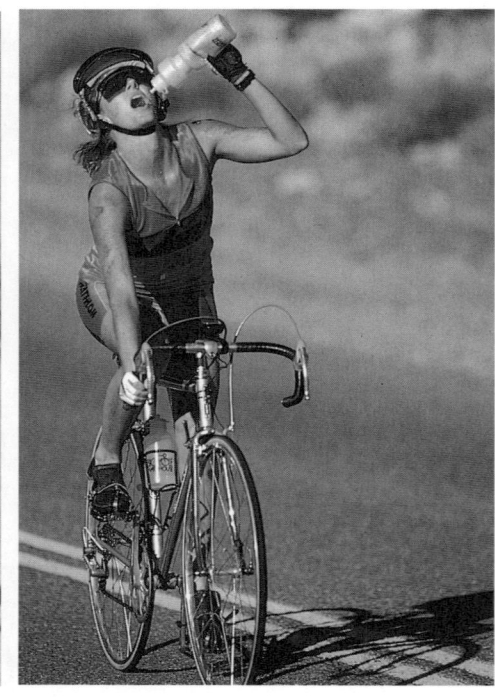

Linkes Bild:
Kleinhirnfunktionsstörungen infolge von Dehydratation und Blutzuckerabfall.

Rechtes Bild:
Rechtzeitige Flüssigkeitszufuhr als Prophylaxe.

kann es zu verschiedenen Formen der Hitzeerkrankung kommen. Die Hitzeerkrankung äußert sich in verschiedenen Schweregraden, diese sind Hitzekrämpfe, Hitzeerschöpfung und Hitzschlag.

Hitzekrämpfe

Diese entstehen als Folge örtlicher Durchblutungs- und Stoffwechselstörung in der Muskulatur bei starker Dehydratation und bei Elektrolytdefizit. Der Mangel an Magnesium ist wahrscheinlich die entscheidende Ursache für Muskelkrämpfe. Die Aufnahme von Kochsalz während der Belastung kann Muskelkrämpfe nicht verhindern.

Hitzeerschöpfung

Durch Ansteigen der Körperkerntemperatur kommt es bei gleichzeitig vorliegendem Flüssigkeits- und Elektrolytverlust zu Leistungsminderung oder Leistungsabbruch. Bei Wettkämpfen von 2–3 Stunden Dauer sind Hitzeerschöpfungen häufiger zu beobachten, die Sportler schleppen sich dann stark koordinationsgestört ins Ziel. Die Grade der Hitzeerschöpfung sind abhängig von der Höhe des Schweißverlustes und dem Anstieg der Körperkerntemperatur.

Hitzschlag

Die schwerste Form der Hitzeerkrankung ist der Hitzschlag. Er entsteht, wenn die Möglichkeiten der Abwehr vor Überwärmung des Körpers überfordert sind. Die Schweißproduktion versagt; die Haut ist trocken. Die Motorik ist gestört, das Bewußtsein des Sportlers ist stark beeinträchtigt. Sofortmaßnahmen sind Abkühlung und, wenn möglich, Flüssigkeits- oder Elektrolytzufuhr. Ärztliche Hilfe ist erforderlich.

> Längere sportliche Belastungen unter Hitze können die Mechanismen der **Zusammen-** Wärmeabgabe des Organismus überfordern. Vorbeugend kann der Hyperther- **fassung** mie bei Hitzewettkämpfen durch langsameres Tempo und reichliches Trinken von Wasser und Elektrolytlösungen begegnet werden. Bei Warnsymptomen der Überhitzung (»Gänsehaut«, Frostgefühl, Kopfschmerz, Brechreiz, trockene Haut, Koordinationsstörungen) ist zu trinken, das Tempo zu verlangsamen oder der Wettkampf abzubrechen. Die Formen der Hitzeerkrankung sind unterschiedlich und reichen von örtlichen Muskelkrämpfen, verschiedenen Graden der Hitzeerschöpfung bis hin zum gefährlichen Hitzschlag.

MOTORIK

Als Motorik wird die Gesamtheit der bei körperlichen Bewegungen beanspruchten Funktionen und Strukturen des Stütz- und Bewegungssystems aufgefaßt. Die motorischen Antriebe kommen aus dem Zentralnervensystem und bewirken ein Zusammenspiel von neuromuskulären und sensorischen Funktionen. Durch die Motorik ist die Orts- und Lageveränderung des Körpers möglich. Der Einsatz vieler Muskelgruppen bei großräumigen Bewegungen wird als Grobmotorik bezeichnet. Im Gegensatz dazu werden kleinräumige und präzise Bewegungen durch die Feinmotorik gesichert. Die motorischen Programme sind trainierbar, ihre Ergebnisse zeigen sich im Sport besonders in der Ausprägung von Fertigkeiten und Fähigkeiten in den jeweiligen Sportarten.

Motorische Ansteuerung und Muskelkontraktion

Durch nervale Impulse werden Muskelkontraktionen ausgelöst. An der motorischen Endplatte (myoneurale Synapse) erfolgt die nervale Erregungsübertragung auf den Muskel. Als Transmitter wirkt das Acetylcholin. Die nervale Erregung führt zur Freisetzung des in Bläschen gespeicherten Acetylcholins, welches in den synaptischen Spalt wandert und an der postsynaptischen Membran eine Potentialänderung (Erregung) bewirkt. Die Muskulatur wird sehr unterschiedlich von den Motoneuronen versorgt. Muskeln mit präzisen Bewegungen haben eine dichte Nervenversorgung (z. B. Augen- und Fingermuskulatur). Durch die Potentialänderung an der postsynaptischen Membran wird Calcium freigesetzt, dieses breitet sich in den transversalen Tubuli und im sarkoplasmatischen Retikulum der Muskulatur rasch aus. Zusammen mit dem Enzym ATPase bewirkt das Calcium den Abbau des ATP zu ADP. Der ATP-Abbau löst die mechanische Muskelkontraktion aus.

Die Muskelfasern bestehen aus parallel angeordneten Fibrillen, den *Myofibrillen*. In den Myofibrillen vollzieht sich die Muskelkontraktion. Der Ablauf der Muskelkontraktion wird durch die *Gleittheorie* erklärt. Diese besagt, daß zwei Proteinfilamente ineinandergleiten und dadurch die Verkürzung des Muskels bewirken. Das dickere Myosinfilament hat kleine Fortsätze, die mit dem dünneren Actinfilament bei der Kontraktion in Kontakt geraten. Die Stärke der Muskelkontraktion ist von der Anzahl der Bindungsbrücken zwischen Myosin und Actin abhängig. Die bei der ATP-Spaltung freiwerdende Energie wird für das Anhaften und den Zug der Myosinköpfe am Actin benötigt (Abb. 37). Der kontrahierende Muskel kann sich bis auf zwei Drittel seiner Ruhelänge verkürzen, falls es der anatomisch vorgegebene Bewegungsraum zuläßt. Nach erfolgter Muskelkontraktion werden die freigesetzten Calciumionen wieder vom sarkoplasmatischen Retikulum gebunden und die Myosinköpfchen lösen sich zum großen Teil von den Actinfilamenten. Dadurch kann die Muskulatur wieder erschlaffen. Die von der Muskulatur abgegebene mechanische Leistung hängt von der Fläche der in die Kontraktion einbezogenen Muskelfilamente und von der Geschwindigkeit ihrer Kontraktion ab. Die Kontraktion der Muskulatur ist ein stark energieverbrauchender Prozeß und hängt bei Dauerbelastungen von der Geschwindigkeit der Resynthese des ATP ab (Abb. 38). Sind die Energieträger, welche die schnelle Resynthese des ATP bewirken, verbraucht (z. B. Creatinphosphat, Glycogen), so erfolgt die muskuläre Vortriebsleistung langsamer. Sie wird bei Langzeitbelastungen durch überwiegende Fettverbrennung gesichert. Aus der Sportpraxis ist bekannt, daß die 100-m-Leistung nicht auf Laufstrecken längerer Dauer übertragbar ist. Mit zunehmender Streckenlänge kommt es immer zu einem physiologisch bedingten exponentiell verlaufenden Leistungsabfall. Ziel der modernen Trainingsmethodik ist es, den physiologisch gegebenen Leistungsabfall bei längeren Distanzen in den Sportarten zu verringern.

Abbildung 37
Schematische Darstellung der Muskelkontraktion. Der Abbau des Adenosintriphosphats (ATP) zu Adenosindiphosphat (ADP) liefert die Energie für das Lösen der Myosinköpfchen von den Actinfilamenten bei der Muskelkontraktion. Diese wird durch Calciumfreisetzung im sarkoplasmatischen Retikulum ausgelöst.

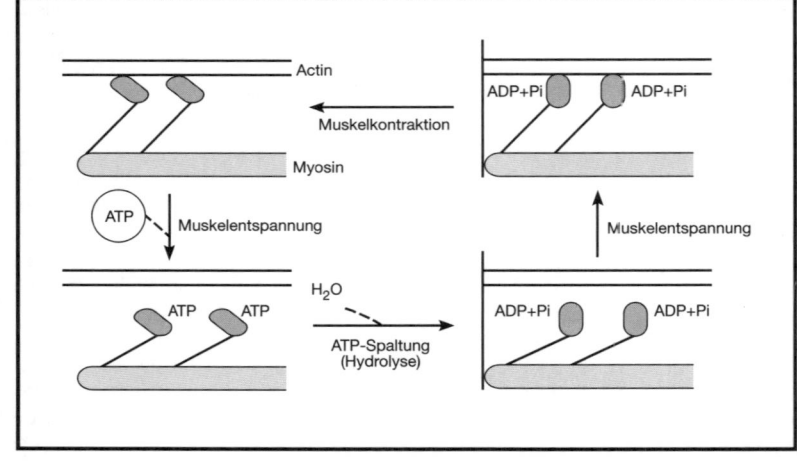

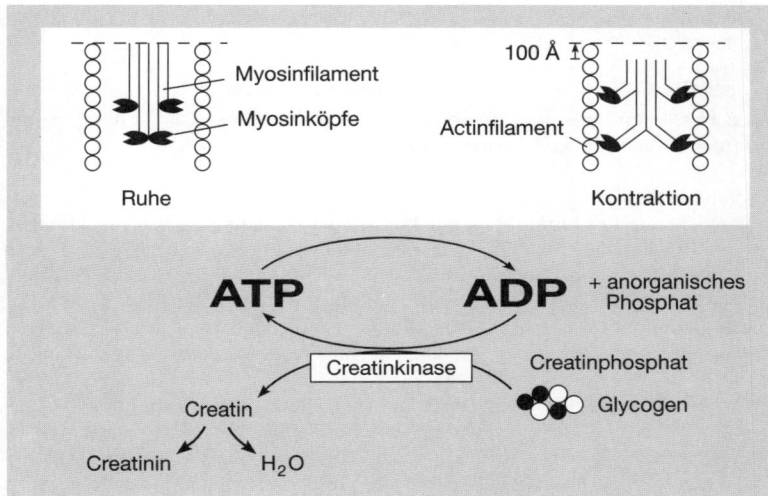

Abbildung 38
Creatinphosphat und Glycogen sind die unmittelbaren Substrate, die energetisch die Resynthese des Adenosindiphosphats (ADP) zu Adenosintriphosphat (ATP) bewirken. ATP hat eine »Weichmacherfunktion«, es bewirkt die Lösung der Myosinköpfe von den Actinfilamenten, die sich bei der Muskelkontraktion miteinander verbunden haben.

Zusammenfassung

Die Muskelkontraktion ist ein energieverbrauchender Prozeß und wird durch Impulse der Motoneuronen ausgelöst, die an der motorischen Endplatte Calciumionen aktivieren. Die Calciumionen aktivieren die ATPase, welche das ATP in den Myosinköpfchen zu ADP spaltet. Der Ablauf der Muskelkontraktion wird durch die Gleittheorie erklärt. Seitliche Fortsätze der Myosinfilamente (Myosinköpfchen) heften sich durch eine chemische Reaktion an den Actinfilamenten fest. Die Zahl der Bindungsbrücken macht die Stärke der Muskelkontraktionen aus. Die bei der ATP-Spaltung freiwerdende Energie wird für das Lösen der Myosinköpfchen von den Actinfilamenten benötigt. Energiemangel erhöht die Muskelspannung.

Struktur- und Funktionsveränderung des Muskels durch Training

Mit der Einführung der Muskelbiopsie durch BERGSTRÖM (1962) wurden in den nachfolgenden Jahren entscheidende Erkenntnisse zur Veränderung von Struktur und Funktion des Muskels durch Training gewonnen. Die aus Tierversuchen gewonnenen Erkenntnisse zum Einfluß des Trainings auf die Muskulatur haben sich nur prinzipiell als zutreffend erwiesen und wurden hinsichtlich der Sportartspezifik der Adaptation der Muskulatur wesentlich erweitert. In der Beurteilung der Muskulatur durch Training stehen folgende Kriterien im Vordergrund:

- Muskelfaserfläche,
- Kapillarisierung,
- Stoffwechselverhalten,

- Substrate,
- Enzymaktivität und
- Ultrastruktur.

Aus dem Bioptat kann auch die individuelle Verteilung der schnell und langsam kontrahierenden Muskelfasern bestimmt werden.

Muskelfaserverteilung

Mit histochemischen Färbemethoden können die Muskelfasern in schnell kontrahierende FT-Fasern (fast twitch fibres) und langsam kontrahierende ST-Fasern (slow twitch fibres) differenziert werden. Die Faserverteilung ist erblich festgelegt und kann durch Training nicht verändert werden. Zur Beurteilung der Faserverteilung wird der M. vastus lateralis (seitlicher Anteil des vierköpfigen Schenkelstreckers) herangezogen. Die Biopsie dieses Muskels hat das geringste Risiko.

Die Mehrzahl der Untrainierten weist ein etwa gleich großes Verteilungsverhältnis von STF zu FTF auf. Die nachträgliche Bewertung von Sporttalenten zeigte, daß Personen mit höheren Anteilen von STF in den Ausdauersportarten erfolgreich waren. Hingegen hatten die Sprinter in ihren Disziplinen in der Regel stets höhere FTF. Ausdauersportler haben im Durchschnitt 65–85% ST-Fasern, Sprinter und Schnellkraftsportler 60–70% FT-Fasern (COSTILL et al., 1976). Hohe Anteile von FTF weisen prinzipiell die Anlage für Schnelligkeit aus, garantieren diese aber nicht, wenn nicht durch geeignetes Training die koordinative Verschaltung der Muskulatur für schnellen Bewegungsvortrieb entwickelt wird.

Muskelfaserfläche

Widerstandsbetontes Training führt zur *Hypertrophie* der Muskelfasern (GOLL-NICK et al., 1973; COSTILL et al., 1976). Von einem bestimmten Ausgangszustand der Muskelfaserfläche kann diese in unterschiedlicher Richtung adaptiert werden. Wird die Muskulatur nur durch Ausdauertraining beansprucht, so kann sich die Faserfläche verkleinern. Hingegen bewirkt Widerstandstraining bis hin zum Maximalkrafttraining Muskelfaserhypertrophie (Abb. 39). Sportler haben aufgrund der ständigen Muskelbeanspruchung eine größere Faserfläche als Untrainierte. Frauen erreichen keine so große Faserfläche wie Männer. Damit ist morphologisch eine Ursache für die geringere Kraftleistung der Frau vorgegeben, die etwa 20% niedriger ist als die des Mannes.

Die Fläche (Faservolumen) der FTF ist meist größer als die der STF, das Verhältnis beträgt 1,3 zu 1,0. Durch bestimmte Trainingsformen kann sich diese Proportion verändern; insbesondere nimmt durch langsames Ausdauertraining die STF-Fläche zu. Die Hypertrophie der Muskulatur wird nur so lange aufrechterhalten, wie der Belastungsreiz anhält. Die Muskelfaserhypertrophie beruht hauptsächlich auf der Zunahme der Menge kontraktiler Proteine. Entscheidend für das Auslösen der Muskelfaserhypertrophie ist das nervale Reizmuster, welches durch die gewählte Trainingsmethode praktisch vorgegeben wird. Die Neubildung von Muskelfasern durch Muskeltraining ist durch Bildung von Satellitenzellen nachgewiesen worden (APELL et al., 1988).

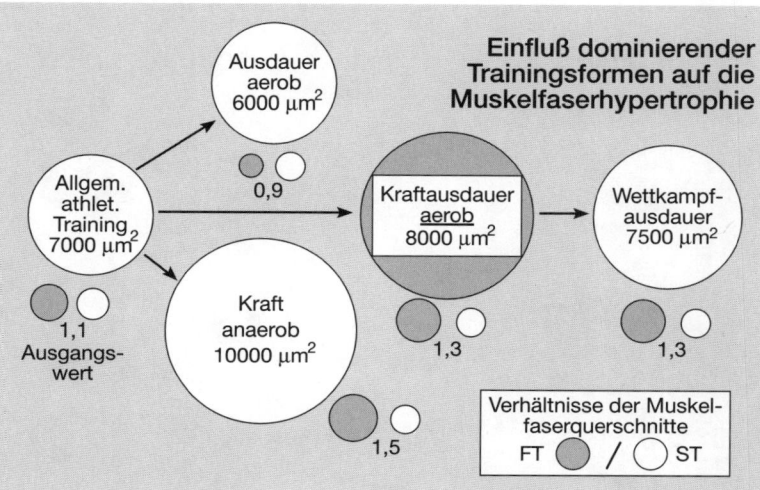

Einfluß dominierender Trainingsformen auf die Muskelfaserhypertrophie

Ausdauer aerob 6000 μm²

Allgem. athlet. Training 7000 μm²

0,9

Kraftausdauer aerob 8000 μm²

Wettkampf-ausdauer 7500 μm²

1,1
Ausgangs-wert

Kraft anaerob 10000 μm²

1,3

1,3

1,5

Verhältnisse der Muskel-faserquerschnitte
FT / ST

Abbildung 39
Modellvorstellung von der Auswirkung eines aeroben Ausdauertrainings und eines intensiven Krafttrainings (Maximalkrafttraining) bei einem allgemein athletisch guten Trainingszustand auf die Muskelfaserhypertrophie. Zur Erhöhung der Ausdauerleistung ist ein widerstandsbetontes Ausdauertraining (Kraftausdauertraining) zweckmäßig. Durch Wettkämpfe geht das Kraftausdauerpotential in der Muskulatur wieder etwas zurück (FT = schnell kontrahierende Muskelfasern; ST = langsam kontrahierende Muskelfasern).

Bei Trainingsunterbrechung erfolgt der Verlust an Muskelmasse in der hyptertrophierten Muskulatur schneller als in der normal entwickelten Muskulatur.

Kapillarisierung

Durch Training kann die Zahl der beanspruchten Kapillaren erhöht werden (ANDERSON, 1977). Sowohl Ausdauer- als auch Krafttraining können die Kapillarisierung verdoppeln. Damit ist höhere und längere Muskelbeanspruchung möglich. Die Kapillarversorgung der einzelnen Muskelfasern ist unterschiedlich, die FTF werden von durchschnittlich 4 und die STF von durchschnittlich 3 Kapillaren versorgt. Die morphologisch nachweisbare Zunahme der Kapillarisierung einzelner Muskelfasern bei Trainierten sagt noch nichts über die tatsächliche Durchblutung bei Belastung aus. Ausdauertrainierte haben im vergleichbaren Muskelfaserversorgungsareal einen etwa 40% höheren Kapillarisierungsgrad als Untrainierte. Wahrscheinlich werden durch sportliches Training keine Kapillaren neu gebildet, sondern angelegte funktionell erschlossen. Anatomisch nachgewiesene Kapillarneusprossungen haben für die physiologischen Bedingungen des Trainings keine Bedeutung und sind in Fachkreisen umstritten. Der auslösende Reiz für die Verbesserung der Muskeldurchblutung beim sportlichen Training ist der Energiemangel in der belasteten Muskulatur.

Stoffwechsel der Muskelfasern

Durch Training kann die Stoffwechseleigenschaft der Muskelfaser deutlich verändert werden. Die Veränderung der Stoffwechseleigenschaften der Fasern durch Training darf nicht mit der genetisch vorgegebenen Verteilung von schnell und langsam kontrahierenden Fasern verwechselt werden, die durch Sport nicht veränderbar ist.

Abbildung 40
Veränderung der Substratdepots durch Ausdauertraining. Die Glycogenspeicher in Muskulatur und Leber nehmen bei diesem Training zu, hingegen nehmen die Fettspeicher ab. Die Muskelhypertrophie erhöht die Menge der Struktur- und Funktionsproteine.

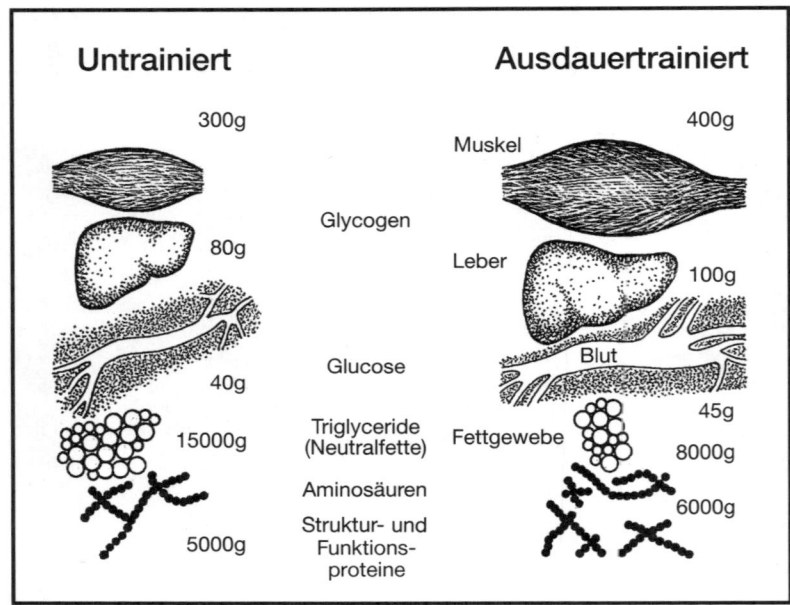

Die Stoffwechselleistung verändert sich nur in den Muskelfasern, die tatsächlich in das Motorikprogramm einbezogen wurden. Intensive Belastungen kurzer Dauer vergrößern die glycolytische Kapazität des Muskels, insbesondere in den FTF. Hingegen nimmt durch Ausdauertraining die oxidative Kapazität in ST- und FT-Fasern zu. Der Anstieg der oxidativen Stoffwechselleistung in den ST-Fasern hat wesentlichen Einfluß auf die Zunahme der maximalen Sauerstoffaufnahme.

Substrate

Das bei körperlicher Belastung am häufigsten beanspruchte Substrat ist das Glycogen in Muskulatur und Leber. Der Glycogengehalt in der Leber sichert die Aufrechterhaltung der Glucosehomöostase bei längerer Belastung. Die ständige Entleerung der Substratdepots in Leber und Muskulatur führt zur Vergrößerung dieser. Die Zunahme der Glycogenspeicher ist eine wesentliche Anpassung an Ausdauertraining (Abb. 40). Durch Ausdauertraining kann sich der muskuläre Glycogenspeicher verdoppeln. In Ruhe beträgt der Glycogengehalt der Muskulatur 1,5–2,0 g/100 g FG und kann bis auf 3,0 g/100 g FG ansteigen. Insgesamt erhöhen sich die Glycogenspeicher in der trainierten (belasteten) Muskulatur von etwa 300 g auf etwa 500 g. Das Leberglycogen steigt von 60 g auf etwa 120 g bei Sportlern an. Durch Schnelligkeitstraining nehmen die energiereichen Phosphate zu. Langzeitausdauertraining führt zur Zunahme der intramuskulären Fettspeicher, der Triglyceridspeicher erhöht sich von 800 g auf etwa 2000 g. Damit sichert sich der Muskel eine stabile Energiequelle in der Nähe der Mitochondrien.

Enzymaktivität

Ein Kriterium der veränderten Stoffwechselsituation im Muskel ist die Enzymaktivität, besonders jene der Schlüsselenzyme. Veränderungen in der muskulären Stoffwechselleistung werden anhand der Aktivitätsveränderungen der aeroben und anaeroben Enzyme beurteilt. Bevorzugt werden Citratsynthetase und Succinatdehydrogenase als oxidative Schlüsselenzyme für die Beurteilung der Wirkung des Ausdauertrainings bestimmt. Die Citratsynthetase steigt von 400 µmol/ s × kgFM bei Untrainierten auf 800 µmol/s × kgFG bei Ausdauertrainierten im Durchschnitt an. Ausdauertraining vermindert das glycolytische Potential, wenn nicht zwischendurch Reize zu seinem Erhalt erfolgen. Kennzeichen für die Dominanz der Ausdauer im Muskelstoffwechsel ist die nachlassende Lactatmobilisation bei gleichzeitiger Zunahme der maximalen Sauerstoffaufnahme. Die im Ergometerversuch bestimmte maximale O_2-Aufnahme repräsentiert bei ihrer Veränderung zugleich auch Verlagerungen im aeroben Potential der Muskelzellen. Zur Beurteilung der Entwicklung der anaeroben Leistungsfähigkeit dient die Aktivität der Lactatdehydrogenase. Die Erhöhung der Aktivität der glycolytischen Schlüsselenzyme ist die Voraussetzung für die Zunahme der Lactatmobilisation. Zum anderen müssen die Trainingsreize zur Entwicklung des anaeroben Potentials so bemessen sein, daß überwiegend mit Lactatkonzentrationen über 8 mmol/l trainiert wird.

Ultrastruktur

Für den Leistungssport sind die Mitochondrien die maßgeblich interessierende Ultrastruktur im Muskel. Durch elektronenmikroskopische Untersuchungen wurde nachgewiesen, daß Ausdauertraining zur Zunahme von Volumen, Dichte und Stärke der Cristae der Mitochondrien führt. Die Zunahme des Mitochondrienvolumens steht zur engem Zusammenhang zur Sauerstoffaufnahme (HOPPELER et al., 1973). Die innere Membranoberfläche der Mitochondrien erhöht sich von 1,88 m² bei Untrainierten auf 2,77 m² bei Ultralangstreckenläufern (HOWALD, 1982).

Zusammenfassung

Die beim sportartspezifischen Bewegungsablauf auf die Muskelfasern einwirkenden nervalen Impulse entscheiden die Richtung der funktionellen und morphologischen Anpassung. Durch Training verändert der Muskel seine Kontraktionsgeschwindigkeit, erhöht seine Kraft und ist bei längerer Beanspruchung ermüdungsresistenter. Durch Anpassung an die jeweiligen Trainingsmethoden vergrößern sich die Substratspeicher, erhöhen und verändern sich der Anteil der aeroben und anaeroben Arbeitsfähigkeit, verbessert sich die Blutversorgung und es kommt zu Muskelfaserhypertrophie. Muskelbioptische Untersuchungen können diese strukturellen Veränderungen quantifizierbar machen; sie sind aber keine Routinemethode!

Muskuläre Balance

Für das sportartspezifische Training ist das Aufrechterhalten des *arthromuskulären Gleichgewichts* erforderlich. Einseitiges sportartspezifisches Training führt mit Sicherheit nach bestimmter Zeit zu muskulären Dysbalancen. Dieses ist ein normaler Mechanismus der funktionellen Optimierung der Muskelarbeit. Allerdings wurde in der Sportpraxis die Erfahrung gesammelt, daß das Überschreiten eines bestimmten Grades muskulärer Dysbalance zu ernsten Störungen im Leistungstraining führt. Die starke Dysbalance in einigen Muskelgruppen bleibt nicht auf die Muskulatur begrenzt, sondern wirkt sich nachteilig auf die Gelenkfunktion aus. Die Folge ist eine Instabilität in der Gelenkfunktion, und im weiteren Verlauf hoher Trainingsbelastungen kann das gestörte arthromuskuläre Gleichgewicht vorzeitigen Abbau von Gelenkknorpel verursachen. Die Verletzungen der Muskulatur häufen sich.

Deshalb hat die ständige Prüfung des arthromuskulären Gleichgewichts praktische Bedeutung. Zur Prüfung verkürzter und abgeschwächter Muskelgruppen wurde der klinische Muskeltest im Bereich des Sports entwickelt (JANDA, 1986; SCHMIDT et al., 1983).

Die Muskelkraft wird nach 3 Stufen (Stufe 3, 4, 5) beurteilt, die 50%, 75% und 100% des entgegengebrachten Widerstandes bei vorgegebener Bewegung entsprechen. Folgende Muskeln, die besonders zur Verkürzung neigen, werden geprüft:

1. M. triceps surae (dreiköpfiger Wadenmuskel)
2. M. iliopsoas (Lenden-Darmbein-Muskel)
3. M. rectus femoris (gerader Schenkelmuskel)
4. M. semitendinosus, M. semimembranosus, M. biceps femoris (ischiocrurale Muskelgruppe, Kniegelenksbeuger)
5. Mm. adductores, M. gracilis und M. pectineus (Adduktoren, Schenkel-Anzieher)
6. M. quadratus lumborum (viereckiger Lendenmuskel)
7. M. erector spinae (tiefe lange Rückenstrecker)
8. M. trapecius pars descendens (absteigender Teil des Kapuzenmuskels)
9. M. pectoralis major (großer Brustmuskel)

Von den Muskeln, die nicht immer ausreichend gekräftigt werden und deshalb zur Abschwächung neigen, werden geprüft:

1. M. glutaeus maximus (großer Gesäßmuskel)
2. M. glutaeus medius (mittlerer Gesäßmuskel)
3. M. rectus abdominis (gerader Bauchmuskel)
4. Mm. rhomboidei, M. trapecius, M. serratus anterior (Schulterblattadduktoren: Rautenmuskeln, Kapuzenmuskel, Sägemuskel)
5. Mm. scaleni, M. longus colli et capitis, M. sternocleidomastoideus (Beuger des Halses)

Die Durchführung des klinischen Muskeltests erfordert Sachkenntnis über Muskel- und Gelenksfunktion. Längere methodische Einarbeitung gewährleistet sichere Urteile. Diese Tests werden überwiegend von Sporttherapeuten und Krankengymnasten ausgeführt (FREIWALD, 1989). Die Muskeln, die als verkürzt diagnostiziert werden, also ständig hohe Restspannung aufweisen, müssen ständig gedehnt werden (SCHNACK, 1992). Wird das Dehnen von Muskeln vor und nach dem Training vernachlässigt, dann sind Verletzungen vorprogrammiert. Neben der Muskeldehnung vor jeder Sportausübung ist die Erwärmung der Muskulatur für 5–10 Minuten obligater Bestandteil sinnvollen Trainings. Wird eine Abschwächung von Muskeln durch den Muskeltest festgestellt (z. B. die Bauchmuskulatur), so müssen diese zum Erhalt des muskulären Gleichgewichts durch geeignete Übungen ständig gekräftigt werden.

Im Rahmen der Vorbeugung von Verletzungen der Muskulatur im Training haben die Erwärmung und die Dehnung bestimmter Muskelgruppen einen hohen Stellenwert. Zur Aufrechterhaltung der muskulären Balance gehört auch die Kräftigung der zur Abschwächung neigenden Muskeln. Durch die Ausführung des klinischen Muskeltests können verkürzte und abgeschwächte Muskeln diagnostiziert werden.

Zusammen-fassung

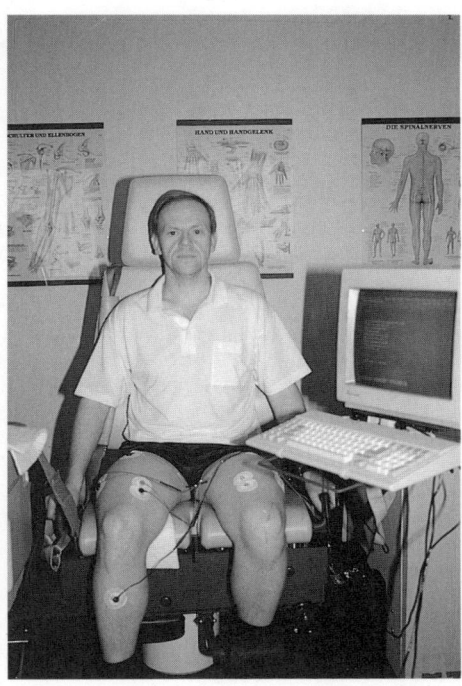

Schmerzfreie Messung der Kraftwerte der Oberschenkel-muskulatur mit Hilfe eines speziellen Meß- und Trainingsgeräts (Cyber 340) unter gleichzeitiger Ableitung der elektrischen Aktivität der Muskulatur (EMG).

Bestimmung der körperlichen Leistungsfähigkeit

Die Bestimmung der körperlichen Leistungsfähigkeit ist mit zahlreichen Methoden möglich. Die einfachste Möglichkeit ist, die sportliche Leistung selbst zum Bewertungskriterium zu nehmen. Damit ist aber unbekannt, auf welcher organismischen Grundlage die Leistung zustande kommt. Angefangen hat die Diagnostik mit einfachen und in der Dosierung zu niedrigen motorischen Prüfverfahren. Die Funktions- und Leistungsdiagnostik wurden ständig weiterentwickelt und sind inzwischen im Sport zur Unterstützung des Trainings unentbehrlich geworden. Das Leistungsniveau ist Kriterium für die Testauswahl. Die Grundprinzipien der Testtechnologie werden inzwischen international angewendet. Bereits die Bestimmung der allgemeinen Leistungsfähigkeit ist Anlaß zur Leistungsdiagnostik. Als entscheidender Differenzierungsaspekt hat sich jedoch die Spezifität der Prüfbelastung erwiesen. Das Ergebnis einer Untersuchung ist um so präziser, je adäquater die trainierten Muskelgruppen geprüft werden. Es wäre wenig glaubhaft, wollte man die Schwimmleistung von Spitzenschwimmern durch Fahrradergometerbefunde begründen.

ALLGEMEINE KÖRPERLICHE LEISTUNGS- FÄHIGKEIT

Für die Aufnahme des regelmäßigen sportlichen Trainings ist eine bestimmte Tauglichkeit Voraussetzung. Für die Beurteilung der sportlichen Leistungsfähigkeit eignen sich mehrere Methoden. In der Sportmedizin haben sich *motorische Prüfbelastungen* bewährt. Dabei wird das Regulationsverhalten verschiedener Funktionssysteme geprüft. Die Belastung erfolgt durch Anwendung standardisierter Prinzipien. Unterschieden werden *Funktionsdiagnostik* und *Leistungsdiagnostik*. Bei der Funktionsdiagnostik wird das Verhalten der geprüften Funktionssysteme unter vorgegebenen Belastungsbedingungen (z. B. Laufband, Ergometer) beurteilt. Urteile zur Leistungsfähigkeit beziehen sich auf die erreichte Leistung (Watt, Geschwindigkeit) auf submaximalen und maximalen Stufen unter Einschluß der dabei erfolgten Beanspruchung der Funktionssysteme. Im Test werden beide Diagnostikstrategien meist miteinander gekoppelt.

Die Funktions- und Leistungsdiagnostik im Labor haben deshalb einen hohen Stellenwert erlangt, weil der sportlichen Leistung nicht anzusehen ist, auf welcher biologischen Grundlage sie entwickelt wurde. Höhere sportliche Leistungsfähigkeit ist nur durch Steigerung der Trainingsbelastung zu erreichen. Das betrifft den Freizeitsport genauso wie den Leistungssport. Ob der eingeschlagene methodische Weg zur Leistungsverbesserung auch tatsächlich wirksam ist, kann durch die Prüfbelastung im Labor festgestellt werden.

Bestandteile der sportmedizinischen Diagnostik sind:

■ Gesundheitsdiagnostik (Tauglichkeitsurteile),
■ Funktionsdiagnostik und
■ Leistungsdiagnostik.

Motorische Belastungstests

Die sportliche Leistung kann selbst zur Grundlage einer Leistungsprüfung genutzt werden. Dieses Vorgehen hat sich im Schulsport (Sportzensur) oder beim Erwerb von Sportabzeichen (Normwertvorgabe) bewährt. Im Vordergrund dieser Leistungsprüfungen steht der Entwicklungsstand der konditionellen Fähigkeiten Ausdauer, Kraft, Schnelligkeit und Koordination.

12-Minuten-Lauftest (COOPER-Test)

Dieser Test hat eine Vorzugstellung erlangt, weil das Ergebnis des Laufes über 12 Minuten oder 3000 m eng mit der maximalen Sauerstoffaufnahme im Zusammenhang steht. Aus der zurückgelegten Laufstrecke in festgelegter Zeit kann direkt auf die Ausdauerleistungsfähigkeit im Laufen geschlossen werden.

Physical working capacity (PWC$_{170}$)

Für dieses Prüfverfahren sind ein Fahrradergometer erforderlich und die Möglichkeit der Herzfrequenzmessung (Hf). Geprüft wird bei stufenförmig ansteigender Belastung. Kriterium der Leistungsfähigkeit ist die Steilheit des Hf-Anstiegs. Berechnet wird die erreichte Leistung bei der Hf von 170 Schlägen/Minute (Abb. 41). Voraussetzung ist die Belastung über 2–3 Stufen.

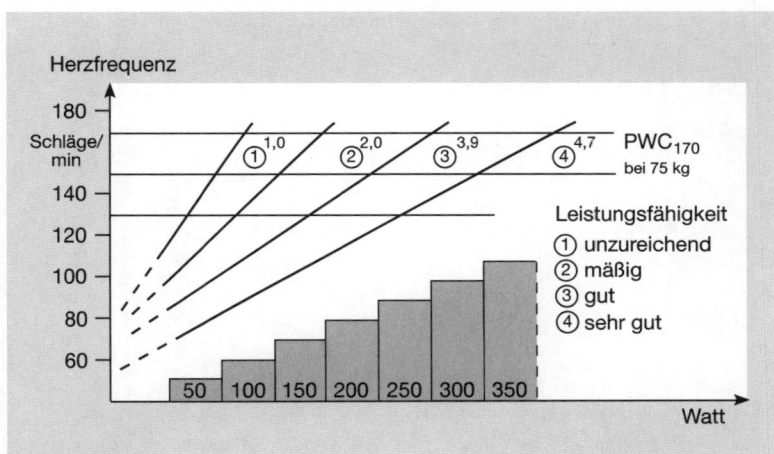

Abbildung 41
Veränderung der Anstiegssteilheit der Herzfrequenz (Hf) und damit der Physical working capacity (PWC$_{170}$) in Abhängigkeit von der Leistungsfähigkeit (nach NEUMANN, 1991).

Zusammen-fassung Motorische Belastungstests sind ein einfaches und auch repräsentatives Verfahren für die Beurteilung der allgemeinen Leistungsfähigkeit. In Verbindung mit der Beanspruchung der konditionellen Fähigkeiten Ausdauer, Kraft und Schnelligkeit dienen diese Tests zur Leistungsbeurteilung. Bevorzugt wird zur allgemeinen Beurteilung der Ausdauerleistungsfähigkeit ein Dauerlauf über 12 Minuten, bei dem der zurückgelegte Weg das Beurteilungskriterium ist.

Spiroergometrie

Dieses Prüfverfahren ist eine Kombination von Atemfunktionsdiagnostik (*Spirometrie*) und der Belastung auf dem Ergometer (*Ergometrie*).

Ergometrie

Bevorzugte Ergometer sind Fahrradergometer und Laufband. Die Leistung auf dem Fahrradergometer wird in Watt (W) gemessen.

$$1\ W = 1J/s = 0,102\ kpm/\ oder\ 1kp/s = 60\ km/min = 9,81\ W\ (10\ W).$$

Fahrradergometer

Auf dem Fahrradergometer wird die Belastung stufenförmig gesteigert (Abb. 42). Entsprechend der Leistungsfähigkeit der Probanden wird die Belastung bei 25 W (niedrige Leistungsfähigkeit) oder 50–100 W begonnen. Die Belastungssteigerung erfolgt alle 2–5 Minuten um 25–50 W. Die meisten deutschen Untersuchungsstellen bevorzugen 3 Minuten Belastungsdauer auf einer Stufe und Steigerungen um 50 W. Damit ist der Proband in durchschnittlich 15 Minuten erschöpfend belastet. Nicht immer ist das Erreichen der ergometrischen Ausbelastung Testziel. In diesem Fall wird die Belastung so dosiert, daß die Versuchsbeendigung auf festgelegter submaximaler Stufe erfolgt. Auf dem Fahr-

Abbildung 42
Wahl von Belastungsstufenhöhen bei der Fahrradergometrie bei niedriger Leistungsfähigkeit des Probanden.

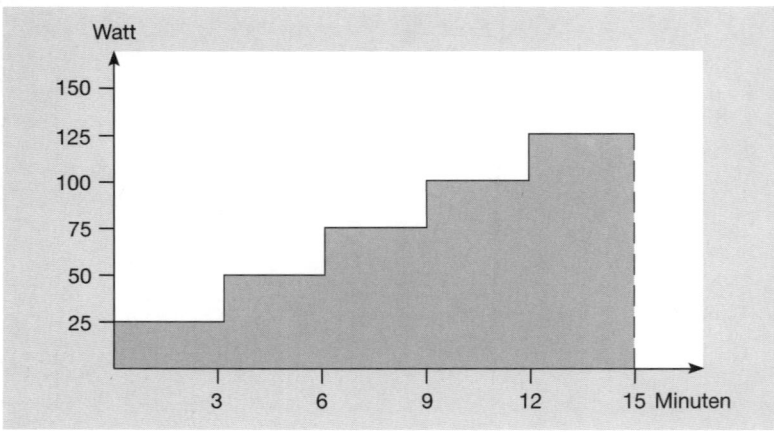

radergometer wird ohne Pause belastet, nicht aber auf dem Laufband. Im Ergometerversuch werden auf jeder Belastungsstufe Herzfrequenz, Sauerstoffaufnahme und Lactatkonzentration bestimmt; das gehört heute zum Standard.

Laufband
Auf dem Laufband läuft der Sportler entgegen der Bandumlaufgeschwindigkeit (Abb. 43). Das Maß der Leistung ist die Geschwindigkeit, die in m/Sekunde oder km/Stunde angegeben wird. Belastet wird auf unterschiedlich konstruierten

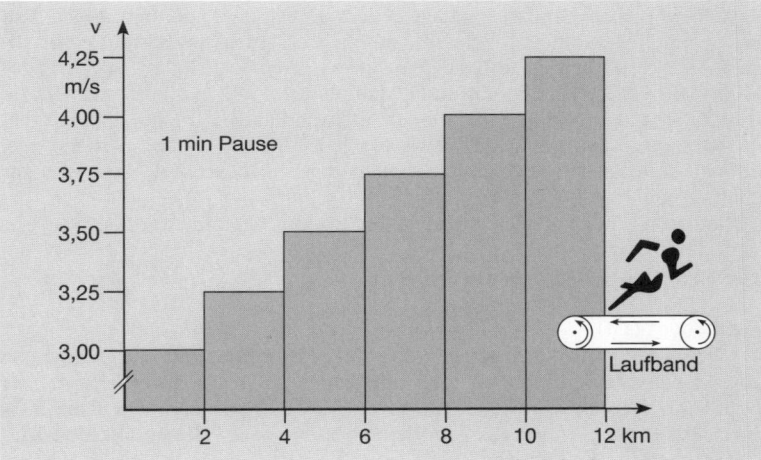

Abbildung 43
Praktische Durchführung einer Laufbandbelastung im Freizeit- und Leistungssport am Institut für angewandte Trainingswissenschaft (JAT) in Leipzig. Die Anfangshöhe der Belastung richtet sich nach der Leistungsfähigkeit. Orientiert werden sollte auf 4–6 Stufen mit einer Dauer von 2 km. Dieses Vorgehen ermöglicht praktische Hinweise für die Trainingssteuerung. Die Pause von je 1 Minute zwischen den Belastungsstufen dient zur Blutabnahme für Stoffwechselmeßgrößen (besonders Lactat).

Unteres Bild:
Original-Untersuchungsraum mit 2 breiten Laufbändern am JAT.

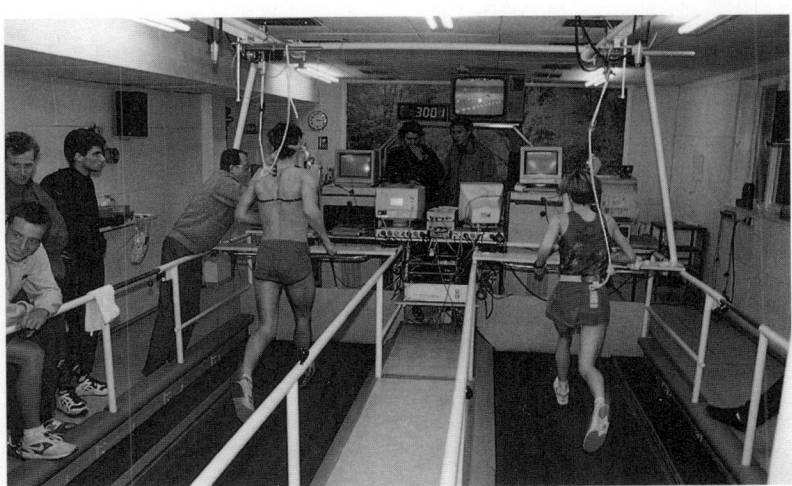

Abbildung 44
(rechte Seite)
Original Herz-
frequenz (Hf) bei
einem Fahrrad-
ergometer-Stufen-
test, gemessen mit
dem Sporttester
der Fa. Polar.
Während sich die
Hf am Belastungs-
anfang auf die
Belastungsstufen
von 5 Minuten
einreguliert, ist
das bei höherer
Belastung nicht
mehr der Fall;
Hier steigt sie
linear an.

Bändern. In den Laboren sind meist kleinere transportable Laufbänder anzutref-
fen. Diese sind zum Teil kippbar, so daß der Proband bergauf laufen muß. Damit
wird die obere Geschwindigkeitsgrenze bei erschöpfenden Belastungen niedriger
gehalten, die Bewegungsfrequenz bleibt niedriger. Für den Leistungssport werden größere, fest installierte Laufbänder genutzt.

Der Beginn der Belastung ist abhängig von der Leistungsfähigkeit und beträgt bei
Untrainierten etwa 2,5 m/Sekunde (9 km/Stunde). Sportler mit höherer Leistungsfähigkeit oder Läufer beginnen den Stufentest erst bei 4,0 m/Sekunde
(12 km/Stunde). Bei der Wahl der ersten Stufe ist darauf zu achten, daß die
Belastung in aerober Stoffwechsellage erfolgt. Die Stufendauer beträgt auf dem
Band meist 3 Minuten. Erfolgt die Laufbandbelastung unter sportartspezifi-
schem Aspekt, so werden festgelegte Strecken gelaufen (2000 m, 3000 m oder
4000 m). Bevorzugte Steigerungsraten sind bei der Laufbandbelastung 0,25 m/
Sekunde oder 2 km/Stunde. Größere Geschwindigkeitssprünge sind nur bei
hochtrainierten Läufern möglich. Zwischen jeder Belastungsstufe wird auf dem
Laufband eine Pause von 1 Minute eingehalten. In dieser Zeit wird Blut zur
Lactatbestimmung abgenommen.
Bei Erstuntersuchungen sollte stets ein Probelauf ausgeführt werden.

Meßgrößen in der Funktionsdiagnostik

Herzfrequenz (Hf)
Die Messung der Hf ist bei der Funktionsdiagnostik Standard. Technologische
Entwicklungen (z. B. Sporttester) ermöglichen das Ablesen der Hf von der
Armbanduhr. Ansonsten erfolgt jede zuverlässige Hf-Messung nach dem EKG-
Prinzip. Bei Probanden mit Risikoprofil läuft während der Belastung eine EKG-
Aufzeichnung fortlaufend mit.

Abbildung 45
Abnahme der
maximalen Herz-
frequenz (Hf) mit
der Zunahme des
Lebensalters. Von
der maximalen Hf
können die gün-
stigsten Bela-
stungsbereiche
(Trainingsberei-
che) abgeleitet
werden. Optimal
ist ein Ausdauer-
training bei 70 bis
80% der maxima-
len individuellen
Hf.

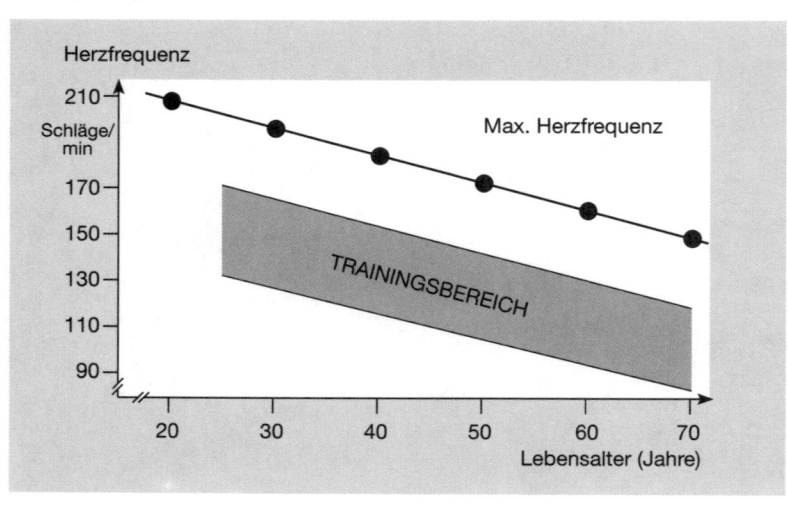

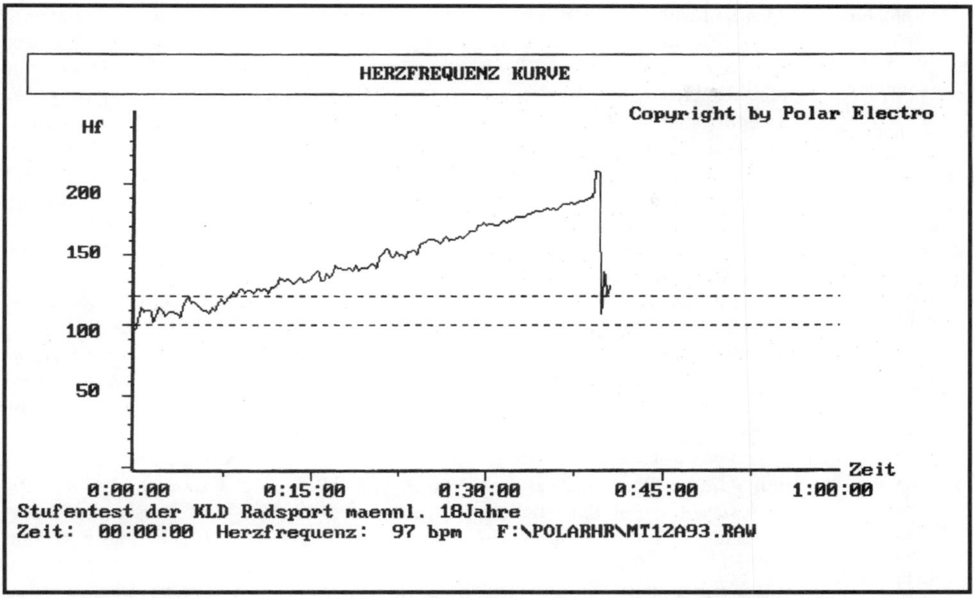

HERZFREQUENZ KURVE

Copyright by Polar Electro

Hf

200
150
100
50

Zeit

0:00:00   0:15:00   0:30:00   0:45:00   1:00:00

Stufentest der KLD Radsport maennl. 18Jahre
Zeit: 00:00:00 Herzfrequenz: 97 bpm   F:\POLARHR\MT12A93.RAW

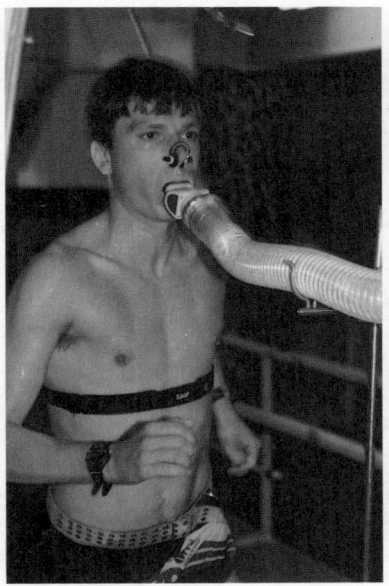
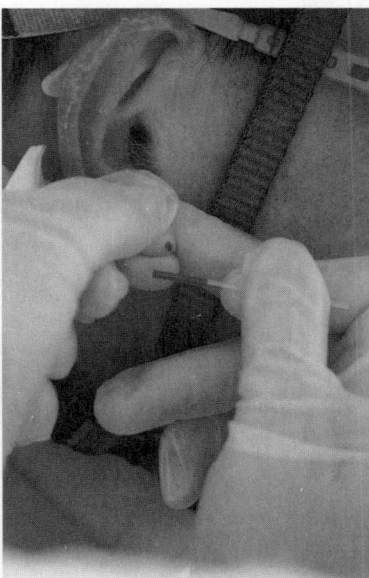

Linkes Bild:
Herzfrequenz-
messung mit dem
Polar-Sporttester.

Rechtes Bild:
Kapillarblutent-
nahme aus dem
Ohrläppchen zur
Lactatbestim-
mung.

Abbildung 46
(rechte Seite)
Schematische Darstellung von Sauerstoffaufnahme und Lactatbildung bei 3 unterschiedlich hohen Modellbelastungen. Das zu Belastungsbeginn mit zunehmender Belastungshöhe größer werdende Sauerstoffdefizit wird durch den anaeroben Stoffwechsel ausgeglichen, so daß die Leistung bewältigt werden kann. Übersteigt die Leistungsanforderung die aerobe Leistungsfähigkeit, wird während der Belastung ständig der anaerobe Stoffwechsel beansprucht (nach PICKENHAIN et al., 1993).

Das Kriterium in der Beurteilung des Verhaltens der Hf während der Belastung ist die *Steilheit des linearen Hf-Anstiegs* (Abb. 44, S. 103). Mit Verbesserung der Leistungsfähigkeit erfolgt der Anstieg der Hf flacher. Entsprechend bedeutet der steilere Hf-Anstieg im Vergleich zur Voruntersuchung Verschlechterung der Leistungsfähigkeit des Herz-Kreislauf-Systems oder der allgemeinen Leistungsfähigkeit. Neben der Prüfung des Anstiegsverhaltens der Hf wird noch die *maximale Hf* beurteilt. Die maximale Hf ist altersabhängig und nimmt mit zunehmendem Alter ab (Abb. 45, S. 102). Das hat auch Einfluß auf Trainingsbelastungen, die mit der Hf gesteuert werden.

Sauerstoffaufnahme

Zur vollständigen Leistungsprüfung gehört das Bestimmen der *maximalen Sauerstoffaufnahme* (VO_2max). Die VO_2max ist das repräsentative Maß für die aerobe Kapazität. Sie setzt sich zusammen aus der Leistungsfähigkeit der sauerstoffaufnehmenden, sauerstofftransportierenden und sauerstoffverwertenden Teilsysteme im Organismus. Demnach haben Lungenatmung, Blutkreislauf und Muskelgewebe den entscheidenden Einfluß auf die Sauerstoffaufnahme.

Bei Belastungsbeginn entsteht infolge der Trägheit des Anspringens der gesamten Sauerstofftransportkette ein Versorgungsdefizit. Der Gewebsbedarf an Sauerstoff ist höher als der mögliche Antransport. Dieser Zustand des Sauerstoffdefizits oder *Sauerstoffschuld* ist ein normaler physiologischer Vorgang, der durch die örtliche Energiereserven des Muskels ausgeglichen wird. Die vorübergehende Inanspruchnahme des anaeroben Stoffwechsels äußert sich im Lactatanstieg (Abb. 46).

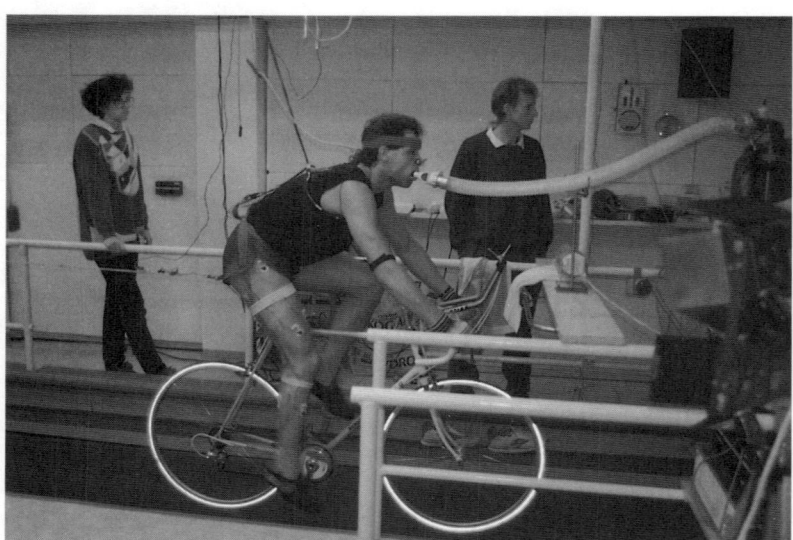

Messung der Sauerstoffaufnahmefähigkeit während eines Labortests auf dem Fahrrad.

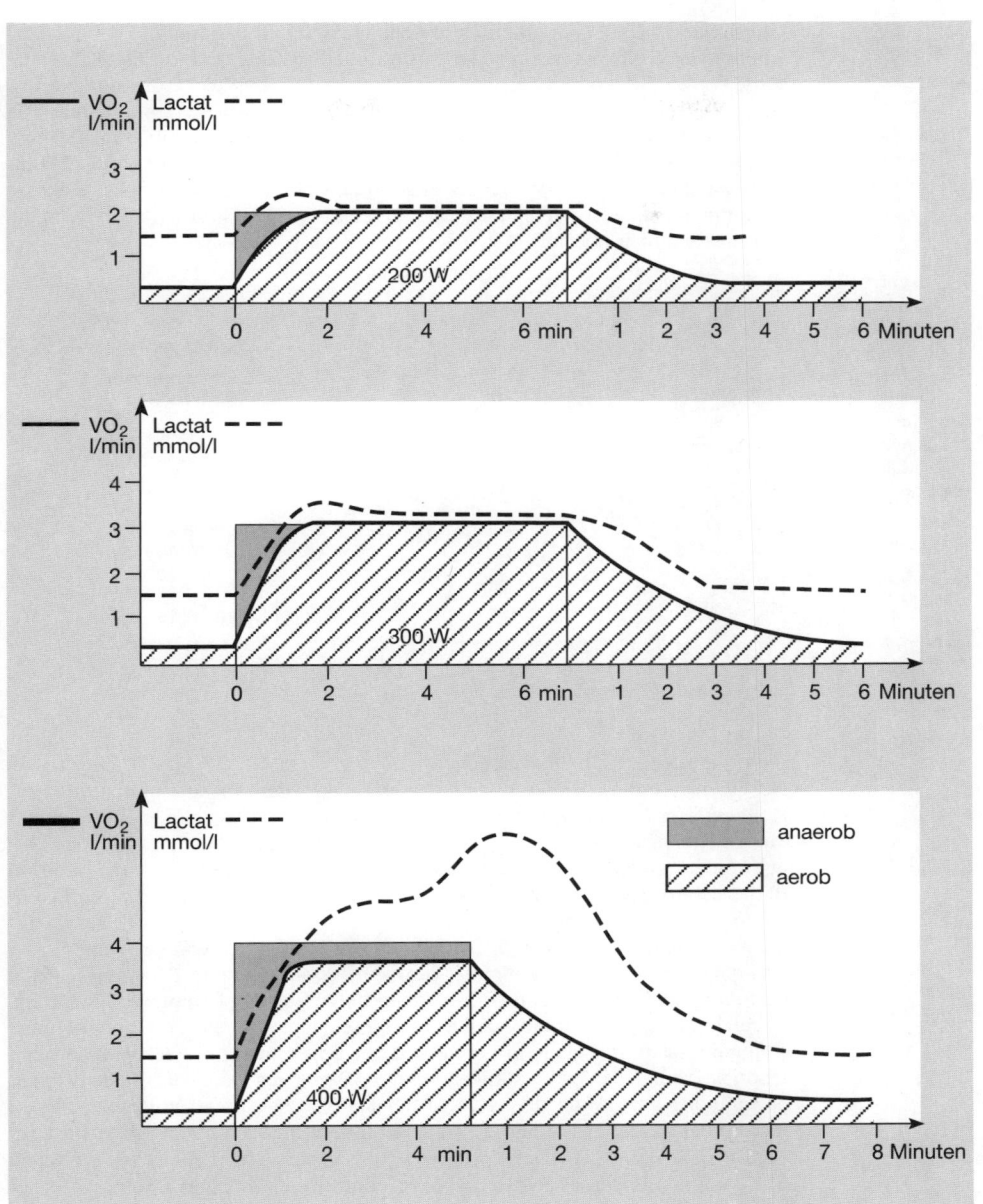

Untrainierte haben eine durchschnittliche maximale O_2-Aufnahme von 3 Liter/Minute; durch Training kann diese verdoppelt werden. Da die O_2-Aufnahme stark von der Körpergröße abhängig ist, wird für Vergleiche die relative O_2-Aufnahme errechnet (VO_2 ml/min × kg). Durch sportliches Training nimmt die maximale Sauerstoffaufnahme in Abhängigkeit vom Ausdauerinhalt im Training zu. Die Frau hat eine um durchschnittlich 10% niedrigere VO_2max als der Mann. Die Abnahme der Sauerstoffaufnahme mit zunehmendem Lebensalter steht im Zusammenhang mit dem realen Belastungszustand. Durch Freizeitsport kann die VO_2max deutlich über die Altersnorm ansteigen (Abb. 47).

Abbildung 47
Regulationsbereiche der maximalen Sauerstoffaufnahme in Abhängigkeit von Leistungsfähigkeit (Training) und Lebensalter (nach PICKENHAIN et al., 1993).

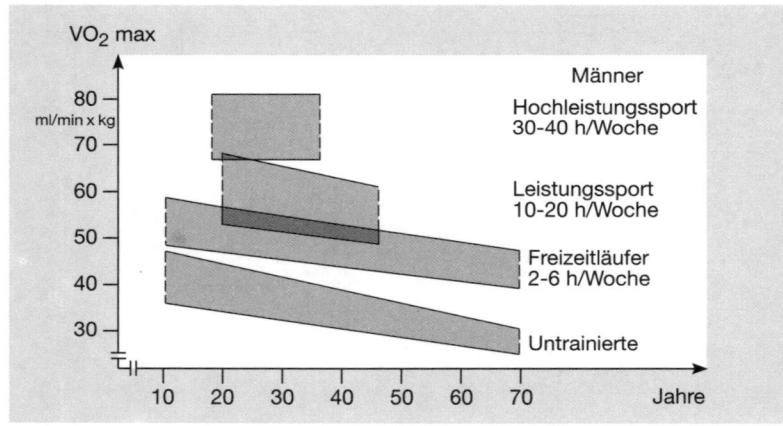

Aerob-anaerober Übergangsbereich
Bei Überschreitung der aeroben Leistungsfähigkeit der Muskulatur kommt es zur *Zunahme der Lactatkonzentration* im Blut. Normalerweise übersteigt die Lactatkonzentration in Ruhe nicht 1,2 mmol/l (0,5–1,4 mmol/l). Hier gibt es offensichtlich keinen großen Unterschied zum Trainingszustand. Die Lactatkonzentration ist das sicherste Kriterium für das Überschreiten der aktuellen *aeroben Stoffwechselschwelle*, die bei 2 mmol/l angenommen wird. Werden 4 mmol/l Lactat erreicht, so ist das Kriterium der *anaeroben Stoffwechselschwelle* erreicht. Zwischen Lactat 2 und 4 mmol/l wird der *aerob-anaerobe Übergangsbereich* postuliert. Der aerob-anaerobe Übergangsbereich ist ein komplexer Funktionszustand und betrifft nicht nur den Stoffwechsel, sondern auch andere Funktionssysteme. Aus praktischen Gründen wird zur Bestimmung des aerob-anaeroben Übergangsbereichs der Lactatmessung der Vorzug gegeben. Für die Schwellenbestimmung kann unter dem Aspekt der Sportarten und der unterschiedlichen Inhalte der Belastungssteuerung auch ein unterschiedlich hoher Lactatwert gewählt werden (Tab. 5). Dieser ist abhängig von der sportartspezifisch-typischen Belastungsintensität. Je kürzer die Wettkampfdistanz ist, desto höher wird der Schwellenwert als Leistungskriterium gewählt.

Tabelle 5 Zuordnung der Schwellen in der Lactat-Leistungskurve zu Inhalten des Trainings in Kurz-, Mittel- und Langzeitausdauersportarten (Neumann et al., 1993)

	Lactatschwellen (mmol/l)				
	2	3	4	7	10
Kurzzeitausdauer (30 s–2 min)			(×)	×	×
Mittelzeitausdauer (2–10 min)		(×)	×		
Langzeitausdauer I (10–30 min)		×	(×)		
Langzeitausdauer II (30–90 min)		×	(×)		
Langzeitausdauer III (90–360 min)	×	(×)			
Langzeitausdauer IV (über 360 min)	×	(×)			

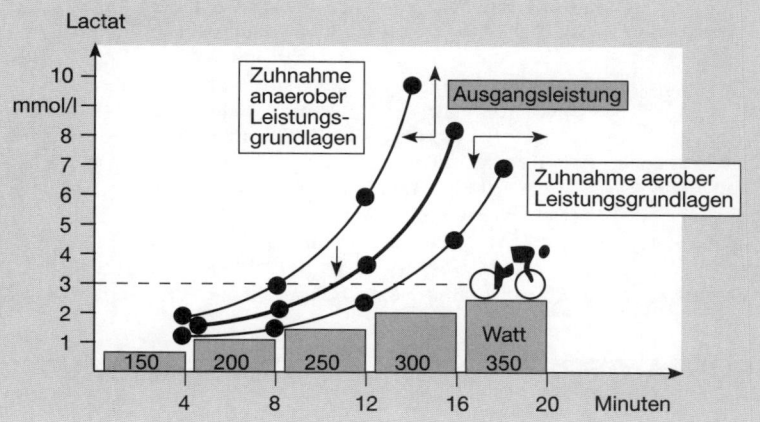

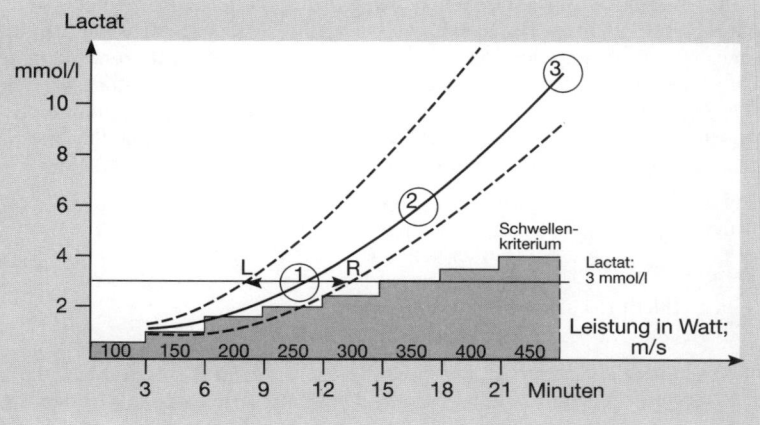

Abbildung 48 ▽
Verlauf der Lactat-Leistungskurve bei stufenförmig ansteigender Fahrradergometerbelastung. Durch Ausdauertraining kommt es meist zu einer Rechtsverschiebung der Kurve. Hingegen bewirkt intensives Kurzzeitausdauertraining eine Linksverschiebung. Als diagnostisches Beurteilungskriterium ist Lactat 3 mmol/l angegeben.

Abbildung 49 ▽▽
Beurteilungskriterien der Lactat-Leistungskurve.
① verdeutlicht das Niveau der submaximalen Leistungsfähigkeit bei Lactat 3 mmol/l. Leistungsverbesserung verschiebt die Kurve nach rechts.
② bedeutet die Beurteilung der Leistungsentwicklung im oberen Bereich des aerob-anaeroben Stoffwechseltrainings.
③ repräsentiert den oberen Punkt der Lactat-Leistungskurve und damit die anaerobe Mobilisationsfähigkeit (nach Pickenhain et al., 1993).

Aus der Beziehung der Lactatkonzentration zur Ergometer- oder Laufbandleistung wird eine *Lactat-Leistungskurve* bestimmt. Diese ist durch den exponentiellen Anstieg des Lactats gekennzeichnet. Bei Zunahme der aeroben Leistungsfähigkeit kommt es zur Rechtsverlagerung der Lactat-Leistungskurve (Abb. 48, S. 107). Diese ist ein sicheres Kriterium für die Zunahme der aeroben Leistungsfähigkeit. Das darf nicht mit der Bedeutung der maximalen Sauerstoffaufnahme als Maß der aeroben Kapazität gleichgesetzt werden. Mit der Diagnostik der Lactat-Leistungskurve wird immer nur ein Mittelteil der aeroben Leistungsgrundlagen bestimmt, die entscheidenden oberen Funktionsamplituden (VO_2max, maximale Hf und Atemminutenvolumen) fehlen aber (Abb. 49, S. 107).

Zusammenfassung Die Spiroergometrie ist ein bewährtes sportmedizinisches Untersuchungsverfahren zur Prüfung der körperlichen und sportlichen Leistungsfähigkeit. Die Funktions- und Leistungsprüfung beruht auf der Atemgasanalyse und stufenförmig ansteigenden Ergometerbelastungen (Fahrradergometer und Laufband). Beurteilungskriterien der Leistungsfähigkeit sind neben der erreichten Leistung (Watt oder Geschwindigkeit) die maximale Sauerstoffaufnahme und die Leistung bei festgelegter Lactatkonzentration. Die maximale O_2-Aufnahme ist ein Maß der aeroben Kapazität. Hingegen wird in der erreichten Leistung bei Lactat 3 oder 4 mmol/l ein Kriterium für die aerobe Leistungsfähigkeit gesehen. Die aerobe sowie aerob-anaerobe Leistungsfähigkeit werden aus der Lactat-Leistungskurve abgeleitet. Bei der Spiroergometrie wird das Ergebnis eines abgelaufenen Anpassungsprozesses geprüft, und dieses berechtigt noch nicht zu direkten Folgerungen für die unmittelbare Belastungsgestaltung im Training.

SPORTARTSPEZIFISCHE LEISTUNGSFÄHIGKEIT

Die meisten Leistungsprüfungen im Labor berücksichtigen nicht ausreichend die Sportartspezifik der muskulären Anpassung. Selbst das Fahrradergometer ist für Radrennfahrer nicht sportartspezifisch. Auf dem Fahrradergometer werden die biomechanischen Kriterien der Kraftübertragung im Vergleich zum Rennrad nicht erreicht. Um den Bedingungen des Trainings bei der Leistungsprüfung entgegenzukommen, wurde eine Reihe sportartspezifischer Ergometer entwickelt. Inzwischen werden folgende Spezialergometer (mit unterschiedlicher konstruktiver Ausführung) angewendet:

- Schwimmen   – Strömungskanal
- Rudern   – Ruderergometer
- Kanu   – Kanuergometer
- Radsport   – Spezialfahrradergometer
- Leichtathletik/Lauf – breite Laufbänder
- Skilanglauf   – kippbares breites Laufband für Skiroller

Mit diesen speziellen Ergometern kann die überwiegend trainierte Muskulatur unter Laborbedingungen belastet werden. Die Testprinzipien unterscheiden sich nicht wesentlich vom allgemeinen Belastungsstandard. Bei der sportartspezifischen Ergometrie werden die Lactat-Leistungskurve bestimmt und die maximale Sauerstoffaufnahme gemessen. Durch Versuche mit Sportlern einer Sportart auf verschiedenen Ergometern ist erwiesen, daß die funktionsdiagnostische Aussage sehr sportartbezogen ist. Läufer hatten bei Laufbandtests höhere Werte der VO_2max als bei Fahrradergometerbelastung. Ähnlich erging es Radsportlern, die beim Laufen auf dem Laufband in der Beurteilung ihrer aeroben Kapazität schlechter abschnitten als auf dem Fahrradergometer. Für die Bestimmung der sportartspezifischen Leistungsfähigkeit gibt es drei Möglichkeiten:

- sportartspezifischer Labortest,
- sportartspezifischer Feldtest und
- der Wettkampf in der Sportart selbst.

Diese Testformen können zur Unterstützung der mittelfristigen Trainingssteuerung eingesetzt werden. Die Bezeichnung der mittelfristigen Trainingssteuerung bezieht sich auf die Zeiträume der Unterstützung.
Im allgemeinen ist bei reizwirksamer Trainingsbelastung eine stabile Anpassung nach 6 Wochen zu erwarten (s. Kapitel »Umstellung und Anpassung an Trainingsbelastungen«).

Prinzipien sportartspezifischer Labor- und Feldtests
Bei diesen Tests wird die Streckenlänge auf jeder Belastungsstufe gleich gehalten. In der Regel ist die Streckenlänge beim Feldtest länger als beim Labortest. Die Belastungsdauer beträgt unabhängig von der Sportart 5–16 Minuten. Der Sinn längerer Belastungsstufen besteht darin, daß sich auf jeder Stufe ein Steady-state-Zustand einreguliert und sich das Gleichgewicht zwischen Lactatbildung und Lactatverteilung in den Kompartimenten einstellt. Wird bei höherer Belastungsintensität die Stufendauer zu kurz gewählt (z.B. 3 Minuten), dann wird das anfallende Lactat erst auf den höheren Belastungsstufen nachgewiesen. Dadurch wird bei Errechnung der Lactat-Leistungskurve eine höhere Leistungsfähigkeit angenommen, es werden falsche Folgerungen für das Training gezogen.
Beim Feldtest wird die Belastung abweichend vom Labortest gesteigert, die Belastungsvorgabe erfolgt nach Prozent der aktuellen Bestleistung. Die Maximalleistung wird auf sportartspezifisch kurzer Distanz ermittelt. Von dieser Bestleistung wird in 5%-Stufen die Leistung nach unten berechnet, so daß bei 70, 75, 80, 85, 90 und/oder 95% belastet werden kann. In bestimmten Sportarten wird noch eine feinere Unterteilung angewandt, die Belastungsstufen werden um 3% differenziert. Die Maximalbelastung wird zeitlich von den submaximalen Belastungsstufen abgesetzt, damit die nachwirkende Ermüdung den Testablauf nicht beeinflußt.
Für die *Bestimmung der Lactat-Leistungskurve* sind mindestens 3 Stufen erforderlich. Optimal sind 5–6 Stufen. Diese Stufenzahl ist deshalb erforderlich, damit drei Regulationsbereiche im Stoffwechsel getroffen werden:

- der aerobe Stoffwechselbereich,
- der aerob-anaerobe Übergangsbereich und
- der anaerobe bzw. maximale Leistungsbereich.

109

Mit der Zunahme der aeroben Leistungsfähigkeit verschiebt sich die Lactat-Leistungskurve nach rechts (s. Abb. 48, S. 107).

Bei der *mittelfristigen Trainingssteuerung* werden die Hf-Messung und Lactatbestimmung bevorzugt. Der Vorteil des Labortests ist, daß hierbei noch die Sauerstoffaufnahme gemessen werden kann. Bei der Entscheidung für den sportartspezifischen Labor- oder Feldtest fällt ins Gewicht, wie hoch die äußeren Störeinflüsse (Wind, Temperatur, Bodenbeschaffenheit, Profil) sind. Nach Prüfung von Vor- und Nachteilen beider Verfahren kann festgestellt werden, daß beide unter bestimmten Bedingungen notwendig sind (NEUMANN, 1992). Das gleichzeitige Messen von Hf und Lactat bei Tests ist deshalb sinnvoll, weil dadurch die Hf mit dem Lactat »eichbar« ist. Das Niveau der individuellen Hf-Regulation kann einer bestimmten Stoffwechselbeanspruchung zugeordnet werden. Der Sportler kann sich dann im täglichen Training verbindlicher nach dem Hf-Niveau orientieren. Allerdings bleibt die Hf-Lactat-Beziehung nicht immer gleich, sie verschiebt sich bei Leistungsverbesserung und -bedarf nach 4 Wochen einer Überprüfung.

Wettkampftest

Der Wettkampf selbst kann als Test zur Leistungsbeurteilung dienen. Dabei muß nicht die Originalwettkampfdistanz geprüft werden. Für jede Sportart gibt es repräsentative Strecken zur prinzipiellen Leistungsbeurteilung. In die Wettkampfleistung gehen mehr Faktoren ein als in die Testleistung. Entscheidend ist nicht, wie die Wettkampfleistung zustande kommt, sondern auf welchem Niveau sie sich befindet. Eine Leistung kann mit unterschiedlichen energetischen Komponenten erbracht werden. Als Hilfsmittel zur Beurteilung der energetischen Anteile einer Leistung kann die *Lactatkonzentration nach Belastungsende* genutzt werden. Bei gleicher Leistung hat der Sportler mit weniger Lactatbildung wahrscheinlich eine höhere aerobe Leistungsgrundlage als jener mit höherer Lactatkonzentration. Zur exakten Beurteilung der aeroben Leistungsgrundlagen eignen sich Stufentests im Labor oder am Trainingsort. Zur Begleitung des Trainingsprozesses sind alle Prüfformen (Labor-, Feld- und Wettkampftest) von Nutzen.

Zusammen-fassung Für die Beurteilung der sportartspezifischen Leistungsfähigkeit sind solche Prüfbelastungen erforderlich, die weitgehend den sportartspezifischen Bewegungsablauf berücksichtigen. Hierfür wurde die sportartspezifische Ergometrie im Labor entwickelt. Ergänzend zu diesen Verfahren wurden Feldstufentests in den Sportarten eingeführt, die auch die Bestimmung der Lactat-Leistungskurve ermöglichen. Für die mittelfristige Trainingssteuerung, bei der das erreichte Anpassungsniveau mit Labor- und Feldtests geprüft wird, eignen sich auch noch kürzere Wettkämpfe, die den Leistungsstand belegen.

STEUERUNG DER TRAININGSBELASTUNG

Im leistungsorientierten Training genügt es nicht mehr, nur mit methodischen Größen das Training zu kontrollieren. Für Trainer und Sportler ist es von Interesse zu erfahren, mit welchem *biologischen* Aufwand einzelne Trainingsbelastungen ausgeführt werden. Daraus können Folgerungen für weitere Belastungssteigerungen gezogen werden.

Körpergewichtskontrolle

Das regelmäßige Bestimmen der Körpermasse gehört zu den elementaren und wesentlichen Prüfungen der Energiebilanz. Die nach dem Training regelmäßig nachweisbaren Gewichtsreduzierungen sind keine echte Massenabnahme, denn sie beruhen zu 85% auf Wasserverlust. Erst wiederholt am Morgen gemessene Gewichtsabnahmen lassen Schlüsse auf stabile Veränderung der Körpermasse zu. Im leistungssportlichen Training ist für Sportler in den Sommersportarten der Erwerb des »Winterspecks«, d. h. einer Massenzunahme von 2–3 kg, nichts Unnormales. Mit Zunahme der Gesamtbelastung und dosierter Energieaufnahme reguliert sich in der Regel das Gewicht wieder ein. Der Organismus schützt sich bei hoher Belastung vor Massenverlust, indem er die Proteinsynthese drosselt. Entscheidende Massenregulierungen sind stabil nur durch gleichzeitige Diätmaßnahmen möglich. Die Abnahme der Körpermasse wirkt sich in den Sportarten, die diese direkt befördern müssen (z. B. Lauf), leistungsfördernd aus. Die Abnahme der Körpermasse um 500 g bringt bereits Vorteile beim Lauf.

Vegetatives Nervensystem

Die Verträglichkeit hoher Trainingsbelastungen ist durch Kontrollen der Reaktion des vegetativen Nervensystems beurteilbar. Durch genaue Selbstbeobachtung der vegetativen Funktionen können bereits sichere Schlüsse über die Belastungsverträglichkeit gezogen werden. Störungen in der Wiederherstellung sind erkennbar, wenn die basale Hf (früh im Bett gemessen) über 6 Schläge ansteigt. Auch beginnende Gesundheitsstörungen erhöhen die Ruhe-Hf. Die Aktivierung der vegetativen Reaktionslage geht mit Erhöhungen der Konzentration der Catecholamine einher.

Belastungsintensität

Biologische Meßgrößen zur Beurteilung der Belastungsintensität sind Herzfrequenz und Lactat. Die *Hf-Messung* erfolgt in der Sportpraxis mit dem *Sporttester*, ein nach dem EKG-Prinzip arbeitendes zuverlässiges Meßsystem. Aufgrund der Wasserdichtheit der Meßuhr kann die Hf-Bestimmung überall erfolgen und nachträglich auch aufgezeichnet werden (NEUMANN et al., 1993). Die Belastungssteuerung mit der üblichen Pulsmessung ist für die Trainingssteuerung zu ungenau; die tatsächliche Hf wird durch die palpatorische Bestimmung um 8–12 Schläge/Minute unterschätzt. Durch die zu niedrigen palpatorischen Meßwerte wird dann eine höhere Intensität gefordert. Bei der Anwendung der Hf-Bestimmung zur Einhaltung der Belastungsintensität ist zu beachten, daß mit zunehmendem Alter die Hf unter Belastung abnimmt (s. Abb. 45, S. 102). Ältere

111

Abbildung 50
Empirisch gestützte Modellvorstellung von den Möglichkeiten der Ausdauerentwicklung. Je intensiver trainiert wird, desto schneller läßt sich die aerobe Leistungsfähigkeit entwickeln (A, B). Dieses Leistungsniveau ist aber von großer Instabilität gekennzeichnet. Optimal ist ein dominantes Training im aeroben Stoffwechselbereich bei Lactat <2 mmol/l. Hierbei erfolgt die Leistungsentwicklung langsamer, aber stabiler (C).

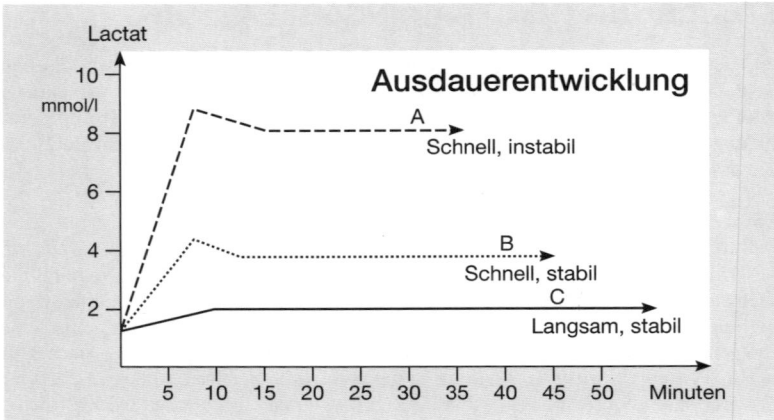

Sportler trainieren mit einer niedrigeren Hf als jüngere. Im Alternsgang wird die obere Hf ermittelt, indem von 200 das Lebensalter abgezogen wird. Der 50jährige hätte demnach bei 150 Schlägen/Minute zu trainieren (200 − 50 = 150). Dieser Richtwert kann unbedenklich um ± 10% verändert werden, weil die individuelle Hf-Regulation größere Unterschiede aufweist. Weiterhin ist empfehlenswert, die Belastungsintensität so zu wählen, daß bei 65–85% der maximalen Hf das Ausdauertraining erfolgt.

Die zweite Kontrollgröße zur Steuerung der Belastungsintensität ist Lactat. Nach der Hf-Messung ist die *Lactatbestimmung* die am häufigsten angewandte biochemische Meßgröße im Sport. Die Lactatkonzentration dient zur Differenzierung der Belastungsintensität. Bis 2 mmol/l Lactat erfolgt die Belastung *aerob*. Bei 2–4 mmol/l wird der *aerob-anaerobe* Übergangsbereich eingehalten. Über 4 mmol/l Lactat wird die Belastung als *anaerob* bezeichnet, mit einer größeren Spanne bis etwa 15 mmol/l im Training. Wird 7 mmol/l Lactat überschritten, dann erfolgt die Energiegewinnung nur noch aus aerober und anaerober Kohlenhydratverbrennung. Die Lactatbestimmung ermöglicht es, die Entwicklung der Ausdauerleistungsfähigkeit zu steuern und die Belastung in bestimmte Trainingsbereiche einzuordnen (Tab. 6). Mit der Bestimmung der Lactatkonzentration bei Stufentests kann die *Lactat-Leistungskurve* errechnet werden.

Belastungsstreß

Dieser kann mit Hormonbestimmungen erfaßt werden. Hierzu eignen sich die Catecholamine und das Kortison (s. Kapitel »Endokrines System«). Diese Meßgrößen werden noch nicht in der Routine genutzt. Bei Streßbelastungen steigen sie um das Mehrfache der Ruhekonzentration an (s. Abb. 27, S. 70).

Belastungssummation

Der Beginn der nachfolgenden Trainingseinheit erfolgt nicht im ausgeruhten Zustand, sondern es liegt meist eine Restermüdung vor. In der Trainingssteue-

Tabelle 6 Einordnung von Trainingsbelastungen in Ausdauersportarten in die Trainingsbereiche

Trainingsbereich	Belastungsintensität	Kontrollgrößen
Kompensationsbereich	60–75% der Bestleistung (60–70% max. O_2-Aufnahme)	Lactat <2 mmol/l Hf 110–140 Schläge/min
Grundlagenbereich I	75–85% der Bestleistung (70–85% max. O_2-Aufnahme)	Lactat 2–3 mmol/l Hf 120–160 Schläge/min
Grundlagenbereich II	85–95% der Bestleistung (85–95% max. O_2-Aufnahme)	Lactat 3–6 mmol/l Hf 140–180 Schläge/min
Wettkampfspezifischer Bereich	$>95\%$ der Bestleistung (95–100% max. O_2-Aufnahme) Wettkämpfe $>100\%$ bei Unterdistanzen	Lactat 6–22 mmol/l Hf 180–210 Schläge/min

rung ist bedeutsam zu erfahren, wie hoch die Restermüdung ist und wie der Reiz vom Organismus verarbeitet wird. Die geeignete Meßgröße für diese Fragestellung ist die *Serumharnstoffkonzentration*. Diese beträgt in Ruhe unter 5 mmol/l und steigt bei durchschnittlich reizwirksamer Belastung nach der Nachtruhe auf 5–7 mmol/l an. Von Bedeutung sind höhere Anstiege. Praktisch muß bei Erreichen von 9 mmol/l (25 mg/dl) die Belastung deutlich reduziert oder pausiert werden. Der Proteinkatabolismus ist dann zu hoch, und es besteht die Gefahr des *Übertrainings*. Der Serumharnstoff ist eine individuelle Größe und muß auch als solche beurteilt werden. Mit zunehmender Belastungsdauer steigt die Harnstoffkonzentration an. Nach intensiven Ausdauerbelastungen bleibt die Harnstoffkonzentration für mehrere Tage erhöht.

Mit dem Einsatz des Serumharnstoffs in der *Trainingssteuerung* können das Ausmaß des Proteinabbaus und -umbaus sowie die Belastungsverträglichkeit beurteilt werden. Wiederholte und intensive Ausdauerbelastungen führen zu einem Anstieg des Serumharnstoffs, so daß Pausen und Belastungswechsel notwendig werden. Trainingsreduzierung oder kurze Belastungspausen führen zur Reduzierung der Serumharnstoffkonzentration.

Reizwirksamkeit der Belastung

Diese kann natürlich nicht direkt bestimmt werden, sie äußert sich in längeren Zeiträumen in der Anpassung. Trotzdem besteht in der Messung der Aktivität der Creatinkinase (CK) die Möglichkeit, neue und ungewohnte Belastungsreize zu erfassen. Auch führen länger anhaltende energetische Engpässe zur Zunahme der CK-Aktivität. Ungewohnte Muskelbeanspruchungen und Belastungen langer Dauer erhöhen die CK-Aktivität. Auch bei Muskelkater, Muskelzerrungen oder Blutergüssen ist die CK-Aktivität erhöht. Im Leistungstraining kommt es

113

Bestimmung der körperlichen Leistungsfähigkeit

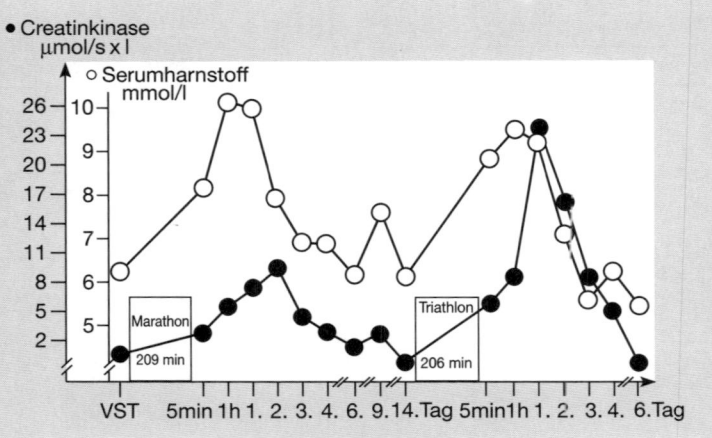

Abbildung 51
Verhalten der Mittelwerte der Konzentration des Serumharnstoffs und der Aktivität der Creatinkinase von 10 Freizeitsportlern. Diese absolvierten 14 Tage nach einem Marathonlauf einen Kurztriathlon.

nur zur geringgradigen CK-Erhöhung, diese beträgt 2–5 μmol/s × l. Einzelne Sportler erreichen bedeutend höhere Werte. Das kann ein Hinweis für Verletzung, beginnende Erkrankung oder Überbelastung sein. Hat sich der Sportler an eine Standardbelastung angepaßt, so geht die CK-Aktivität zurück.

In der Trainingssteuerung werden noch weitere biochemische Meßgrößen eingesetzt, hierzu zählen die Glucose, Ammoniak, freie Fettsäuren, Catecholamine, Kortison, Testosteron u. a. Zunehmende Bedeutung erlangt die Bestimmung der Reaktivität des Immunsystems bei hoher sportlicher Beanspruchung, denn die Kortisonerhöhung wirkt immundepressiv.

Zusammenfassung
Der Einsatz biologischer Meßgrößen in der Trainingssteuerung ist dann gerechtfertigt, wenn äußere Störfaktoren (Wind, Profil, Bodenbeschaffenheit u. a.) die sportmethodische Einordnung der Belastung erschweren. Zur Beurteilung der Belastungsintensität sind Herzfrequenz (Hf) und Lactat geeignet. Die Belastungssummation kann mit dem Serumharnstoff beurteilt werden. Neuartige Muskelbeanspruchungen führen zur Erhöhung der Aktivität der Creatinkinase. Nur die Hf-Messung ermöglicht Korrekturen der Geschwindigkeit (Intensität) während der Belastung durch den Sportler selbst.

4 Sportmedizinische Gesichtspunkte des Trainings

TRAINING DER AUSDAUERFÄHIGKEIT

Das Training der Fähigkeit Ausdauer gehört zu den häufigsten Zielen im Leistungstraining. Die Fähigkeit Ausdauer ist keine isoliert existierende Fähigkeit, sie benötigt immer die Inanspruchnahme von *Kraft* und *Schnelligkeit*. Mit dem Ausdauertraining wird die Absicht verfolgt, die regulatorischen und energetischen Voraussetzungen für eine längere Muskelarbeit zu verbessern. Die Ermüdungsresistenz des Muskels und des Organismus wird durch diese Trainingsform markant erhöht. Die Ausdauer ist keine einheitliche Fähigkeit, sondern sie wird für sehr unterschiedlich lange Belastungen benötigt. Unterschieden werden eine Kurz-, Mittel- und Langzeitausdauer, die sich aus sportmedizinisch-leistungsphysiologischer Sicht differenzieren lassen (Tab. 7, S. 116). Die Ausdauerfähigkeit wird überwiegend sportartspezifisch entwickelt, d. h. für eine oder mehrere Sportarten trainiert.

Beim Training der Fähigkeiten in den Ausdauersportarten werden unterschieden:

- wettkampfspezifische Ausdauerfähigkeit,
- Grundlagenausdauerfähigkeit und
- Kraftausdauerfähigkeit.

Training der wettkampfspezifischen Ausdauerfähigkeit

Diese Fähigkeit ist erforderlich für die Entwicklung der Wettkampfbelastungen über unterschiedliche Strecken. Mit dieser Fähigkeit wird ein immer größerer Vortrieb pro Zeiteinheit im einzelnen Bewegungszyklus angestrebt. Neben der energetischen Absicherung der Leistung ist ständiges Erlernen neuer Ansteuerungsprogramme der Muskulatur erforderlich. Das wettkampfspezifische Ausdauertraining (WSA) hat als methodische Bestandteile den Wettkampf, das Schnelligkeitsausdauertraining, das Schnelligkeitstraining und das Kraftausdauertraining.

Mit dem *Wettkampfausdauertraining* werden alle Fähigkeiten und Fertigkeiten des Sportlers in der Variationsbreite des Wettkampfs geübt. Methoden hierfür sind Wiederholungen, Kontrollwettkämpfe sowie Leistungen in wettkampfnaher Geschwindigkeit. Für die Qualitätskontrolle der Leistungen werden Geschwindigkeit, Herzfrequenz, Lactat u. a. Meßgrößen eingesetzt. Wettkampfnahe Belastungen verlangen einen hohen psychophysischen Einsatz, der eine adäquate zentralnervale Aktivierung zur Voraussetzung hat (s. Kapitel »Nervensystem«).

Tabelle 7 Beanspruchung von Funktionssystemen bei unterschiedlichen Ausdauerwettkampfleistungen

Funktions-system	Meßgröße	KZA 35 s– 2 min	MZA >2– 10 min	LZA I >10– 35 min	LZA II >35– 90 min	LZA III >90– 360 min	LZA IV >360 min
Herz-Kreislauf	Hf (Schl./min)	185–200	190–210	180–190	175–190	150–130	120–170
O_2-Aufnahme	% VO_2 max	100	95–100	90–95	80–95	60–90	50–60
Energie-wandlung	% Anteil aerob anaerob	20 80	60 40	70 30	80 20	95 5	99 (1)
Energie-verbrauch (1 kcal = 4,19 kJ)	kJ/min kJ gesamt	250 380–460	190 545–1680	120 1680–3150	105 3150–9660	80 9660– 27 000	75 >27 000
Glycogen-abbau	% Muskel-glycogen	10	30	40	60	80	95
Lipolyse	FFS (mmol/l)	0,50	0,50	0,80	1,0	2,0	2,5
Glycolyse	Lactat (mmol/l)	18	20	14	8	4	2
Proteolyse	Alanin (µmol/l)	500	500	400	350	250	200

Die Belastung erfolgt meist bei höchster Herz-Kreislauf-Beanspruchung und anaerober Mobilisation.

Das *Schnelligkeits-* und *Schnelligkeitsausdauertraining* erfolgen meist nach der Intervall- oder Wiederholungsmethode auf kurzen Distanzen. Die Distanzen sind deutlich kürzer als die Wettkampfstrecke und werden mit entsprechend höherer Geschwindigkeit und biologischem Aufwand absolviert. Die Aktivierung der Glycolyse hat höher als im Originalwettkampf zu sein. Diese Trainingsformen helfen, Unterdistanzleistungen auszuprägen und fördern die Ausprägung von Prognosegeschwindigkeiten. Das Schnelligkeitstraining in allen seinen Formen belastet die neuromuskulären Leistungsgrundlagen sehr und muß daher vorsichtig dosiert und mit begrenzter Anteiligkeit ausgeführt werden. Unmittelbar nach Wettkämpfen oder kurze Zeit vor diesen kann ein Schnelligkeitstraining die vorhandenen Bewegungsprogramme so stark stören, daß es zur motorischen Behinderung und Abnahme der Leistungsfähigkeit kommt.

Das *Kraftausdauertraining* ist eine weitere Form des WSA-Trainings. Hierbei wird die Widerstandskomponente bei der Belastung in Form der Intervall- oder Wettkampfmethode deutlich erhöht. Der größere Widerstand bei der Belastung führt zur Rekrutierung von mehr Muskelfasern. Sportmethodisch muß der Kraftimpuls im Einzelzyklus über dem des Wettkampfs liegen. Die Wiederholungszahlen sind beim Kraftausdauertraining hoch. Erforderlich ist die Einhaltung der wettkampfähnlichen Technik trotz erhöhten Bewegungswiderstands.

Training der Grundlagenausdauer (GA)

Das GA-Training dient der Entwicklung der Grundlagenausdauerfähigkeit und hat eine zentrale Stellung bei der Entwicklung der aeroben Leistungsgrundlagen. Mit einer Anteiligkeit von 60–80% in den Sportarten ist es die dominierende Trainingsform. Ein hohes GA-Niveau bringt die Anpassung des Organismus auf der Ebene motorischer Grundfunktionen, des Energieumsatzes und der psychischen Stabilität zum Ausdruck. Auf der aeroben Leistungsgrundlage kann die wettkampfspezifische Leistungsfähigkeit stabil aufgebaut werden. Die Grundlagenausdauerfähigkeit wird durch verschiedene Formen des Grundlagenausdauertrainings (GA) entwickelt. Unterschieden werden GA I und GA II.

GA-I-Training

Dieses wird sportartspezifisch mit der *Dauertrainingsmethode* ausgeführt. Der Sportler gestaltet dabei seine Geschwindigkeit so, daß er die *aerobe* Stoffwechsellage nicht verläßt. Bei der Intensitätskontrolle bedeutet das Lactatkonzentrationen zwischen 0,7–2,5 mmol/l. Die energetische Absicherung von mehrstündigen Trainingsbelastungen erfolgt überwiegend durch den Fettstoffwechsel (s. Kapitel »Fette«). Das GA-I-Training ist demnach für die Sportler in den Ausdauersportarten aus energetischer Sicht auch ein Fettstoffwechseltraining. Die prinzipiellen Anpassungen an ein Ausdauertraining sind in Tab. 8 aufgeführt.

Tabelle 8   Prinzipielle Anpassungen an ein Ausdauertraining

- Ausbildung eines motorischen stereotypen Bewegungsprogramms, welches sich dominant auf die Rekrutierung von langsam kontrahierenden Muskelfasern (ST-Fasern) stützt.
- Erhöhung der aeroben Glucoseverwertung und Zunahme des Anteils der freien Fettsäuren am Energieumsatz.
- Vergrößerung der Energiespeicher (Muskel- und Leberglycogen, Triglyceride in der Muskulatur).
- Abnahme des Körperdepotfetts auf etwa die Hälfte (Ausdauersportler haben nur 6 bis 13% Fett).
- Erhöhte Nutzung gluconeogenetischer Stoffwechselwege bei Belastung.
- Abnahme der Lactatmobilisationsfähigkeit.
- Zunahme der Aktivität oxidativer Schlüsselenzyme in den ST-Fasern.
- Erhöhung der Durchblutung von Skelett- und Herzmuskulatur sowie Gehirn bei Belastung.
- Vergrößerung der Kapazität in den O_2-aufnehmenden, O_2-transportierenden und O_2-verwertenden Systemen.
- Erhöhung der maximalen Sauerstoffaufnahme.
- Zunahme der Herzgröße (Volumen und Stärke der Herzmuskulatur).
- Verminderung der Ermüdbarkeit der trainierten Muskulatur.
- Anstieg der Muskelkraft (Kraftausdauer) und Ausprägung weiterer Anpassungen.

117

GA-II-Training

Das GA-II-Training ist die intensivere Form des GA-Trainings und wird im *aerob-anaeroben* Übergangsbereich ausgeführt. Sportmethodisch kommt ebenfalls die *Dauerleistungsmethode* mit höheren Geschwindigkeiten zur Anwendung, die teilweise durch längeres Intervalltraining ergänzt wird. Entscheidend ist bei dieser Trainingsform, daß sie zur beschleunigten Entwicklung der aeroben Leistungsgrundlagen führt und gleichzeitig für die Vorbereitung der wettkampfspezifischen Leistungsfähigkeit eingesetzt werden kann. Das GA-II-Training erfordert die zeitweilige Überschreitung der aeroben Leistungsfähigkeit durch höhere Geschwindigkeiten über längere Dauer. Aus metaboler Sicht wird im aerob-anaeroben Übergangsbereich und darüber bei Lactatkonzentrationen zwischen 3–7 mmol/l trainiert (s. Kapitel »Steuerung der Trainingsbelastung«). Die Anteile im GA-II-Training sind nicht beliebig zu erhöhen, da die Mischung von Intensität und Dauer eine längere Regeneration erfordert. Bei zu hohen GA-II-Anteilen im Training kann es leicht zu einer Leistungsinstabilität oder Leistungsverminderung kommen. Als Erfahrungswert gilt in Abhängigkeit von der Leistungsstruktur der Sportart ein oberer GA-II-Anteil von 8–15% an der Gesamtbelastung.

Training der Kraftausdauerfähigkeit

Das Kraftausdauertraining in den Ausdauersportarten hat nicht isoliert zu erfolgen, sondern ist *immer in Verbindung mit der Technik* wirksam. Trainingsziel ist die Erhöhung des Vortriebs im Einzelzyklus durch Verlängerung des Zyklusweges. Das Trainingsziel wird beim aeroben Kraftausdauertraining umgesetzt durch Profilierung der Strecken (Widerstand), Teilkörperbelastungen, Zugwiderstandsbelastungen, Einsatz spezifischer Krafttrainingsgeräte u. a.. Das Kraftausdauertraining kann auch in das GA-Training eingebaut werden. Wesentlich für das Kraftausdauertraining ist, daß es in *aerober* und *moderat aerob-anaerober* Stoffwechsellage ausgeführt werden soll. Zu hohe anaerobe Belastungen sind unvorteilhaft.

Zusammen-fassung Die Fähigkeit Ausdauer ist eine wesentliche konditionelle Leistungsvoraussetzung in vielen Sportarten. Durch Ausdauertraining werden zentralnervale, neuromuskuläre und metabole Leistungsvoraussetzungen verbessert, die es gestatten, längere Distanzen bei Zunahme der Ermüdungsresistenz zurückzulegen. Aus sportmethodischer und sportmedizinischer Sicht werden eine Kurz-, Mittel- und Langzeitausdauer(fähigkeit) unterschieden. Ausdauertraining erfolgt sportartspezifisch unter Bevorzugung der Dauertrainingsmethode. Die hauptsächlichsten Trainingsformen zur Entwicklung der Ausdauer sind das Grundlagenausdauertraining GA I in aerober Stoffwechsellage, das GA-II-Training in aerob-anaerober Stoffwechsellage und das wettkampfspezifische Training.

TRAINING DER KRAFTFÄHIGKEIT

Die Kraft ist eine *konditionelle Fähigkeit*, die für die Überwindung erhöhter äußerer Widerstände beim Bewegungsvortrieb erforderlich ist. In Abhängigkeit von der Größe des zu überwindenden Widerstandes und/oder der Bewegungsgeschwindigkeit werden eine *Maximalkraft* und *Schnellkraft* unterschieden. Ist die Überwindung des Widerstandes an eine bestimmte Dauer gebunden, so wird diese Kombination als Kraftausdauer bezeichnet (s. Kapitel »Training der Ausdauerfähigkeit«). Die wesentlichen Formen des Krafttrainings sind das Maximal- und das Schnellkrafttraining.

Maximalkrafttraining

Das Krafttraining erfolgt immer abgestuft von der aktuellen Maximalkraft. Für das Krafttraining ist der pyramidenförmige Aufbau typisch. Dieser besteht darin, daß *mit zunehmender Last die Wiederholungszahl sinkt*. Die Wiederholungen werden in Prozent der Maximalkraft ausgeführt, z. B. 70, 80, 90 oder 95% der Maximalkraft. Das Erreichen der aktuellen Maximalkraft ist stark willensabhängig und erfordert eine hohe zentralnervale und psychische Aktivierung. Beim Leistungstraining im Gewichtheben werden Lasten zwischen 85 und 100% der Maximalkraft gehoben, dadurch sind nur geringe Wiederholungszahlen möglich und lange Pausen erforderlich. Die Rekorde im Gewichtheben werden meist nur unter Wettkampfbedingungen erreicht; das Umfeld fördert die Freisetzung der Maximalkraft.

Das Maximalkrafttraining führt zur *Vergrößerung der Muskelmasse* und *verbesserten Koordination bei der muskulären Lastbewältigung*. Um viel Kraft freizusetzen, muß die synchrone Rekrutierung einer großen Zahl von Muskelfasern möglich sein. Dabei müssen viele motorische Einheiten in das sportartspezifische Widerstandsbewegungsprogramm eingeschaltet werden. Mit der Zunahme der Beschleunigungsleistung sind auch beim Maximalkrafttraining mehr schnelle Motorikeinheiten in das Bewegungsprogramm eingebunden. Hohe muskuläre Beschleunigungsleistungen erfordern stets die Einbeziehung von FT-Fasern in das Programm. Hingegen sind die ST-Fasern zu Haltefunktionen notwendig. Im Gewichtheben wird mit den aktivierten FT-Fasern die Last beschleunigt und mit den ST-Fasern fixiert.

Schnellkrafttraining

Das Schnellkrafttraining unterscheidet sich vom Maximalkrafttraining dadurch, daß *kleine Lasten mit hoher Geschwindigkeit und Wiederholungszahl* bewegt werden. Mit der Vergrößerung der Zusatzlast muß beim Schnellkrafttraining sehr vorsichtig umgegangen werden, weil bei zu hoher Last die muskuläre Beschleunigungsleistung abnimmt. Es wird nur bei 30–50% der Maximalkraft trainiert.

Beim Krafttraining kommt es zu typischen Anpassungen. Das wesentliche Kennzeichen des Krafttrainings ist die *Hypertrophie der Muskelfasern*. Es kommt zur

Zunahme der Einzelfaserfläche (Myofibrillen), des sarkoplasmatischen Retikulums, des RNA- und DNA-Gehalts. Schnellkrafttraining führt zu einer deutlich geringeren Muskelhypertrophie im Vergleich zum Maximalkrafttraining.

Der verstärkte Muskelzug beim Krafttraining hat auch Auswirkungen im gesamten Binde- und Stützgewebe. Die Festigkeit und auch Dicke von Faszien, Bändern, Knorpeln und Knochen nehmen zu. Das Maximalkrafttraining führt auch zur Sportherzbildung aufgrund der hohen Preßdruckmomente im Herz-Kreislauf-System. Die Energiewandlung wird auf die Seite des alactaziden und anaeroben Stoffwechsels verlagert. Die Speicher von ATP, Creatinphosphat und Muskelglycogen nehmen bei beiden Krafttrainingsformen zu. Das Schnellkrafttraining erhöht außerdem das Entspannungsverhalten des Muskels, indem das bei der Muskelkontraktion aus dem Tubulussystem freigesetzte Ca^{++} schneller aus dem sarkoplasmatischen Retikulum entfernt wird. Die Ausbildung des Sportherzens ist beim Schnellkrafttraining selten nachweisbar.

Zusammen-
fassung

Die Kraft ist eine konditionelle Fähigkeit, die für das Überwinden von äußeren Widerständen bei der Lastbewältigung oder beim Bewegungsvortrieb erforderlich ist. In Abhängigkeit von der Höhe des Widerstandes (Sportart) wird das Krafttraining als Maximalkrafttraining (Gewichtheben) oder Schnellkrafttraining (Wurf-, Stoß- und Sprungdisziplinen der Leichtathletik) ausgeführt. Die in den Ausdauersportarten übliche Krafttrainingsform ist das Kraftausdauertraining.

Das Krafttraining wird abgestuft von der Maximalkraft ausgeführt. Beim Maximalkrafttraining erfolgen wenig Wiederholungen mit großer Last (80–100% Maximalkraft) und langen Pausen. Hingegen erfordert das Schnellkrafttraining kleine Lasten (30–50% der Maximalkraft), die schnell und häufig bewegt werden. Anpassungen an Krafttraining sind Muskelfaserhypertrophie, Umstellung im neuromuskulären Ansteuerungsmuster (Rekrutierung von FT-Fasern und Synchronisation der Muskelfasern), Zunahmen der Creatinphosphatspeicher, Erhöhung des alactaziden Energieumsatzes, Veränderung im Anpassungs- und Entspannungsverhalten der Muskulatur u. a..

TRAINING DER SCHNELLIGKEIT

Die Schnelligkeit ist eine *konditionelle Fähigkeit*, die es dem Sportler ermöglicht, Körpermassen in Abhängigkeit von Zeit und Ort (Lage) schnell zu verändern. Die Schnelligkeit ist isoliert nicht ausführbar, sie ist – ebenso wie Ausdauer und Kraft – eine komplexe Fähigkeit und an andere Fähigkeiten gebunden. Die Kombinationen werden mit den Bezeichnungen Schnellkraft oder Schnelligkeitsausdauer ausgedrückt. In vielen Sportarten ist die Schnelligkeit an die koordinativen Fähigkeiten gebunden, d. h., sie ist in komplexe sportartspezifische Handlungen eingebunden. Dieses kommt besonders in den Sportspielarten zur Ausprägung.

Lokomotorisches Schnelligkeitstraining

Dieses äußert sich durch *Ortsveränderungen des Gesamtkörpers* in einem Zeitraum von 5–15 Sekunden. Angestrebt wird eine *maximale Bewegungsgeschwindigkeit*. Bevor es dazu kommt, muß eine Beschleunigungsphase vorangehen. Typisch dafür ist der Sprint in der Leichtathletik. Die höchste lokomotorische Schnelligkeit wird beim Sprint nach Beendigung der Beschleunigungsphase erreicht, d. h. nach 6–10 Sekunden. Hohe lokomotorische Schnelligkeitsleistungen sind ohne bestimmte genetische Voraussetzung nicht möglich. Sprinter haben fast immer einen Anteil der FT-Fasern von über 60 %. Diese Anlage wird aber nur wirksam, wenn sie durch ein entsprechendes Schnelligkeitstraining von frühester Jugend an vervollkommnet wird. Beim Schnelligkeitstraining kommen verschiedene Trainingsformen zur Anwendung. Diese sind Methoden zur Entwicklung der Bewegungsschnelligkeit, der Beschleunigungsschnelligkeit, der Schnelligkeitsausdauer und Grundlagenausdauer. Lokomotorische Schnelligkeit und Beschleunigungsfähigkeit werden mit submaximalen und maximalen Geschwindigkeiten trainiert. Bevorzugt werden Streckenlängen zwischen 30 und 80 m bei Erwachsenen und zwischen 20 und 60 m bei Jugendlichen (Beschleunigung aus der Ruhe). Die Gestaltung der Pausenlänge ist zur Sicherung der Übungsqualität wesentlich.

Das Schnelligkeitstraining führt neben der stabilen Bahnung von schnellen motorischen Einheiten in das sportartspezifische Bewegungsprogramm auch zur entsprechenden energetischen Sicherung der Leistung. Es kommt zur Erhöhung der Creatinphosphatspeicher und zur schnellen Verfügbarkeit alactazider Energiequellen für die ATP-Regeneration. Beim Schnelligkeitstraining wird auch die Glycolyse hoch beansprucht, so daß nach hochwertigen 100-m-Sprints Lactatkonzentrationen von über 14 mmol/l meßbar sind. Das Training der Glycolyse erfordert Schnelligkeitsleistungen über 8 Sekunden Dauer. Hingegen werden bei Kurzsprints bis 6 Sekunden Dauer die alactaziden Potentiale adaptiert.

Training der Bewegungsschnelligkeit

Bestandteile der Bewegungsschnelligkeit sind *Reaktionszeit, Geschwindigkeit der Einzelbewegung* und *Bewegungsfrequenz*. Diese Elemente der Schnelligkeit können relativ unabhängig voneinander genutzt werden und schwanken individuell sehr. Ihr Zusammenspiel kommt in der Koordination zum Ausdruck. Zur Entwicklung der Reaktionsschnelligkeit kommen Übungen zur Anwendung, die schnelles Reagieren bei koordinativen Handlungen abfordern. Die Reaktion kann auf optische, akustische oder taktile Reize erfolgen. Bevor es zur Auslösung motorischer Handlungen kommt, vergeht eine Latenzzeit von 0,1–0,3 Sekunden. Durch Training kann die komplexe Reaktionsschnelligkeit in der Sportart verbessert werden. In den Sportspielarten ist z. B. nur die in die Spielhandlung (Sporttechnik) eingebettete Schnelligkeit von praktischer Bedeutung. Erleichterte äußere Bedingungen (Windschattenfahren, Schrittmachervorgabe) oder Zwangsbewegungen (Zuggeräte) sind probate Methoden im Training der Bewegungsschnelligkeit.

Schnelligkeitstraining führt zu ähnlichen Adaptationen wie das Kraft- oder Schnellkrafttraining (s. Kapitel »Training der Kraftfähigkeit«). In das Bewegungsprogramm sind bevorzugt schnell kontrahierende Muskelfasern (FT-Fasern) einbezogen. Die energetische Sicherung der Schnelligkeitsleistung erfolgt über ATP, Creatinphosphat und Muskelglycogen. Infolge ihrer ständigen Depletion im Training erhöhen sich deren Speicher. Hohe motorische Reaktionsschnelligkeit äußert sich durch rasche Freisetzung von Calciumionen bei der Muskelkontraktion und deren rasche Rückführung aus dem sarkoplasmatischen Retikulum in die Speicherform.

Zusammen-fassung Die Schnelligkeit ist eine koordinative Fähigkeit, die eine schnelle Veränderung von Körper- oder Teilkörpermassen ermöglicht. Schnelligkeit wirkt nicht isoliert, sondern nur zusammen mit der Kraft- und Ausdauerfähigkeit. Eine wesentliche Form der Schnelligkeit ist die lokomotorische Schnelligkeit, bei der es zu einer maximalen Beschleunigungsleistung (Startphase) und maximalen Bewegungsschnelligkeit kommt. Davon abzugrenzen sind Formen der in komplexe Handlungen eingebundenen Bewegungsschnelligkeit. Diese Bewegungsschnelligkeit ist entsprechend der Sportart nicht maximal, sondern optimal und genau zu erbringen. Beim Schnelligkeitstraining kommt es zur bevorzugten Einbeziehung schnell kontrahierender Muskelfasern (FTF) in das Bewegungsprogramm. Die alactaziden und glycolytischen Energiepotentiale nehmen zu und können rasch umgesetzt werden. Beim Schnelligkeitstraining bis 6 Sekunden (alactazid) und über 8–15 Sekunden (glycolytisch) in Serie sind längere Pausen zur energetischen und neuromuskulären Regeneration notwendig.

TRAINING IM KINDES- UND JUGENDALTER

Die Belastbarkeit von Kindern und Jugendlichen durch regelmäßiges sportliches Training steht in engem Zusammenhang mit ihrer *biologischen Entwicklung*. Bei etwa 64% der sporttreibenden Kinder stimmen kalendarisches (chronologisches) und biologisches Alter überein. Jeweils 18% der Kinder weichen von der *Normalentwicklung* ab – die *Spätentwickler* und *Frühentwickler*. Die Altersunterschiede in der biologischen Entwicklung können in diesem Zeitraum über 4 Jahre betragen. In den Sportgruppen orientieren sich die Trainer bei der Vorgabe des Belastungsmaßes nach den *akzelerierten Kindern*, weil diese aufgrund ihres körperbaulichen Entwicklungsvorsprungs die Leistungsstärksten sind. Diese Belastungsdosierung kann zur Folge haben, daß die Normal- oder Spätentwickler überbelastet werden. Retrospektive Auswertungen im Leistungssport ergaben, daß die einseitige Orientierung auf akzelerierte Kinder in den jeweiligen Sportarten für die spätere Leistungsentwicklung keine Vorteile bringt. Die weltbesten Athleten erwiesen sich in der Mehrzahl als biologische Normal- oder Spätentwickler. Deshalb besteht eine wesentliche Aufgabe des Sportarztes darin, dabei mitzuhelfen, wie in Abhängigkeit von der biologischen Entwicklung die Trainingsbelastung zu gestalten ist.

Eine kritische Situation entsteht bei *Wachstumsschüben*, wenn das Körperlängenwachstum über 4 cm/Jahr beträgt. Hierbei kommt es zu Koordinationsstörungen infolge der veränderten Hebelverhältnisse der Extremitäten. Beim leistungssportlichen Training der Kinder und Jugendlichen werden bei plötzlichem Längenwachstum erlernte Übungsprogramme gestört. Das betrifft Turnen, Eiskunstlauf, Sprung- und Wurfdisziplinen der Leichtathletik, Sportspielarten u. a. Diese wachstumsbedingten Leistungsinstabilitäten oder Leistungsverminderungen dürfen nicht zu voreiligen Entscheidungen über die Leistungsperspektive führen. Beim regelmäßigen sportlichen Training im Kindes- und Jugendalter kommt es zu gesicherten Anpassungen in Organen und Funktionssystemen. Unabhängig davon sind beim Training der Fähigkeiten Ausdauer, Schnelligkeit und Kraft einige Besonderheiten aus sportmedizinischer Sicht zu beachten.

Ausdauertraining

Bei der Entwicklung der Ausdauerfähigkeit werden in einseitiger Auslegung physiologischer Phänomene oft Fehler gemacht. Abgeleitet von der Beobachtung, daß Kinder zu enormen Ausdauerleistungen in der Lage sind (z. B. Marathonläufe), wurde das Ausdauertraining frühzeitig und überproportional gesteigert. Die Anpassung an das Ausdauertraining im Kindesalter ist belegt (siehe Tab. 9). Aus leistungsphysiologischer Sicht ist bedeutsam zu registrieren, daß die *Anpassung an das Ausdauertraining nicht speicherbar* ist. Das Training der Ausdauerfähigkeit ist immer mit einem nahestehenden Leistungsziel zu verbinden und kann nicht auf lange Sicht auf Vorrat trainiert werden. Im Kindesalter bringt das vorgezogene hohe Ausdauertraining keine Vorteile für die spätere Leistungsentwicklung, zumal das Höchstleistungsalter in den meisten Ausdauersportarten bei durchschnittlich 25 Jahren liegt. Aus dieser Aussage ist kein Verbot des Ausdauertrainings im Kindes- und Jugendalter abzuleiten, sondern nur Eingrenzungen des Sinns dieser Trainingsform und möglicher Zielstellungen.

Das Ausdauertraining ist in diesem Altersbereich vielgestaltig und in mehreren Sportarten auszuführen. Einseitiges Ausdauertraining fördert die Herausbildung

Tabelle 9 Anpassungen an Ausdauertraining im Kindes- und Jugendalter

- Ausprägung eines Sportherzens mit harmonischer Vergrößerung der Herzkammern.
- Niedrige Ruheherzfrequenz.
- Abnahme der Herzfrequenz auf submaximalen Belastungsstufen.
- Erhöhung der maximalen Sauerstoffaufnahme.
- Geringe Hypertrophie von Muskelfasern.
- Erhöhung der Aktivität von oxidativen und glycolytischen Schlüsselenzymen in der trainierten Muskulatur.
- Erhöhung des Fettstoffwechselanteils am Energiestoffwechsel.
- Abnahme der Fettspeicher.
- Deutliche Zunahme der Kraftausdauer in der trainierten Muskulatur bei Jungen und Mädchen mit Beginn der Testosteronbildung in der Pubertät.

123

des motorischen Stereotyps und birgt die Gefahr von Technikfehlern in sich. Deshalb ist dem Techniktraining in den Sportarten, wie z.B. Schwimmen, Laufen, Radfahren u.a., eine bestimmte Vorrangigkeit vor dem überbetonten Konditionstraining einzuräumen.

Schnelligkeitstraining

Das Training der Fähigkeit Schnelligkeit im Kindes- und Jugendalter ist für jede Sportart nützlich und soll sehr zeitig beginnen. Die Ausbildungsmöglichkeit der Schnelligkeit ist stark von *genetischen Voraussetzungen* abhängig. Die Muskelfaserzusammensetzung, wie hohe Anteile von FT-Fasern, beeinflußt die Ausprägung der *sportartspezifischen Schnelligkeit* sehr. Trotzdem sollte mit dem Training der sportartspezifischen Schnelligkeit früh begonnen werden, weil diese auf der Verbesserung der Bewegungskoordination und Optimierung neuromuskulärer Programme beruht.

Schnelligkeitstraining ist *motorisches Lerntraining*, welches zwischen dem 8. und 12. Lebensjahr am nachhaltigsten wirkt. Die Schnelligkeit äußert sich nicht nur in der Lokomotorik, d.h. schneller Ortsveränderung. Wesentlicher sind komplexe sportartspezifische Bewegungsabläufe, wie Würfe, Sprünge, Spiele oder Übungen mit hohem Schwierigkeitsgrad. Sie bilden die Grundlage für eine »saubere« Sporttechnik. Die ausgebildete sportartspezifische Schnelligkeit kann zur Zeit beschleunigten Körperhöhenwuchses beeinträchtigt werden. Durch vielseitiges allgemeinathletisches Training in der Wachstumsphase können die Störungen in der Schnelligkeitsmotorik überwunden werden.

Krafttraining

Das Krafttraining ist im Kindes- und Jugendalter umstritten. Aus leistungsphysiologischer Sicht kann auch im Kindes- und Jugendalter die Fähigkeit Kraft trainiert werden, nur sind hier Besonderheiten zu beachten. Auf keinen Fall sind Vorstellungen und Handhabungen des Krafttrainings im Erwachsenenalter auf das Kind oder den Jugendlichen übertragbar. Die Gründe dafür liegen in der fehlenden Testosteronbildung im vorpuberalen Alter und in der mechanischen Instabilität des wachsenden Knochens.

Das Krafttraining muß *ohne zusätzliche Lastbeauflagung* erfolgen, d.h., es darf nur die eigene Masse oder Teilkörpermasse beschleunigt oder gehoben werden. Lastbeauflagtes Krafttraining zeigt vor der Pubertät keine Wirkung auf die Muskulatur, weil das anabol wirkende Hormon Testosteron fehlt. Das Heben hoher Lasten gefährdet den wachsenden Knochen, besonders die Wachstumszonen in den Grund- und Deckplatten der Wirbelkörper und Epiphysenfugen der langen Röhrenknochen. Der wachsende Knochen ist mechanisch vermindert belastbar. Wird diese physiologische Begrenzung der Belastbarkeit sportpraktisch mißachtet, so kann es zu verlangsamtem Körperhöhenwachstum und Knochenaufbaustörungen kommen. Folgen sind Häufungen von aseptischen Knochennekrosen, die für längere Zeit zum Sportverbot führen. Negativbeispiele sind vor allem im Kunstturnen bekannt geworden.

Das sportliche Training im Kindes- und Jugendalter erfordert die Beachtung des realen biologischen Alters, weil davon die Belastbarkeit entscheidend abhängt. Die in der Entwicklung retardierten Kinder werden häufig beim Training konditioneller Fähigkeiten überfordert. Die Erhöhung der Belastung im Konditions- und Ausdauertraining ist erst nach der Pubertät sinnvoll. Ausdauer kann nicht auf Vorrat trainiert werden. Hingegen kann mit dem Schnelligkeitstraining frühzeitig begonnen werden. Schnelligkeitstraining ist sportartspezifisches motorisches Lerntraining von Sporttechniken oder komplexen Übungen, wofür vom 8.–12. Lebensjahr die günstigsten Voraussetzungen bestehen. Bei Wachstumsschüben können erlernte Motorikprogramme instabil werden. Das Krafttraining ist auch im Kindesalter möglich. Voraussetzung ist, daß keine Zusatzlasten angewendet werden und nur die eigene Körper- oder Teilkörpermasse bewegt wird (häufiges Beschleunigen kleinster Lasten).

Zusammenfassung

TRAINING DER FRAUEN

Das Training der Frauen unterscheidet sich nicht wesentlich von dem der Männer. Aufgrund der *geschlechtsspezifischen Besonderheit* ist sie bei sportlichen Absolutleistungen dem Mann um 8–12% unterlegen. Die Ursachen für die *Leistungsunterschiede* liegen auf *genetisch festgeschriebener* Ebene. Hierzu gehören Unterschiede im Körperbau, eigene hormonelle Grundregulationen, funktionelle Abweichungen und geschlechtsspezifische psychische Reaktionsweisen. Aus diesem Grund ist ein direkter Leistungsvergleich im Sport zwischen den Geschlechtern nicht gerechtfertigt. Indirekte Leistungsvergleiche sind aus sportmethodischer Sicht mitunter von Interesse. Das hat sich zur Kennzeichnung des sozial bedingten Nachholbedarfs der Frau in einigen Sportarten (z. B. Marathonlauf) bewährt. Lange Zeit galt eine Ausdauerleistung über 400 m für die Frau als nicht zumutbar. Inzwischen ist gesichert, daß die Frau im Ausdauertraining besonders belastungsverträglich ist. In diesem Zusammenhang ist eine kürzlich aufgestellte Weltbestleistung einer deutschen Triathletin im Vierfachlangtriathlon (15,2 km Schwimmen, 720 km Radfahren und 168,8-km-Lauf) in über 59 Stunden bemerkenswert.

Die Frau weist folgende *typische Geschlechtsmerkmale* auf, die sich auf die Trainingsleistungen in den Sportarten auswirken:

Körperbaumerkmale
Die Analyse der Körperbaumerkmale von Frauen in derselben Sportart ergibt, daß die Frauen 10–20 kg *leichter* und 10 und 12 cm *kleiner* sind als die Männer. Ihre auf die Körpermasse bezogene *Fettmasse* ist im Durchschnitt 5% oder 3 kg höher. Diese Maße benachteiligen die Frau z. B. in der Schrittlänge beim Lauf, sie muß sich frequenter und mit höherem biologischem Aufwand fortbewegen. Die höhere Fettmasse bringt der Frau beim Schwimmen Vorteile, hier erreicht sie im Vergleich zum Mann den geringsten Leistungsrückstand.

125

Abbildung 52
Vergleich von muskelzellulären Leistungsgrundlagen (Muskelbiopsiedaten) und funktionsdiagnostischen Untersuchungsergebnissen von gleichaltrigen Mittelstreckenläufern beiderlei Geschlechts. Der Leistungsunterschied zwischen Männern und Frauen, beurteilt an der Lactat-Leistungskurve, beträgt bei Lactat 3 mmol/l annähernd 0,8 m/s (nach NEUMANN und BUHL, 1981).

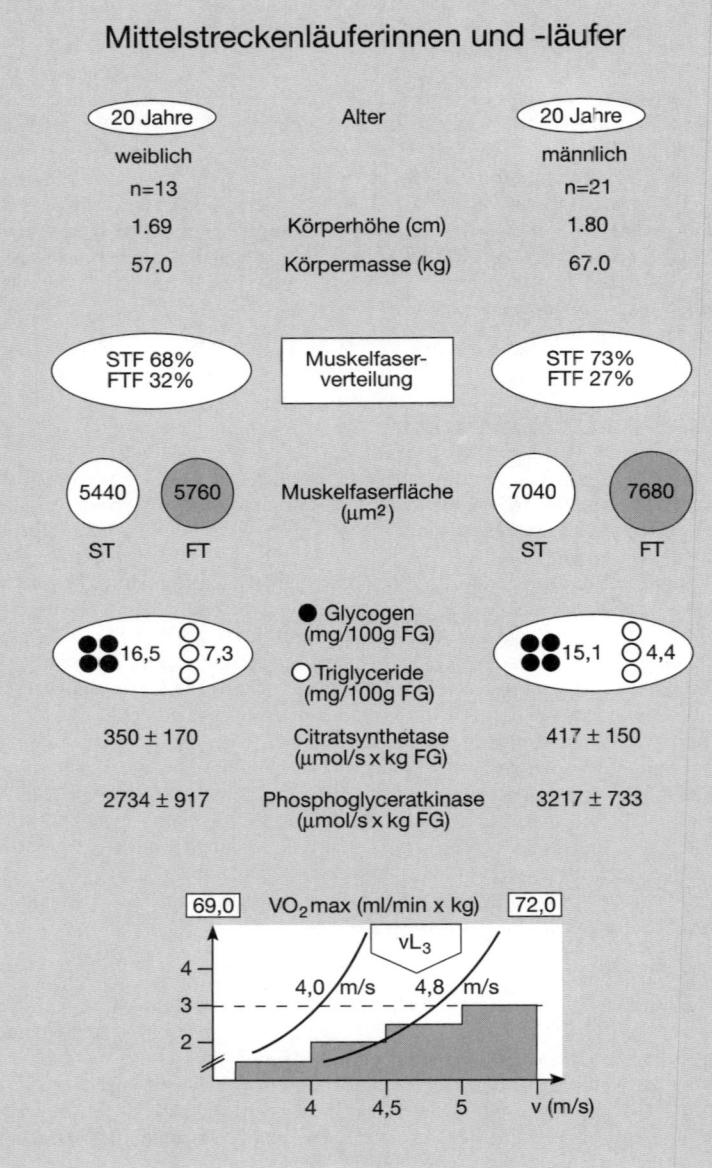

Mittelstreckenläuferinnen und -läufer

	Alter	
20 Jahre		20 Jahre
weiblich		männlich
n=13		n=21
1.69	Körperhöhe (cm)	1.80
57.0	Körpermasse (kg)	67.0

| STF 68% FTF 32% | Muskelfaserverteilung | STF 73% FTF 27% |

Muskelfaserfläche (µm²)

| 5440 | 5760 | | 7040 | 7680 |
| ST | FT | | ST | FT |

● Glycogen (mg/100g FG)
○ Triglyceride (mg/100g FG)

16,5 | 7,3 — 15,1 | 4,4

| 350 ± 170 | Citratsynthetase (µmol/s x kg FG) | 417 ± 150 |
| 2734 ± 917 | Phosphoglyceratkinase (µmol/s x kg FG) | 3217 ± 733 |

69,0 — VO_2 max (ml/min x kg) — 72,0

vL_3

4,0 m/s   4,8 m/s

v (m/s)

Kardiopulmonales System

Aufgrund ihrer Anlagen in der Muskulatur und Dimensionierung des Herz-Kreislauf-Systems sowie der Lungen hat die Frau eine *niedrigere aerobe Kapazität* als der Mann. Der Unterschied in der Sauerstoffaufnahme beträgt trotz intensiven Ausdauertrainings 7–10 ml/min × kg. In der Verteilung der Muskelfasern sind keine Geschlechtsunterschiede bekannt. Aufgrund des kleineren Herzens ist die Frau immer zu einer betonten Herzfrequenzregulation gezwungen. Das muß bei der Trainingssteuerung mit der Herzfrequenz berücksichtigt werden.

Stoffwechsel- und Hormonsystem

In den *Kohlenhydratspeichern* gibt es keine Unterschiede, wohl aber in den Fettspeichern. Das befähigt die Frau, höhere Anteile von Fetten bei aeroben Trainingsbelastungen einzusetzen. In der *glycolytischen Kapazität* sind keine eindeutigen Geschlechtsunterschiede zu belegen, d. h., die Frau erreicht dieselben maximalen Lactatkonzentrationen in der Sportart wie der Mann. Im *Proteinstoffwechsel* sind Geschlechtsunterschiede zu belegen, da die Frau eine absolut kleinere Muskelmasse aufweist. Sie zeigt aufgrund des geringeren Proteinumsatzes einen niedrigeren Anstieg des Serumharnstoffs bei summativen Ausdauerbelastungen.

Eindeutige Unterschiede gibt es in der hormonellen Regulation. Die Frau hat eine 10–20fach *niedrigere Testosteronkonzentration* und eine über 300fach *höhere Östrogenkonzentration* als der Mann. Das hat Auswirkungen auf die Elastizität und Kraft des Muskels. Die Muskelkraft ist abhängig von der endogenen Testosteronbildung. Die Geschlechtsunterschiede in Struktur und Funktion bei Leichtathleten sind Abb. 52 zu entnehmen.

Die Nachteile in den konditionellen Leistungsfaktoren der Frau können durch bessere Koordinationsleistungen nicht ausgeglichen werden. Die Frau trainiert nach denselben sportmethodischen Prinzipien wie der Mann. Leistungsvergleiche und Leistungsentwicklungen sollten nur geschlechtsspezifisch bewertet werden. Eine Angleichung der sportlichen Leistungen zwischen Mann und Frau wird es aus objektiven Gründen nicht geben.

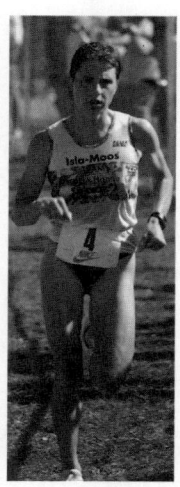

Triathlon-Europameisterin und Ärztin SIMONE MORTIER beim Laufen.

Zusammenfassung

Die Frau weist in bezug auf ihr Geschlecht eine dem Mann ebenbürtige Leistung auf. Die sportliche Leistung unterscheidet sich, weil die Frau kleinere anthropometrische Maße hat, niedrigere Dimensionierungen in den O_2-aufnehmenden, O_2-transportierenden und O_2-verwertenden Systemen aufweist, einen niedrigeren Proteinumsatz zeigt, ein um den Faktor 20 niedrigerer Testosteronspiegel wirkt und insgesamt niedrigere konditionelle Grundlagen erreicht.

TRAINING DES ÄLTEREN MENSCHEN

Mit zunehmendem Alter nimmt die körperliche und sportliche Aktivität der Menschen ab. Einflußfaktoren sind Beruf, Erkrankungen, Familie, fehlende Motivation u. a. Immer mehr setzt sich die Erkenntnis durch, daß die *muskuläre Unterforderung* neben *Befindensstörungen* die *Ausbildung von Risikofaktoren* fördert. Für die Gesundheitsprävention hat der Sport im mittleren und höheren Lebensalter wesentliche Bedeutung. Er ist neben den therapeutischen und medikamentösen Strategien die wichtigste nichtmedikamentöse Alternative.

In zahlreichen Untersuchungen wurde belegt, daß bis in das hohe Alter Adaptationen möglich sind. Selbst 80jährige zeigen noch Anpassungen an Training. Von den konditionellen Fähigkeiten Kraft, Schnelligkeit, Ausdauer und Koordination hat die *Ausdauer* im Alterssport eine zentrale Bedeutung. Das ausdauerorientierte Training führt zur Anhebung der Muskelkraft (Kraftausdauer), zur Erhöhung der Sauerstofftransportkapazität, zur Ökonomisierung der Herz-Kreislauf-Funktion, zur Verbesserung der Stoffwechselregulation u. a. Nicht unwesentlich ist die Zunahme der Hirndurchblutung durch Sport und damit verbunden ein Ansteigen von Vitalität und geistiger Aktivität.

Nicht alle Sportarten eignen sich für den älteren Menschen. Es sind jene mit hohen koordinativen Anforderungen und Reaktionsschnelligkeit sowie mit Preßdruckmomenten. Demnach sind Gewichtheben, Sprungbelastungen, Ballspiele u. a. für Ältere nicht geeignet.

Die *Ausdauersportarten* zählen mit zunehmendem Alter zu den bevorzugten Sportarten im Freizeit- und Gesundheitssport. Falls die Motivation für das regelmäßige Training erreicht wird, gibt es bemerkenswerte Leistungsentwicklungen. So können 60jährige durch Training das physiologische Leistungsniveau von 30jährigen erreichen. Die Gefahren der körperlichen Unterforderung sind größer als die der Überforderung. Bei Ehrgeizigen muß die Intensitätsgestaltung im Training kontrolliert werden. In der Regel wird der Alterssport auf ein *Training im aeroben Stoffwechselbereich* orientiert. Das Training soll prinzipiell länger und mit niedriger Intensität gestaltet werden. Für Wiederbeginner und Alterssportler sollten von den Ausdauersportarten das Wandern, Gehen, Laufen, Radfahren, Schwimmen, Rudern, Paddeln und der Skilanglauf besonders empfohlen werden.

Zusammen-fassung	Von den konditionellen Fähigkeiten ist die Ausdauer im mittleren und hohen Lebensalter gut trainierbar. Das Ausdauertraining ist risikoarm und entspricht in der physiologischen Wirkung voll den Anforderungen der Prävention. Prinzipiell sind im Alter Belastungen längerer Dauer und niedriger Intensität (aerobe Stoffwechsellage) zu bevorzugen.

Umwelteinflüsse auf die Leistungsfähigkeit

Die *Leistungsbereitschaft* und das *Training* des Sportlers werden von zahlreichen äußeren und inneren Faktoren beeinflußt. Von besonderem Einfluß auf die Leistungsbereitschaft sind die *biologischen Rhythmen*, vor allem der 24-Stundenrhythmus oder Zirkadianrhythmus. Die höchste Leistungsbereitschaft ist am Vormittag zwischen 9 und 12 Uhr und am Spätnachmittag zwischen 17 und 19 Uhr. In diesen Zeitabschnitten ist die mentale Leistungsbereitschaft und Leistungsfähigkeit im Sport am stärksten ausgeprägt. Nur leistungssportlich Trainierende können diese Zeitpunkte voll nutzen. Im Freizeitsport muß das Training manchmal zu physiologisch ungünstigen Zeiten erfolgen. Auf die *Trainingslust* haben Wetter, Jahreszeit, Trainingsterrain und weitere Faktoren Einfluß. Durch das Nutzen entsprechender Sportbekleidung kann bei jeder Witterung im Freien trainiert werden. Das Training im Freien ist außer vom Wetter noch weiter von Luftverschmutzung, Pollenflug, extremer Kälte und Hitze beeinflußbar. Hinzu kommt, daß in den Wintermonaten das Training in andere Klimazonen verlagert wird, oft verbunden mit Umstellungen in Zeitzonen.

TRAINING BEI HITZE

Die sportliche Leistungsfähigkeit wird von der Außentemperatur beeinflußt (s. Kapitel »Wasser- und Elektrolythaushalt« und »Temperaturregulation«). Für die Ausübung der Sportarten gibt es Behaglichkeitstemperaturen, die fördernd auf die Leistungsabgabe wirken. Für Sprinter sind hohe Temperaturen leistungsfördernd, für Langstreckenläufer dagegen behindernd. Marathonläufer erreichen bei Außentemperaturen von 12–15 °C gute Zeiten. Diese niedrigen Temperaturen führen zur geringsten Dehydratation, die bei der Belastung gebildete Wärme kann problemlos abgegeben werden.
Beim Training unter Hitze (über 25 °C) gibt es für die Sportler zwei wesentliche Gefahrenquellen. Die eine ist die *Dehydratation* und die andere die *Überhitzung* (Anstieg der Körperkerntemperatur). Gefahren für Körperfunktionen sind erreicht, wenn die Kerntemperatur über 41 °C ansteigt. Die Kompensation der Einflüsse der Hitze durch die Sportbekleidung ist gering. Wesentlich ist der Schutz vor direkter Sonneneinstrahlung (UV-Strahlen). Abhilfe ist durch Kopfbedeckung und Lichtschutzsalben möglich. Eine Dehydratation ist nicht vollständig zu umgehen, weil der Flüssigkeitsverlust durch Verdunstung und Schweißabgabe größer ist als die mögliche Flüssigkeitsaufnahme. Vorstellungen, während der Belastung nicht zu trinken, sind überholt und gefährlich. Auf langen Laufstrecken sollte bei Hitzewettkämpfen alle 2 km Flüssigkeit angeboten werden.

Erfolgt das *Training in einer warmen Klimazone*, so muß eine *Akklimatisationszeit* an die Hitze eingeplant werden, die bei etwa einer Woche liegt. Plötzliche Belastungsumstellung auf erhöhte Außentemperaturen gehen mit höherem biologischem Aufwand für dieselbe Leistung einher. Bei erfolgter Akklimatisation nimmt die Schweißbildungsrate zu, d. h., der Körper ist früher bereit, Wärme abzuführen. In warmen Klimazonen sollte das Training in die Morgenstunden und/oder Abendstunden verlegt werden. Der Schutz vor der UV-Strahlung ist wichtig. Laufen ist bei Hitze im Vergleich zu anderen Sportarten sehr belastend. Um nicht in einen höheren Reizbereich zu gelangen, sollte deshalb die Laufgeschwindigkeit bei Temperaturen über 25 °C um 0,25–0,5 m/Sekunde vermindert werden. Flüssigkeitsaufnahme mit zusätzlichen Elektrolyten ist sinnvoll.

Zusammen-
fassung
Das Training bei erhöhter Außentemperatur und erhöhter Luftfeuchtigkeit erschwert die Wärmeabgabe und führt zum Anstieg der Körperkerntemperatur und zu stärkerer Dehydratation. Alle Belastungen über eine Stunde können zum Wärmestau führen. Auch hitzeakklimatisierte Sportler sind vor Überhitzung und Dehydratation nicht geschützt, nur treten diese Gefahren bei ihnen zeitlich später auf. Vorbeugende Maßnahmen sind reichliche Flüssigkeitsaufnahme, Begrenzung der Belastungsdauer und Rücknahme der Intensität.

TRAINING BEI KÄLTE

Spezielle *Sportbekleidung* ermöglicht es, das ganze Jahr hindurch zu trainieren. So ist Radtraining auch bei Frost möglich. Im allgemeinen werden Trainingsbelastungen bei Kälte problemlos vertragen. Bei Kälte erhöht sich der Energieumsatz, die Sauerstoffaufnahme ist höher als bei Normaltemperatur. Die Gefahr der Gesamtkörperabkühlung ist nur bei unzureichender Sportbekleidung gegeben. *Erfrierungen an exponierten Körperstellen* kommen immer wieder vor (Nase, Ohren, Gliedmaßen). Bei der Vorbereitung des Trainings in Kälte ist zu beachten, daß nicht nur die Außentemperatur der Gradmesser für die Bekleidungswahl ist, sondern auch die Luftbewegung. Windstille und relative Trockenheit bewirken einen weit geringeren *Auskühleffekt* als Wind und hohe Luftfeuchtigkeit. Bei Außentemperaturen über − 20 °C ist der Auskühleffekt groß, so daß auch in den Wintersportdisziplinen das Training zeitlich auf 1–2 Stunden zu begrenzen ist. Die beim Langlauf gebildete Muskelwärme genügt nicht mehr, um den Wärmeverlust an die Umgebung auszugleichen. Die Muskulatur kühlt aus und wird zunehmend steifer. *Aufwärmpausen* sind dann erforderlich. Auch bei Temperaturen über dem Gefrierpunkt, d. h. zwischen 1–10 °C, kann der Auskühleffekt des Körpers trotz Belastung so groß werden, daß die Muskulatur auskühlt. Folgen sind dann Muskelverletzungen oder Überlastungen an Sehnenansätzen (Achillessehne). Starke Abkühlungen sind auch im Wasser möglich, hier herrscht ständig ein negatives Temperaturgefälle zwischen 10–20 °C von der Hauttemperatur zum Wasser. Längeres Schwimmen ist bei Temperaturen unter 16 °C zu unterlassen, weil die erkaltete und steife Muskulatur die Schwimmbewegung behindert und die Gefahr des Ertrinkens steigt. Ein Schutz vor Auskühlung ist der Neoprenanzug, der häufig im Triathlon zur Anwendung kommt.

Training bei Kälte bewirkt erhöhten Energieumsatz und höhere Sauerstoffaufnahme. Die Kreislaufbelastung ist bei Kälte höher. Durch entsprechende Sportbekleidung können Außentemperaturen bis − 20 °C kompensiert, und es kann für 1–2 Stunden trainiert werden. Die Gefahr von Erfrierungen an exponierten Körperstellen erfordert vorbeugendes Verhalten. **Zusammenfassung**

TRAINING UNTER HÖHENBEDINGUNGEN

Das Höhentraining ist Bestandteil von Trainingsplänen in zahlreichen Sportarten, besonders in Ausdauersportarten. Im Sport erfolgt das Höhentraining bei 1500–4000 m. Die Verbreitung des Höhentrainings im Sport wurde mit der Vergabe der Olympischen Spiele 1968 nach Mexico City (2240 m) eingeleitet. Inzwischen wird das Höhentraining nicht nur im Hochleistungssport genutzt, sondern auch im Freizeitsport. Für gesunde Sportler mit einem durchschnittlichen allgemeinathletischen Leistungsniveau ist Höhentraining gefahrlos.
Um eine Anpassung an Hypoxie zu erreichen, ist eine Aufenthaltsdauer von 3–4 Wochen in der Höhe erforderlich. Das Höhentraining muß sinnvoll in die Trainingsplanung eingeordnet werden, wenn es die Leistungsentwicklung fördern soll. Eine Grundvoraussetzung ist das Vorhandensein eines stabilen Niveaus der sportartspezifischen Ausdauer. Die Verträglichkeit des Höhentrainings wird besser, wenn die im Flachlandtraining erreichte aerobe Leistungsfähigkeit hoch ist. Die Wirkung des Höhentrainings beruht auf der *Vergrößerung des Belastungsreizes ohne erhöhte motorische Belastung*. In 2000 m Höhe nimmt die maximale

Abbildung 53
Abhängigkeit der Sauerstoffbindung des Blutes vom Sauerstoffpartialdruck. Beim Training oder Aufenthalt in mittleren Höhen von 2000 bis 4000 m (Abnahme des Sauerstoffpartialdrucks) kommt es zu einer Rechtsverschiebung der Sauerstoffbindungskurve. Infolge des steilen Kurvenverlaufs kann mehr Sauerstoff an die Muskulatur abgegeben werden.

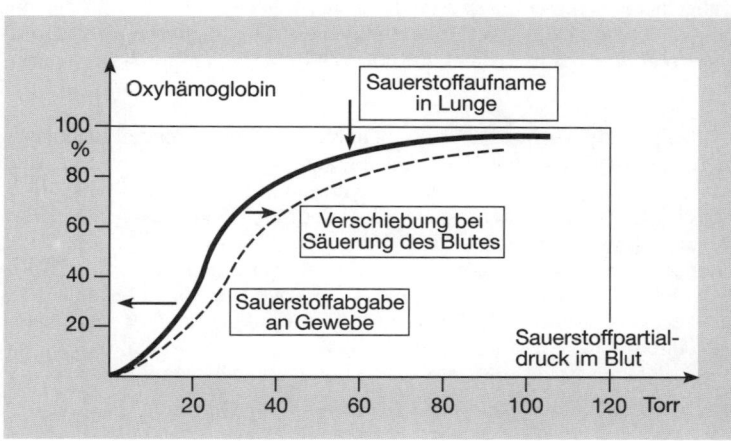

O_2-Aufnahme um 15% ab, dadurch wirkt die aerobe Trainingsbelastung als stärkerer Reiz. Die größere Reizwirksamkeit der Belastung wird anfangs vom Sportler nicht wahrgenommen, es wird meist zu intensiv oder wie gewohnt weitertrainiert. Dadurch, daß sich aufgrund des Sauerstoffmangels der Stoffwechsel auf die Seite des bevorzugten Kohlenhydratabbaus verlagert, steigt die Gefahr der vorzeitigen Glycogenerschöpfung. Die Folge des Substratmangels ist erhöhter Proteinkatabolismus. Die Erholungszeit verlängert sich. Die *Gefahr des Fehl- oder Übertrainings* steigt. Dennoch hat das nach physiologischen Prinzipien durchgeführte und mit biologischen Meßgrößen gesteuerte Höhentraining Vorteile.

Insgesamt kommt es durch Höhentraining zum *Ansteigen der aeroben Leistungsfähigkeit*. Die Erfahrung hat gezeigt, daß einmalig eingestreute Höhenaufenthalte nicht so günstig sind wie mehrmaliges Höhentraining im Jahr. Diese »Höhenketten« können zeitlich kürzer gehalten werden, weil die bereits an Hypoxie angepaßten Systeme schneller reaktivierbar sind. Das Hauptproblem beim Höhentraining ist das Treffen der zweckmäßigen niedrigeren Geschwindigkeit in den ausdauerorientierten Sportarten. Beim Ausdauerlauf wird in der Regel die Geschwindigkeit um 10% niedriger gehalten. Sie kann auch gegenüber dem Flachland gleich bleiben; dies können aber nur Topathleten durchhalten, weil der Trainingsreiz bei gleicher Geschwindigkeit wie im Flachland um etwa 10% höher liegt und entsprechend hohe Leistungsgrundlagen voraussetzt.

Probleme kann die Leistungsfähigkeit bei der *Rückkehr ins Flachland* bereiten. Der erhöhte Trainingsreiz führt zwischen dem 4. und 14. Tag beim Flachlandtraining zur Leistungsinstabilität. Die Leistungszunahme tritt meist erst nach dem 16. Tag auf. Dies ist bei Wettkämpfen im Anschluß an das Höhentraining von Bedeutung. Diese sollten immer erst in 2 Wochen nach dem Höhentraining besucht werden, bzw. das Höhentraining ist entsprechend zeitlich vorzuverlegen. Eine Ausnahme ist möglich, wenn der Wettkampf unmittelbar nach Rückreise durchgeführt wird. Bis zu diesem Zeitpunkt befindet sich der Sportler noch in einem allgemeinen Aktivierungszustand, der nachschwingend für den Flachlandstart genutzt werden kann. Das Höhentraining erfordert demnach einen *Transformationszeitraum*, der dazu dient, die höheren Reize organismisch zu verarbeiten.

Zusammenfassung

Das Höhentraining bewirkt zahlreiche Funktionsumstellungen, die für das Leistungstraining von Vorteil sind. Am markantesten ist die Zunahme der aeroben Leistungsfähigkeit durch das Höhentraining. Physiologisch führt Höhentraining zur Zunahme der Sauerstofftransportkapazität, die an der Zunahme der VO_2max kenntlich wird. Höhentraining wird von den Ausdauersportarten bevorzugt genutzt. Die Dauer des Höhentrainings sollte 3–4 Wochen betragen; bei wiederholten Aufenthalten in 1500–4000 m Höhe kann die Trainingszeit verkürzt werden. Nach Rückkehr ins Flachland ist erst nach 14 Tagen mit stabiler Leistungsfähigkeit zu rechnen. Das Einhalten dieser Transformationszeit ist für die Teilnahme an bedeutenden Wettkämpfen notwendig.

TRAINING BEI LUFTVERSCHMUTZUNG

Die Verunreinigung der Luft mit Auto- und Industrieabgasen sowie zu hohe Ozonwerte können den Nutzen des Trainings für den Sportler in Frage stellen. Allgemeine Schwebepartikel hinterlassen keine eindeutig feststellbaren Schädigungen, sie beeinträchtigen aber das subjektive Befinden.

Um der Gefährdung durch Einatmung von *Kohlenmonoxid* (CO) zu entgehen, sollten von Autostraßen entfernte Trainingsstrecken gewählt werden. Schwieriger wird es hierbei für Radsportler. Die Wirkung des CO beruht auf der Verminderung der Sauerstofftransportkapazität, da CO eine bedeutend größere Affinität zum Hämoglobin hat als Sauerstoff. Die Blockierung des Sauerstofftransports kann bis zu 5% betragen.

Von den Industrieabgasen ist der für Sportler schädigende Anteil das *Schwefeldioxid* (SO_2). Bei erhöhter Konzentration führt SO_2 zur Reizung der Atemwege und zu Hustenreiz. Folge kann Zerstörung des Flimmerepithels der Atemwege sein. Besonders betroffen von den Einwirkungen des SO_2 sind Asthmatiker, die sich sportlich belasten. Sie reagieren mit spastischer Verengung der Atemwege und bekommen Anfälle mit Luftnot (Asthmaanfall). Sportler mit Neigung zu asthmatoiden Reaktionen der Atemwege oder bei bestehender Bronchitis müssen auf alle Fälle das Training bei Smogwetterlage und Smogalarm unterlassen.

Ein anderer Reizstoff für die Atemwege ist das *Ozon*, dessen Konzentration auch im europäischen Raum jährlich zunimmt. Ozon entsteht bei starker Sonneneinstrahlung. Die UV-Strahlung spaltet die Stickoxide der Luft; das NO_2 wird in NO und O getrennt. Der Sauerstoff verbindet sich spontan mit molekularem O_2 zu O_3, dem Ozon. Ozon wirkt auf die Epithelien der Atemwege und kann bei sehr hoher Konzentration die Flimmerepithelien zerstören. Zur Auslösung der gesundheitsschädigenden Ozonwirkung sind Konzentrationen über 180 $\mu g/m^3$ erforderlich. Diese werden in Deutschland normalerweise noch nicht erreicht. In Gegenden mit hoher Ozonbelastung, wozu beliebte Urlaubsorte mit reiner Luft zählen, werden Konzentrationen des Ozons von 80 bis 120 $\mu g/m^3$ gemessen. An Sonnentagen wird in den frühen Nachmittagsstunden die höchste Ozonkonzentration erreicht. In anderen Klimazonen (See, Gebirge) empfiehlt es sich, das Training in die frühen Morgenstunden und/oder in die Abendstunden zu legen. Damit entgeht man der direkten Einwirkung der UV-Strahlung und Überwärmung.

Zusammenfassung

Schadstoffe in der Umwelt sind nicht ohne Einfluß auf die Gesundheit und Trainingsleistungen. Bei hohen Konzentrationen an Schwefeldioxid (SO_2) und Kohlenmonoxid (CO) wird die Trainingsleistung behindert, es kommt zu Reizungen der Atemwege durch SO_2 und Verminderung der O_2-Aufnahme bei CO-Einatmung. Ozon führt zur Funktionsminderung des Flimmerepithels der Atemwege, so daß bei Exposition in den entsprechenden Klimazonen das Training früh und abends durchzuführen ist. Besteht Mehrfachschadstoffbelastung bei Smogalarm, dann ist der Trainingsumfang drastisch zu vermindern oder das Training an andere Orte zu verlagern.

TRAINING IN ANDEREN ZEITZONEN

Die mentale und körperliche Belastungsfähigkeit des Menschen unterliegt einer bestimmten Schwankung, die als *Biorhythmus* bezeichnet wird. Der Biorhythmus wird von *endogenen und exogenen sozialen Zeitgebern* maßgeblich beeinflußt. Beim Sport hat der Einfluß der äußeren Zeitgeber praktische Bedeutung, weil dieser schneller umgestellt werden kann als der innere Zeitgeber. Durch *Interkontinentalflüge* kommt man in wenigen Stunden in andere Zeitzonen mit verändertem *Tag-Nacht-Rhythmus*. In dieser Zeit hat sich der eigene Biorhythmus noch nicht umgestellt, die Zeitpunkte des Wachseins und die gewohnte Schlafzeit haben noch ihren alten Rhythmus. Die Veränderung der *Körpertemperatur* ist ein wichtiger Zeitgeber für den Befindenszustand, sie schwankt im Verlauf des Tages um 1–2 °C. Das Training durchbricht diesen Temperaturrhythmus, es kommt zum Ansteigen der Kerntemperatur um 2–4 °C durch die Trainingsbelastung. Dieser Umstand kann in der neuen Zeitzone ausgenutzt werden, indem nach der Ankunft und entsprechend der Ortszeit sofort mit der Belastung begonnen wird, obwohl es für die gewohnte Heimattrainingszeit ungewöhnlich ist. Dadurch paßt sich der Organismus schneller an den neuen Rhythmus an.

Die längste Nachschwingzeit in der endogenen Rhythmizität hat die *Gehirnfunktion*; bei 8 Stunden *Zeitverschiebung* rechnet man mit etwa 5 Tagen Umstellungszeit in wesentlichen Hirnfunktionen (z. B. Wach-Schlaf-Rhythmus) an den neuen Zeitgeber. Die Erfahrung hat gezeigt, daß es offensichtlich Unterschiede in der *Richtung von Ortsveränderungen* gibt. Flüge in Richtung West (Sonnenuntergang) werden in der Rhythmusumstellung allgemein besser vertragen als in Richtung Ost (Sonnenaufgang). Flüge in Nord-Süd- oder in Süd-Nord-Richtung werden dagegen meist problemlos vertragen. Am Heimatort kann man sich auf die Zeitverschiebung vorbereiten, indem man bei Westreisen später und bei Ostreisen früher schlafen geht. Finden im Ausland bedeutende Wettkämpfe statt, dann ist rechtzeitige Anreise empfehlenswert. Die Nichtbeachtung dieser Erfahrung hat schon oft zu großen Enttäuschungen in der Leistungsfähigkeit der Sportler geführt. Dieselbe Aussage gilt auch bei Rückreisen, hier erfolgt ebenfalls eine mehrtägige Rückumstellung.

Zusammen-fassung
Die biologischen Funktionen laufen im Organismus in bestimmten Rhythmen ab, ein entscheidender ist der 24-Stunden-Rhythmus oder Zirkadianrhythmus. Die Leistungsbereitschaft der Sportler wird durch schnelle Ortsveränderungen in andere Zeitzonen (Interkontinentalflüge) beeinflußt. Reisen in Richtung West werden im allgemeinen besser vertragen als in Richtung Ost. Für 2 Stunden Zeitverschiebung ist im Sport mit einer Umstellungszeit von einem Tag zu rechnen. Bei bedeutenden Wettkämpfen ist deshalb eine frühzeitige Anreise zur Umstellung an den neuen örtlichen Zeitrhythmus notwendig.

6

Sportmedizinische Charakteristik von Sportarten

Die Sportarten lassen sich in mehrere Sportartengruppen einteilen, die bestimmte Gemeinsamkeiten aufweisen. Unterschieden werden Ausdauer-, Schnellkraft-, Kampf-, Sportspiel- und technisch-akrobatische Sportarten. Die Leistungsentwicklung in diesen Sportarten geschieht durch völlig unterschiedliche Trainingssysteme. Mit dem Begriff der *Leistungsstruktur* werden die inneren und äußeren Faktoren beschrieben, die von Einfluß auf die Leistungsentwicklung sind. Kenntnisse zur Leistungsstruktur der Sportart haben strategische Bedeutung und ermöglichen Voraussagen der Leistungsentwicklung (*Leistungsprognosen*). Jeder Wettkampfleistung liegt eine bestimmte Leistungsstruktur zugrunde, die den Grad der Ausprägung leistungsbestimmender Fertigkeiten, Fähigkeiten, Persönlichkeitseigenschaften und weiterer Faktoren repräsentiert. Durch Training wird die *Leistungsfähigkeit* verändert und damit auch die Leistungsstruktur. Die der sportlichen Leistung zugrundeliegenden Faktoren werden als *konstitutionelle, konditionelle, technisch-koordinative* und *taktische Leistungsfaktoren* aufgefaßt (SCHNABEL, 1981). In der Sportart kann der *Körperbau* von Vorteil sein. Die Entwicklung der Leistungsfähigkeit wird mit geeigneten Tests überprüft. In Sportarten auftretende typische *Fehlbelastungen* und *Verletzungen* sind Gegenstand sportmedizinischer Betreuung. Die Tauglichkeit oder Untauglichkeit für das Betreiben einer Sportart richtet sich nach gesundheitlichen Aspekten und dem Leistungsziel. Die Kriterien sind für den Leistungssport strenger als für den Freizeitsport. In der nachfolgenden Darstellung wird zu diesen Problemen Stellung genommen.

AUSDAUERSPORTARTEN

Zu den Ausdauersportarten werden alle die Sportarten gerechnet, deren wesentliches Kennzeichen in Training und Wettkampf eine *zyklische längere Belastung* ist. Dabei ist es gleich, ob der Bewegungsvortrieb an Land, im Wasser, auf Schnee oder auf Eis mit und ohne Sportgerät erfolgt.

Leistungsstruktur
Die Ausdauer ist keine einheitliche Fähigkeit, sie läßt sich in unterschiedliche Zeitbereiche einteilen. Die Ausdauer wird als *Kurz-, Mittel-* oder *Langzeitausdauerfähigkeit* entwickelt. Diese sind komplexe Fähigkeiten, denen eine unterschiedliche Inanspruchnahme von Ausdauer, Kraft und Schnelligkeit zugrunde liegt (Abb. 54, S. 136). Die Kurzzeitausdauer (KZA) umfaßt Belastungen von 35 Sekunden bis 2 Minuten Dauer. Der Mittelzeitausdauer (MZA) werden

Abbildung 54
Grundlegende
konditionelle
(motorische)
Fähigkeiten
(Doppelrahmen)
und die daraus
abgeleiteten
methodischen
Mischungen im
Training.

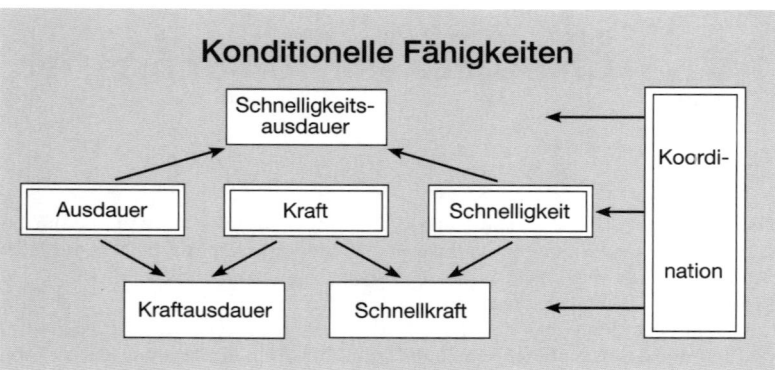

Tabelle 10 Kontraindikationen bei Ausdauertraining und Wettkampfteilnahme

1. Fieber	(Anstieg der Axillartemperatur über 38 °C)
2. Akutes Erbrechen und Durchfall	(hoher Wasser- und Mineralverlust)
3. Akute Entzündungen in den oberen Luftwegen und der Lunge	(eitriger Auswurf)
4. Starke Schmerzen in der Muskulatur und den Gelenken bei Bewegung	
5. Zeichen des Übertrainings	(allgemeine Belastungsunlust, Müdigkeit, Anstieg der basalen Herzfrequenz über 10 Schläge/Minute u. a.)

Belastungen über 2–10 Minuten Dauer zugeordnet. Alle Belastungen über 10 Minuten Dauer gehören zur Langzeitausdauer (LZA). Die LZA wird nochmals unterteilt in LZA I (10–35 Minuten), LZA II (35–90 Minuten), LZA III (90–360 Minuten) und LZA IV (über 360 Minuten). Die Funktionssysteme werden bei den Ausdauerbelastungen unterschiedlich beansprucht (NEUMANN, 1983). Wesentliche Trainingsform ist in den Ausdauersportarten das *Grundlagenausdauertraining* (GA I), welches bei 75–85% der aktuellen Leistungsfähigkeit über unterschiedlich lange Strecken ausgeführt wird.

Körperbautypologie
Bestimmte körperbauliche Merkmale begünstigen Ausdauerleistungen. Vom Konstitutionstyp überwiegen athletische und leptomorphe Sportler. In den Laufsportarten dominiert der *Schlankwuchstyp. Hochwuchs* ist für Rudern, Schwimmen und Mittelstreckenlauf von Vorteil. Die Akzeleration führt zu einem

ständigen Gestaltwandel der Sportler, deren Kennzeichen im Ausdauersport Hochwuchs ist. Aber auch bei abweichender Körperbautypologie sind große Ausdauerleistungen möglich, insbesondere in den Sportarten, in denen die Körpermasse mit einem Sportgerät (Rad, Ski) bewegt wird. *Frauen* sind in den vergleichbaren Ausdauersportarten 10–15 kg leichter und 10–12 cm kleiner. Deutliche Unterschiede gibt es bei den Ausdauersportlern in der Verteilung des Körperfetts. Langstreckenläufer gleichen die niedrigen Fettspeicher durch hohen Umsatz aus. Das *Hochleistungsalter* scheint sich in den Ausdauersportarten zu erhöhen. Gegenwärtig liegt es zwischen 22 und 26 Jahren. Nur die Schwimmer sind bei Spitzenleistungen jünger.

Leistungsdiagnostik und Trainingssteuerung

Einzelheiten zur Leistungsdiagnostik sind im Kapitel »Bestimmung der körperlichen Leistungsfähigkeit« aufgeführt. Die meisten Ausdauersportarten verfügen über eine sportartspezifische Funktions- und Leistungsdiagnostik. Im Vordergrund der Leistungsdiagnostik in den Ausdauersportarten steht die Bestimmung der *Lactat-Leistungskurve* und der *maximalen Sauerstoffaufnahme*. Damit kann das erreichte Ausdauerniveau quantifiziert werden.

Bei der Belastungs- oder Trainingssteuerung steht die Beurteilung der Intensität im Vordergrund. Bevorzugte Meßgrößen sind *Herzfrequenz* und *Lactat*. Die Herzfrequenzregulation kann bei Belastung mit der Lactatkonzentration verglichen werden. Durch diese »Eichung« ist eine bessere metabole Zuordnung der Höhe der Hf möglich. Ein besonderes Kennzeichen der Ausdauerbelastungen ist, daß sie sich in der organismischen Verarbeitung summieren können. Um diese Ermüdungssummation zu begrenzen, wird die *Serumharnstoffkonzentration* zur Belastungssteuerung eingesetzt (s. Kapitel »Steuerung der Trainingsbelastung«). Neuartige und ungewohnte Beanspruchungen der Muskulatur können bei der Steuerung durch Bestimmungen der Aktivität der *Creatinkinase* beurteilt werden.

Regeneration

Das Ausdauertraining erfordert aufgrund der durchgehend längeren Trainingsbelastung längere Regenerationszeiträume. Der Zustand der Wiederherstellung der *Glycogenspeicher* und das Ausmaß des *Proteinkatabolismus* stehen im Mittelpunkt regenerativer Maßnahmen aus Sicht des Stoffwechsels. Praktische Maßnahmen sind betonte Kohlenhydratdiät sowie Belastungsreduzierung und Belastungsumstellung (Training in anderer Sportart). Die Regeneration wird durch unmittelbare Nachbelastung nach Wettkämpfen eingeleitet und durch eigenständige Trainingseinheiten (*Kompensationstraining*) ergänzt. Nach intensiven Langzeitausdauerbelastungen ist das muskuläre Kraftpotential längere Zeit gestört. Auch wenn alle biochemisch meßbaren Größen den Ausgangszustand erreicht haben, ist der Sportler noch nicht voll leistungsfähig. Das beste Beispiel für die länger anhaltende Störung in der Regeneration ist der Marathonlauf. Spitzenathleten bestreiten deshalb nur etwa 4 hochrangige Marathonläufe im Jahr. Mehr Wettkämpfe werden auf den kürzeren Distanzen vertragen, weil hier die Regenerationszeit kürzer ist.

Verletzungen und Fehlbelastungen

Die Ausdauersportarten sind die gesündesten Sportarten. Verletzungen und Fehlbeanspruchungen verursachen im Vergleich zu den übrigen Sportartengruppen nur geringe Trainingsausfälle. Die häufigsten Verletzungen ereignen sich in den Ausgleichssportarten.

Laufdisziplinen
In den leichtathletischen Laufdisziplinen sind die Sprunggelenksdistorsionen, Bandrupturen im Bereich des Sprunggelenks, Muskelfaserrisse und die Achillessehnenruptur die häufigsten Verletzungsarten. Als häufige Fehlbelastungsfolgen treten die Achillodynie, das Tibialis-anterior-Syndrom, das Tractus-iliotibialis-Syndrom, Knochenhautreizungen, Blasenbildungen, die Chondrapathia patellae, das Patellaspitzensyndrom, die Streßfraktur und die Paratenonitis crepitans der Zehenextensoren auf.

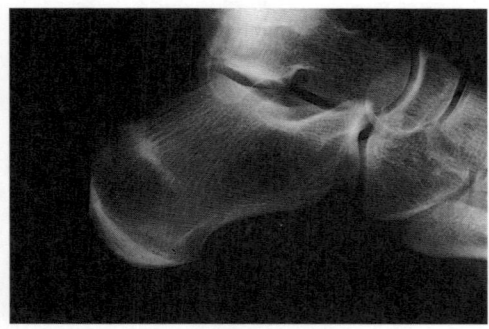 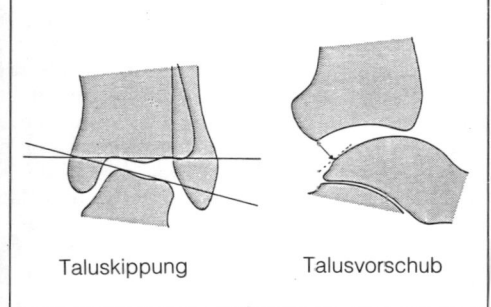

Taluskippung   Talusvorschub

Linkes Bild: Fersenbeinstreßfraktur als Fehlbelastungsfolge beim Laufen.

Rechtes Bild: Schematische Darstellung der Auswirkungen einer Bänderzerreißung am äußeren Sprunggelenk = seitliche Aufklappbarkeit und Talusvorschub.

Radsport
Im Radsport dominieren Hautabschürfungen und Weichteilverletzungen. Als typische Verletzungsarten gelten Schlüsselbeinfrakturen, die Schultereckgelenkssprengung sowie Schädel-Hirn-Traumen. Fehlbeanspruchungsfolgen wie die Chondropathia patellae sowie Rückenmuskelverspannungen treten selten auf.

Schwimmen
Verletzungen beim Schwimmen sind äußerst selten. Am häufigsten sind entzündliche Veränderungen (Konjunktivitis, Nasennebenhöhlen- und Gehörgangsentzündungen sowie Interdigitalmykosen) zu finden. Als Fehlbelastungsfolgen können Tendinosen im Schultergelenksbereich (Einengung der Musculus-supraspinatus-Sehne), degenerative Innenmeniskusschäden und mediale Seitenbandlockerungen durch den Brustbeinschlag sowie degenerative Veränderungen im Bereich der Lendenwirbelsäule durch das Delphin-Schwimmen auftreten.

Rudern und Kanu
Bei den Wassersportarten Rudern und Kanu kommt es vorwiegend zu Muskelfaserrissen. Das Landtraining dieser Wassersportarten ist verletzungsträchtiger als

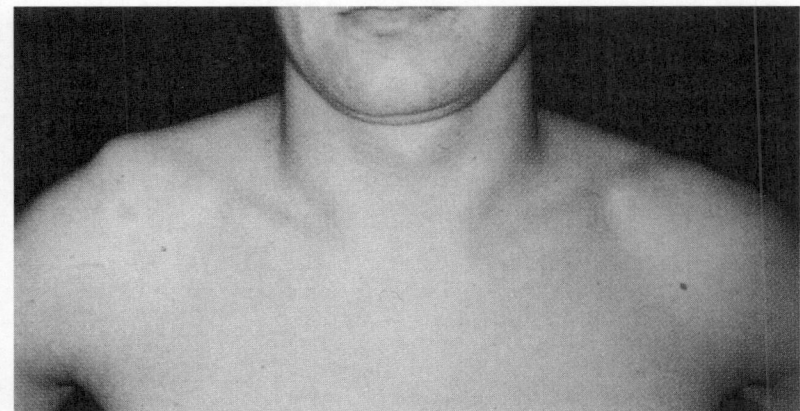

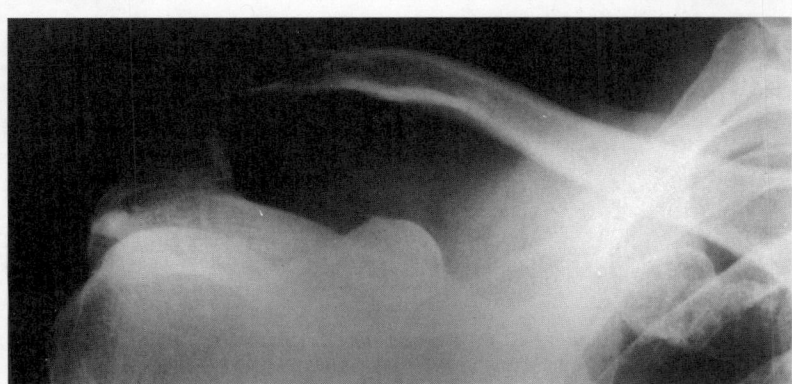

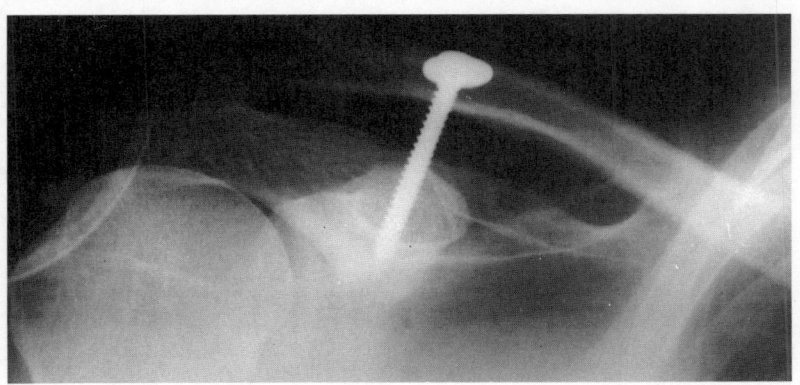

Schultereckge-
lenkssprengung
Tossy III
Oben: klinisches
Bild
Mitte: radiologi-
scher Befund
Unten: nach ope-
rativer Versorgung
(Bandnaht und
passagere Ruhig-
stellung mit Bos-
worth-Schraube).

Klavikulafraktur
Oben: klinisches Bild
Mitte: radiologischer Befund (seitlicher Mehrfragmentbruch)
Unten: nach operativer Versorgung (Osteosynthese mit Balzerplatte und Drahtcerclagen).

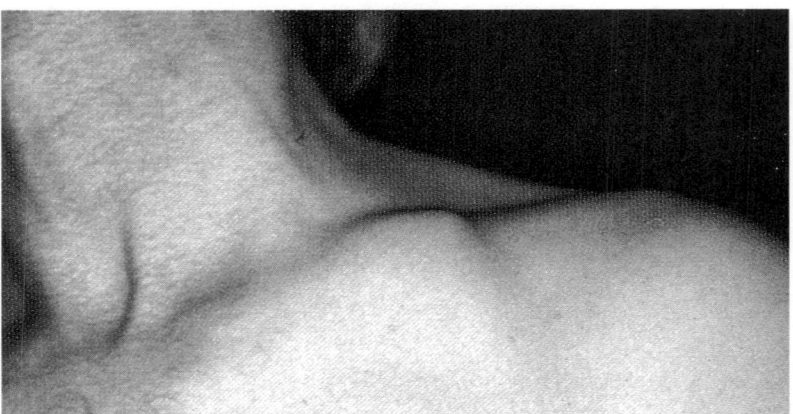

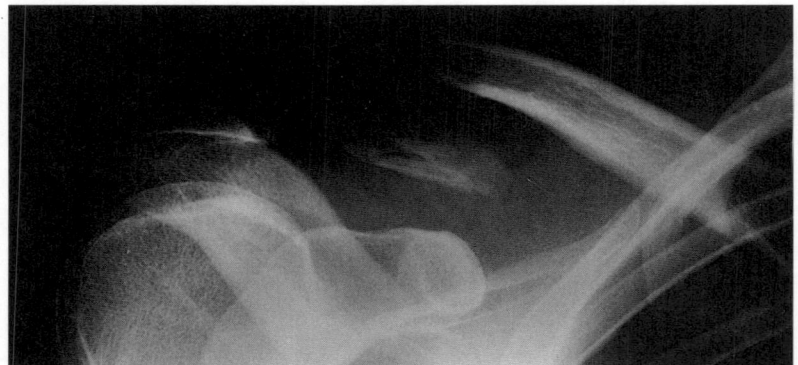

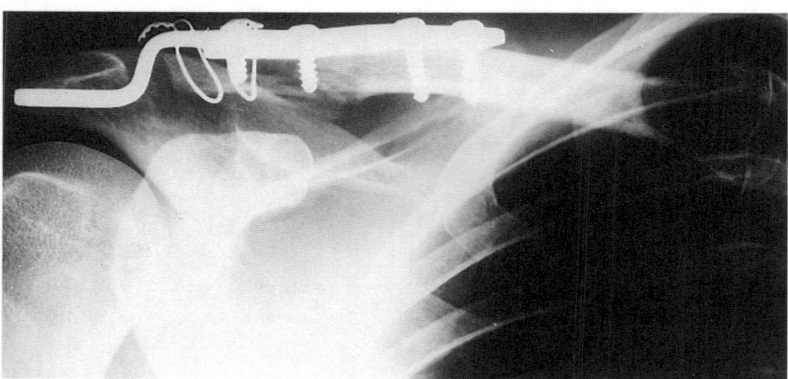

die eigentliche Sportausübung. Als typische Fehlbelastungsfolgen gelten in diesen Sportarten: Blasenbildung an den Händen, Entzündungen an den Sehnen der Unterarmextensoren und der Sehnenscheiden der Fingerflexoren, beim Training Jugendlicher Ossifikationsstörungen mit Deformierungen der Wirbelkörper (Morbus Scheuermann), im Erwachsenenalter aufgrund der hohen Wirbelsäulenbelastung von der Dyschondrose über die Gefügelockerung bis zur Protrusion und dem Zwischenwirbelscheibenprolaps.

Skilanglauf und Eisschnellauf

In den Wintersportdisziplinen Skilanglauf und Eisschnellauf kommt es zu Sturzverletzungen mit zumeist sportartuntypischen Verletzungen im Bereich der Sprung- und Kniegelenke. Als typische Fehlbelastungsfolgen finden sich beim Skilanglauf Achillodynien, Entzündungen im Bereich der Handextensoren und bei den Eisschnelläufern die Chondropathia patellae und Dyschondrosen im Bereich der Wirbelsäule.

Tauglichkeitskriterien

Gegen die Durchführung von Training und Wettkämpfen in den Ausdauersportarten sprechen folgende Erkrankungen:

- Angeborener oder erworbener Herzfehler.
- Schwere Herzrhythmusstörungen.
- Unbehandelter höhergradiger Bluthochdruck.
- Akute und chronische Infektionskrankheiten.
- Unbehandelte oder nicht wirksam eingestellte Stoffwechselerkrankungen (Schilddrüsenüberfunktion, Diabetes mellitus).
- Für die Belastung bedenkliche Organveränderungen der Leber oder Lunge sowie vorausgegangene Blutungen im Bereich der Speiseröhre, des Magens oder des Darms.
- Ausgeprägte, nicht ausgeglichene starke Fehlformen des Bewegungsapparates.

Zusammenfassung

Ausdauersportarten haben eine unterschiedliche Leistungsstruktur und erstrecken sich von einem Zeitbereich unter 1 Minute bis zu vielen Stunden Dauer. Sie werden deshalb auch als Kurz-, Mittel- und Langzeitausdauersportarten bezeichnet. Kennzeichen der Langzeitausdauersportarten (über 10 Minuten Dauer) ist die energetische Leistungsabsicherung im aeroben Stoffwechselbereich. Die Mehrheit der Ausdauersportler ist athletisch und hochgewachsen. Ausdauertraining ist stark beanspruchend und erfordert nach Wettkämpfen mehrtägige Regeneration. Die Ausdauerleistungsfähigkeit kann durch die Bestimmung der Lactat-Leistungskurve bei Stufentests und der maximalen Sauerstoffaufnahme objektiv erfaßt werden. Ausdauertraining ist verletzungsarm. Für die Ausführung des Ausdauertrainings im Rahmen des Freizeitsports gibt es wenig Kontraindikationen.

SCHNELLKRAFTSPORTARTEN

Die Schnellkraftsportarten unterscheiden sich von anderen Sportarten dadurch, daß bei ihnen in kurzer Zeit eine große muskuläre Kraft abgegeben wird. Die Abgabe der Schnellkraftleistung erfolgt in unterschiedlich kurzen Zeiträumen und steigert sich im Extremfall im Gewichtheben zur Maximalkraft. Hier erreicht die Massenbeschleunigung den Grenzwert Null. Im neuromuskulären Bewegungsprogramm werden bevorzugt die schnell kontrahierenden Fasern (FTF) angesteuert, die langsameren Fasern (STF) werden zur Haltearbeit eingesetzt. Die *Entwicklung von Kraftfähigkeiten* ist in den Schnellkraftsportarten (z. B. Wurf-, Sprung- und Stoßdisziplinen der Leichtathletik, Sprintdisziplinen, Skisprung, Gewichtheben u. a.) wesentliches Trainingsziel.

Leistungsstruktur

Neben dem absoluten Kraftniveau (*Maximalkraft*) hat in den Schnellkraftsportarten das *Kraft-Zeit-Verhältnis* zentrale Bedeutung. Hier geht es um die Beschleunigung der eigenen Masse oder des Sportgeräts in kürzester Zeit. Je höher die Masse, desto langsamer ist die Beschleunigung. Trainingsziel ist, die gleiche oder höhere *Masse in kürzerer Zeit zu beschleunigen*. Die Muskelmasse steht mit der Kraftentfaltung in einem bestimmten Zusammenhang. In einer zurückliegenden Entwicklungsphase der Schnellkraftleistung wurde versucht, durch »Tonnentraining« oder Anabolikamißbrauch die Muskulatur zur Hypertrophie zu bringen. Folge war ein langsamer Kontraktionsablauf in der Muskulatur mit relativ niedriger Beschleunigungsleistung. Die konstruktive Auslegung der Muskulatur läßt aber eine sinnvollere Anpassung zu. Das Grundprinzip im Training ist dabei, kleine Massen schnell zu bewegen. Mit der Kraft müssen gleichzeitig die technisch-koordinative Seite und die Schnelligkeit der Bewegung ansteigen. Kraft muß sportartspezifisch umgesetzt werden. Die Impulsfrequenz der Motoneuronen entscheidet, welche Muskelfasern angesteuert und in das Bewegungsprogramm einbezogen werden. Zur Ansteuerung der FTF sind Impulsfrequenzen über 40 Hz notwendig. Lassen die hohen Ansteuerungsfrequenzen nach, dann werden FT-Fasern aus dem Programm geschaltet, und die STF überwiegen bei der Leistungssicherung. Talente für Schnellkraft- oder Sprintleistungen haben 65–75% Anteile von FTF. Energetisch werden die Schnellkraftleistungen durch die energiereichen Phosphate, besonders Creatinphosphat, abgesichert (s. Kapitel »Atemminutenvolumen«). Die Güte der sportartspezifischen Schnelligkeit äußert sich in der *sportlichen Technik*. Die muskuläre Ausdauerfähigkeit ist für Schnelligkeitsleistungen von untergeordneter Bedeutung. Das schmälert nicht das Trainieren vielseitiger und allgemeiner Leistungsgrundlagen zur Sicherung der sportartspezifischen Belastbarkeit.

Körperbautypologie

Schnelligkeits- und Schnellkraftleistungen werden unterschiedlich vom Körperbautyp beeinflußt. *Hochwuchs* ist im Hochsprung und in Wurfdisziplinen dominant. Für die Wurf- und Stoßsportarten ist die *große Körpermasse* ein entscheidender Leistungsfaktor. Diese Sportler sind im Vergleich zum Durchschnitt

20–30 kg schwerer. Die Leistung im Gewichtheben ist direkt von der Körpermasse abhängig. Mit dem Ansteigen der Körpermasse erhöht sich auch der Fettanteil. In den Sprintdisziplinen der einzelnen Sportarten ist kein eindeutiger Körperbautyp festzustellen. Das entscheidende Merkmal des Sprinters scheint seine *muskuläre Faserverteilung* zu sein, sie weist über 60% FTF auf. Hinzu kommt, daß für Schnelligkeitsleistungen die Prozesse des Wiederaufbaus des die Calciumionen freisetzenden Potentials im sarkoplasmatischen Retikulum der FTF bedeutsam sind (RÜEGG, 1988).

Leistungsdiagnostik und Trainingssteuerung
Die sportmedizinischen Zugänge zur Erfassung der Schnellkraftleistung sind schwierig. Möglich sind allgemeine Konditionsprüfungen auf *Fahrradergometer* und *Laufband* zur Bestimmung der *Lactat-Leistungskurve* auf hohen Geschwindigkeitsstufen bei Sprintern. Schwellenkriterien sind Lactat 4 mmol/l und darüber. Die Depletion oder Regeneration des *Creatinphosphats* bestimmt den Zeitraum der Wiederbelastbarkeit, besonders im Serientraining. Als indirekte Orientierungsgröße der Mobilisationsfähigkeit kann Lactat genutzt werden. Beim alactaziden Training darf die *Lactatkonzentration* nicht über 3 mmol/l ansteigen, das entspricht Einzelbelastungen von 6–8 Sekunden Dauer. Ist die Lactatkonzentration höher, dann wird bevorzugt der glycolytische Stoffwechsel trainiert.

Regeneration
Das alactazide Energiepotential ist bei maximaler Schnelligkeits- und Schnellkraftleistung in 10 Sekunden verbraucht. Allerdings kann es sich in 1–3 Minuten wieder regenerieren. Gestörte Regeneration im Energiepotential vermindert die Kraftentfaltung. Methodisch muß dann die *Pause verlängert* werden. Hohe Schnelligkeitsleistungen benötigen lange Pausen zur muskulären und nervalen Wiederbelastbarkeit. Zwischen einzelnen Trainingseinheiten sind Pausen von 3–12 Stunden notwendig. In die energetische Regeneration sind die motorischen Endplatten und die zellulären Wege der Rückführung der freigesetzten Calciumionen einzubeziehen. Ermüdete Muskulatur verliert an Weichheit, wird fest und verletzungsanfällig. Durch Training allgemeiner Leistungsgrundlagen kann die spezifische Belastbarkeit und Regenerationsfähigkeit erhöht werden.

Verletzungen und Fehlbelastungen
In den Schnellkraftsportarten kommt es häufig zu Muskelfaserrissen, Hautverletzungen, Kontusionen und Sprunggelenksverdrehtraumen. Luxationen, Frakturen und Sehnenrupturen kommen als schwerwiegendere Verletzungen ebenfalls hinzu. Bei den Fehlbeanspruchungsfolgen dominieren Insertionstendinosen, Bursitiden, muskuläre Verspannungen sowie degenerative Veränderungen an der Wirbelsäule.

Wurf-, Sprung- und Stoßdisziplinen der Leichtathletik
In diesen Disziplinen kommt es häufig zu Muskelfasereinrissen. Bei den Springern treten neben Fersenprellungen häufig Distorsionen, Bänderverletzungen

und Luxationen im Sprunggelenksbereich auf. Beim *Stabhochsprung* kann es zu Kapseleinrissen im Hand-, Ellenbogen-, Schulter- und Acromioclavikulargelenk kommen. Als schwerwiegendere Unfälle sind Verletzungen, Luxationen und Frakturen beschrieben. Bei *Werfern* sind bei den Muskelverletzungen hauptsächlich die Handbeuge- und Handstreckmuskulatur, der Musculus biceps humeri, der Musculus triceps, die Schultergelenksrotatoren und die Rumpfmuskulatur betroffen. Abrißfrakturen können an den Dornfortsätzen C 7 und Th 1 vorkommen. Auch Bandscheibenvorfälle und Spondylolysen treten gehäuft auf. Während bei den *Kugelstoßern* Verdrehtraumen und Frakturen an den Fingern dominieren, müssen *Hammer-* und *Diskuswerfer* mit Ablederungen im Bereich der Hohlhand rechnen.

Unter den Fehlbeanspruchungsfolgen dominieren die Insertionstendinosen. Bei den *Springern* finden sich Tendinosen im Bereich der Tibiakante und im Bereich der Achillessehne. Ferner muß mit einer Chondropathia patellae, periostalen Exostosen im Fersenbereich, degenerativen Meniskusschäden und Rückenbeschwerden gerechnet werden. Bei den *Wurf-* und *Stoßdisziplinen* finden sich die Insertionstendinosen im Hand-, Ellenbogen-, Schulter- und Kniegelenksbereich. Typische Prädilektionsstellen bei den *Speerwerfern* sind der Epicondylus humeri medialis, die Dornfortsätze an HWS und BWS, der Processus coracoideus und die Olecranonspitze.

Sprintdisziplinen

Bei den Sprintern finden sich Muskelverletzungen häufig im Bereich der ischiocruralen Muskeln, des Musculus rectus femoris, des Musculus sartorius und des Musculus gracilis. Abrißfrakturen des Beckens und Achillessehnenrupturen gelten ebenfalls als typische Sprinterverletzungen. Fehlbeanspruchungsfolgen sind die Bursitis und Peritendinitis achillea, Insertionstendinosen an der Tibiakante sowie am oberen und unteren Patellapol.

Skispringen

Bei den Skispringern können durch Stürze schwerste Verletzungen mit Poly-, Schädel-Hirn-Traumen, Luxationen im Schulter-, Sternoclavicular- und Acromioclaviculargelenk, Clavicula- und Sprunggelenkfrakturen sowie Frakturen im Bereich des Unterschenkels vorkommen. Bei Stürzen auf den Kunststoffmatten kann es zu Hautablederungen und Verbrennungen der Haut kommen. Die Fehlbelastungsfolgen treten in Anbetracht der Schwere dieser Verletzungen von der Bedeutung in den Hintergrund. Chondropathia patellae und Insertionstendinosen rufen die häufigsten Beschwerden hervor.

Gewichtheben

Bei den Gewichthebern finden sich Hautablederungen an der Hand, Ellenbogen- und Schulterluxationen sowie Meniskusverletzungen durch mangelhafte Technik sowie Sprunggelenksdistorsionen und Bänderverletzungen im Bereich des Sprunggelenks. Muskelverletzungen treten wie in den Wurf-/Stoßdisziplinen auf. Bei den Fehlbelastungsfolgen dominieren Sehnenscheidenentzündungen im Bereich der Handgelenke, Chondropathien an der Kniescheibenrückfläche sowie an den Hand- und Ellenbogengelenken, Bursitiden im Knie- und Schultergelenksbereich sowie Insertionstendinosen am Epicondylus humeri medialis, am Os pissiforme, an den Dornfortsätzen der Wirbelsäule sowie am Ligamentum patellae.

Tauglichkeitskriterien
Training und Wettkampf in den Schnellkraftsportarten können eine große Anzahl von Erkrankungen und Störungen hervorrufen oder deren Verlauf verschlimmern. Daher gibt es zahlreiche Kontraindikationen, bei deren Vorliegen keine Tauglichkeit für ein leistungssportliches Training in den Schnellkraftsportarten gegeben ist. Zu den orthopädischen Kontraindikationen zählen alle angeborenen Formfehler und erworbenen Schäden an der Wirbelsäule (Spondylolisthesis, doppelseitige Spondylolyse, Skoliosen, vermehrte Kyphosen sowie Veränderungen an den Zwischenwirbelscheiben), angeborene Hüftluxation bzw. Dysplasie, habituelle Patellaluxation, starke Achsabweichungen sowie Fußdeformitäten. Neben den wie für die Ausdauersportarten geltenden internistischen Kontraindikationen kommen mit höhergradigen Visusminderungen, Intelligenzdefekten oder Hirnschädigungen sowie Epilepsien weitere Untauglichkeitsfaktoren hinzu.

Zusammenfassung
Schnellkraftleistungen erfolgen in kurzen Zeiträumen, wobei unterschiedliche Massen zu beschleunigen sind. Das Kraft-Zeit-Verhältnis hat für diese Sportarten eine zentrale Bedeutung. Je größer die zu bewegende Masse ist, desto langsamer wird die Beschleunigungsleistung. Da die energetische Regeneration nach Schnellkraftleistungen innerhalb weniger Minuten abläuft, ist es möglich, diese zu wiederholen. Jedoch erfordern hohe Schnellkraftleistungen in Training oder Wettkampf längere Pausen zur Regeneration der neuromuskulären Leistungsvoraussetzungen. Schnelligkeits- und Schnellkraftleistungen werden vom Körperbautyp und besonders von der Muskelfaserverteilung beeinflußt. Die diagnostische Erfassung von Schnellkraft- und Schnelligkeitsfähigkeiten ist schwierig und orientiert sich überwiegend auf sportmethodische und biomechanische Zugänge. Die muskuläre Vor- und Nachbereitung von Schnelligkeits- oder Schnellkraftleistungen hat einen hohen Stellenwert und ist der sicherste Schutz vor Fehlbelastungen oder Verletzungen.

KAMPFSPORTARTEN

Zu den bekannten Zweikampfsportarten gehören Boxen, Ringen, Judo und Fechten. In einer festgelegten Kampfzeit und unter Einhaltung vorgegebenen Regelwerks ist der sportliche Gegner zu besiegen.

Leistungsstruktur
In den Zweikampfsportarten hat harmonische Ausprägung der *konditionellen Fähigkeiten* Kraft, Ausdauer und Schnelligkeit grundlegende Bedeutung für die Leistungsfähigkeit. Die wettkampfspezifische *Ausdauer* wird in aerob-anaerober

145

Stoffwechsellage entwickelt. In den einzelnen Sportarten gibt es bedeutende Unterschiede in der energetischen Anforderung. Diese lassen sich aus den im Wettkampf gemessenen Lactatkonzentrationen ableiten. Während die Fechter bei Lactatwerten von 4–8 mmol/l ihren Kampf beenden, erreichen Boxer und Judokas 14–18 mmol/l und Ringer 18–22 mmol/l Lactat. Die hohen Lactatkonzentrationen der Ringer sind Folge der isometrisch beanspruchten Muskulatur beim Festhalten des Gegners. Zwischen der *Schnelligkeit* der Kampfhandlung und der dafür erforderlichen *Kraft* gibt es einen prinzipiellen Zusammenhang, d. h., je schneller die motorische Handlung ist, desto weniger wird Muskelkraft eingesetzt (z. B. Fechten). Das höchste Kraftniveau erfordert Ringen, gefolgt von Judo. Boxen nimmt eine Zwischenstellung bei der Kampfschnelligkeit und der Kraftentfaltung ein. Die Kraft-Geschwindigkeits-Beziehung äußert sich in der sportartspezifischen Schnelligkeit.

Konditionelle Leistungsfaktoren sind für sich allein wenig kampfentscheidend, wenn sie nicht mit den *koordinativen technisch-taktischen Leistungsfaktoren* gekoppelt werden. Zum technisch-taktischen Repertoire gehören *Verteidigungs-* und *Angriffstaktiken, Bewegungstechniken* der Extremitäten und des Oberkörpers u. a. Der technisch-koordinative Bewegungsablauf ist in den Zweikampfsportarten sehr variabel. Zur Freisetzung des vorhandenen Kraftpotentials und von Varianten der Kampfesführung ist eine hohe zentralnervale Aktivierung erforderlich. Um diese zu erreichen, muß der Aufwärmung und dem Wachheitszustand vor dem Kampf besondere Aufmerksamkeit geschenkt werden.

Körperbautypologie

Bei den Zweikampfsportarten findet sich ein breites Spektrum von Körperbautypen. WUTSCHERK vermerkte, daß der Nachweis des körperbaulichen Einflusses auf die sportliche Leistungsfähigkeit in diesen Sportarten nur schwer möglich sei, da ein objektiv meßbares Korrelat für die Wettkampfleistung fehle. Aufgrund der Einteilung in verschiedene Gewichtsklassen und der unterschiedlich angewandten Techniken findet sich keine homogene Athletenpopulation. In den Sportarten finden sich nur wenige körperbautypologische Besonderheiten. Die Boxer weisen im Gegensatz zu den Kunstspringern einen kurzen Rumpf und relativ lange Extremitäten auf. In den höheren Gewichtsklassen steigt der Anteil des Unterhautfettgewebes beträchtlich an. Eine Talentsichtung allein aufgrund körperbaulicher Merkmale ist in den Zweikampfsportarten nicht möglich.

Leistungsdiagnostik und Trainingssteuerung

Die Leistungsdiagnostik orientiert sich an der Erfassung konditioneller Leistungsgrundlagen und sportartspezifischer Kraft- und Schnellkraftfähigkeiten. Die allgemeinen konditionellen Fähigkeiten werden mit den Methoden der Spiroergometrie auf dem *Laufband* oder *Fahrradergometer* gemessen. Zur Beurteilung der Laufausdauer eignet sich der 12-Minuten-Lauf (3000 m). Die wesentlichen Elemente der Kampfhandlung wurden im Judo und Ringen zu einem Kreistest zusammengestellt. Da die Belastung von Station zu Station in der Übungsintensität gesteigert werden kann, erhöht sich die Beanspruchung des anaeroben Stoffwechsels. Aus der Lactatkonzentration kann eine Lactat-Lei-

146

stungskurve errechnet werden. Neuerdings kommen *Kraftroboter (Trainager)* zur Anwendung. Der Gegner ist eine Puppe, die hydraulisch geführt und mit der Kraft des Sportlers bewegt wird. Die bei diesen Übungen aufgewendete Kampfkraft kann durch Messen von Hf und Lactat in ihren biologischen Auswirkungen erfaßt werden. Bei den Simulationsbelastungen von 3–5 Minuten Dauer werden Lactatkonzentrationen von 10–18 mmol/l erreicht.

Regeneration

Für die Regeneration nach Zweikampfbelastungen werden *Teilkörpermassagen* zwischen den Einheiten und nach Trainingsende *komplexe Muskellockerungen* durchgeführt. Hierfür eignen sich das Warmwasserbecken, Sauna und Ganzkörpermassagen. Die *sportartunspezifische Kompensationsbelastung* hat große Bedeutung für die psychische und physische Entspannung. Nach Abschluß regenerativer Maßnahmen muß der Sportler vor Aufnahme des spezifischen Trainings oder vor Kämpfen sich intensiv erwärmen und aktivieren. Damit kann er sein Kraftpotential besser freilegen und schützt sich gleichzeitig vor Fehlbelastungen oder Verletzungen.

Verletzungen und Fehlbelastungen

Die Zweikampfsportarten Ringen, Judo und Boxen haben einen hohen Verletzungsfaktor.

Boxen

Mit Schädelfrakturen, Ober- und Unterkieferfrakturen, Commotio und subduralen Hämatomen können beim Boxen schwerste Verletzungen entstehen. Häufige Boxverletzungen sind Quetsch-/Platzwunden (z. B. Augenbrauenverletzungen), Weichteilverletzungen an den Lippen, den Zähnen und der Zunge, Nasenbeinfrakturen, Luxation und Fraktur im Carpometacarpalgelenk I (Bennett). Bei den Fehlbeanspruchungsfolgen finden sich bei Boxern häufig Arthrosen im Bereich der Fingergrundgelenke, der Handwurzel- und Mittelhandgelenke sowie als gravierendste Folge die Hirnleistungsschwäche.

Ringen und Judo

Beim Ringen und im Judo treten über 60% der Verletzungen im Bereich der oberen Extremitäten und des Schultergürtels auf: Distorsionen und Luxationen an den Fingergelenken, dem Handgelenk, dem Ellenbogen-, Schulter- und Acromioclaviculargelenk finden sich ebenso bei beiden Sportarten wie die Distorsion der Großzehengrundgelenke, die Knie- und Sprunggelenksverletzungen (Bandapparat- und Meniskusverletzungen) sowie die Prellungen und Stauchungen vorzugsweise im Bereich der HWS. Beim Judo kommen Hautabschürfungen, Fingernagelverletzungen, Nasenbluten, Schienbeinprellungen, Hodenprellungen sowie Muskelfasereinrisse im Bereich der Bauchmuskulatur hinzu. Beim Ringen treten ferner Othämatome sowie Schlüsselbein- und Rippenfrakturen auf.

Als typische Fehlbeanspruchungsfolgen gelten Chondropathien in den diversen beanspruchten Gelenken (vorzugsweise Ellenbogen-, Schulter- und Kniege-

147

Sportmedizinische Charakteristik von Sportarten

Tabelle 11 Kontraindikationen für die Aufnahme des Leistungstrainings in den Zweikampfsportarten

Fachgebiet	Krankheitsbild oder Störung	Erläuterung des Ausprägungsgrades
Orthopädie	Spondylolisthetis Juvenile Osteochondrose (Mb. Scheuermann) Spondylolyse Skoliosen und Kyphosen Angeborene Hüftluxationen Mb. Schlatter u. a. aseptische Nekrosen Hochgradige Formfehler bzw. Anomalien an den Extremitäten Zustand nach Muskel-, Sehnen- und Gelenkverletzungen und -er- krankungen	Über 5 mm Bei progressivem Verlauf während des Trai- nings in der 1. FS oder florides Stadium zum Zeitpunkt der KJS-Aufnahme Doppelseitig Fixiert, mehr als 10° Abweichung Wenn Beschwerden über 2 Jahre andauern Mit deutlichen Funktionsstörungen Wenn Funktionseinschränkung vorliegt und keine Wiederherstellung der sportartspezifi- schen Belastbarkeit erzielt werden kann
Innere Medizin	Organische Herzerkrankungen Akute rheumatische Carditis (Peri-, Myo-, Endo-) Fixierter Hypertonus Bronchiektasen Asthma bronchiale Zustand nach akuter Hepatitis Chronische Hepatitis Glomerulonephritis Chronische Pyelonephritis Magen-Darm-Erkrankung Diabetes mellitus Krankheiten des innersekretori- schen Systems Fixierte Anämien, Hämorrhagien, Koagulopathien sowie maligne Störungen der Blutbildung	 In Verlaufskontrolle und im Ergometerversuch unter Ruhebedingungen systolisch über 21,3 kPa ($\triangleq$ 160 mm Hg) Mit Einschränkung der Lungenventilationsfläche Für die Dauer von 1 Jahr Bei gesicherter Diagnose Z. B. Ulcus ventriculi oder duodeni Nachgewiesene funktionsbeeinträchtigende Über- oder Unterfunktion Die eine Dauertherapie erfordern (außer FE- Mangelanämie)
Neurologie/ Psychiatrie	Bettnässer Intelligenzdefekte Epilepsien Zustand nach SHT III	Angeboren oder erworben Diagnostisch abgesichert, wenn medizinische Dauertherapie notwendig Schädelhirntrauma III, sub- oder epidurales Hämatom
Ophthalmolo- gie	Hochgradige Visusminderung Strabismus Gesichtsfeldeinschränkungen Netzhautablösung Kontaktlinsenträger	Angeboren oder traumatisch bedingt, Visus unter 6/36 beim schlechten Auge Progredienz einer hochgradigen Myopie über −5 Dioptrien

aus: »Sportmedizin«, STRAUZENBERG, GÜRTLER

lenk). Daneben kommt es gehäuft zu Arthrosen im Schultereckgelenk sowie bei Ringern zu Insertionstendinosen an der Olecranonspitze und zum Blumenkohlohr als Zeichen des chronischen Othämatoms.

Fechten

Das Verletzungsrisiko im Fechtsport ist dagegen mit deutlich unter 1% gering. Als häufige Verletzungen gelten Zerrungen der Lendenmuskulatur, Meniskusverletzungen, Muskelfaserrisse an der Oberschenkel- und Wadenmuskulatur, Sprunggelenksverdrehtraumen sowie Blockierungen im Bereich der Zwischenwirbelgelenke im BWS- und LWS-Bereich. Prellungen und Frakturen am waffenführenden Arm sowie Stichverletzungen und Blutergüsse am Thorax kommen nur noch selten vor. Tödliche Verletzungen durch Klingenbruch gehören zu den extremen Raritäten. Fehlbeanspruchungsfolgen finden sich im Handgelenksbereich (Sehnenscheidenentzündung, schnellender Finger), im Ellenbogenbereich (Epicondylitis humeri ulnaris) sowie im Kniegelenksbereich (Chondropathia patellae und Insertionstendinose am Patellapol). Ferner kommt es aufgrund von Torsions- und Hyperlordosierungsbewegungen in der LWS zu muskulären Verspannungen und im Bereich der Oberschenkeladduktoren, an der Sehne des langen Oberarmbicepskopfes und im Bereich des Calcaneus zu Insertionstendinosen.

Tauglichkeitskriterien

Die Zweikampfsportarten verlangen neben konditionellen Voraussetzungen ein hohes Reaktionsvermögen, Konzentrationsfähigkeit und Schnelligkeit. Dazu müssen nicht nur das cardiopulmonale System und der Stoffwechsel leistungsfähig sein, auch die Sinnesorgane müssen intakt sein, und der Bewegungsapparat muß den hohen Beanspruchungen standhalten können.
Kontraindikationen für das Betreiben der Kampfsportarten sind der Tab. 11 zu entnehmen.

Zusammenfassung

Die Kampfsportarten erfordern eine harmonische Ausprägung der konditionellen Fähigkeiten Kraft, Schnelligkeit und Ausdauer, die in den technisch-taktischen Konzepten der Sportart bei der Auseinandersetzung mit dem Gegner zur Wirkung gebracht werden. Die Höhe des Krafteinsatzes ist abhängig von der beabsichtigten Bewegungsgeschwindigkeit. Sie ist bei den schnellen Bewegungen im Fechten am geringsten und bei den langsameren Bewegungen im Ringen am höchsten. Die Leistungsdiagnostik orientiert sich an Teilhandlungen, Reaktionszeitmessungen und Kraftprüfungen durch Trainager. Für die psychische und physische Regeneration werden unspezifische Kompensationsbelastungen eingesetzt. Intensive Erwärmung vor Trainings- oder Wettkampfbelastungen schützt vor Fehlbelastungen und Verletzungen und erhöht auch das Aufmerksamkeitsniveau.

SPORTSPIELARTEN

Die Dauer der Spiele ist unterschiedlich. Sie beträgt 60 Minuten beim Handball oder Eishockey, 90 Minuten beim Fußball und kann über 200 Minuten beim Tennis betragen.

Leistungsstruktur
In den Sportspielarten werden *Ausdauer* und *Schnellkraft azyklisch* benötigt, verbunden mit der *koordinativ anspruchsvollen Spielleistung.* Das Niveau der Ausdauerfähigkeit bestimmt das *Spieltempo.* Bei unzureichender Spielausdauer läßt die Spielgeschwindigkeit einzelner Sportler oder der Mannschaft nach. In den Sportspielarten wird das durchschnittliche Spieltempo stochastisch durch Geschwindigkeitserhöhungen der Spielhandlung durchbrochen (z. B. Sprinteinlagen mit dem Ball, Sprung u. a.). Aus energetischer Sicht ergibt sich eine Kombination von aeroben und alactaziden Beanspruchungen. *Hoher Lactatanfall wird vermieden,* weil dieser die Bewegungskoordination und Präzision der Spielhandlung stört. Fußballer erreichen mitten im Spiel nur 4–6 mmol/l Lactat. Die Volleyballer spielen bei Lactatkonzentrationen unter 3 mmol/l. Höhere anaerobe Anforderungen haben Handballer und Eishockeyspieler, bei ihnen steigt die Lactatkonzentration bis 10 mmol/l an. Die Spielsportarten stellen an die koordinativen Voraussetzungen hohe Anforderungen, die unter technisch-taktischem Aspekt und bei Antizipation in die Einzel- oder Mannschaftsspielleistung umgesetzt werden müssen. Ein Defizit an koordinativen Voraussetzungen läßt sich nicht durch Konditionstraining ausgleichen.

Körperbautypologie
Für die Sportspielarten gibt es keine eindeutigen Vorteile seitens des Körperbaus, ausgenommen die Sportarten, wo hochwüchsige Sportler in der Mannschaft zweckmäßig sind (Basketball, Handball, Volleyball). In den Sportspielarten überwiegen Sportler mit *athletischem Körperbau.* Entscheidender als bestimmte körperbauliche Merkmale sind eine *variable motorische Koordinationsfähigkeit.*

Leistungsdiagnostik und Trainingssteuerung
Die allgemeine *Laufleistungsfähigkeit* wird mit dem 12-Minuten-Test (COOPER-Test) geprüft. Die Spieler bekommen Normvorgaben, die dann als Ergebnis des individuellen Lauftrainings im Test zu reproduzieren sind. Von einem Oberligafußballer werden in 12 Minuten etwa 3400 m erwartet. Das Niveau der *aeroben Leistungsfähigkeit* wird analog zu den Ausdauersportarten mit der Bestimmung der Lactat-Leistungskurve quantifiziert. Für die Beurteilung der *Spielfähigkeit* hat dieses Vorgehen aber nur orientierende Bedeutung. Um die Spielleistungsfähigkeit typischer zu erfassen, wurden *sportartspezifische motorische Tests* (SAT) eingeführt. Mit den SAT werden Standardspielsituationen geprüft. In einem festgelegten Übungsablauf müssen die Sportler schneller als im Spiel üblich laufen und den Ball in dichter Schußfolge auf das Tor schießen. Die für die Teststrecke erforderliche Zeit und die Genauigkeit der Spielhandlung (Ballabgabe) werden in das Urteil einbezogen.

Zur Prüfung der Wirkung bestimmter Trainingsmittel eignet sich die *Lactatmessung*. Die Neuartigkeit des Belastungsreizes für die sportartspezifische Muskulatur wird mit der Bestimmung der *Creatinkinaseaktivität* erfaßt. Für die Beurteilung summativer Trainingsbelastungen kann die *Serumharnstoffkonzentration* gemessen werden.

Regeneration
Zur muskulären Lockerung werden *Entmüdungsvollbäder* und *Sauna* genutzt. Die *Massage* gehört zum festen Betreuungsstandard in den Sportspielarten und hat in der Einleitung der Regeneration große Bedeutung. Innerhalb der Spielsaison nehmen die aeroben Leistungsgrundlagen deutlich ab, weil für deren Erhalt kaum Trainingszeit eingeräumt wird. Für den Erhalt allgemeinkonditioneller Spielvoraussetzungen und auch zur Förderung der Regeneration haben Laufen, Schwimmen, Radfahren und im Winter Skilanglauf Bedeutung.

Verletzungen und Fehlbelastungen
Bei Sportspielarten handelt es sich um Ganzkörperbewegungen mit dem Einsatz großer Muskelgruppen. Sportspiele bieten vielfältige Verletzungsmöglichkeiten und weisen eine hohe Verletzungsquote auf. Auf den Fußballsport entfallen rund 40% aller Sportverletzungen im Erwachsenenalter! Auch bei der relativen Verletzungshäufigkeit stehen die Sportarten Fußball, Handball, Volleyball und Basketball an der Spitze aller Sportarten.
Verletzungsarten, die gehäuft bei fast allen Sportspielarten auftreten:

- Kapsel-Band-Läsionen am Sprunggelenk.
- Isolierte und kombinierte Kniebinnenverletzungen am Kniegelenk (Meniskuseinrisse, Kreuz- und Seitenbandrupturen).
- Prellungen, Schürf-, Platz- und Rißwunden.

Linkes Bild:
Knorpelschädigung mit freiliegendem Knochen bei einem Fußballer.

Rechtes Bild:
Meniskusschädigung bei einem Handballspieler.

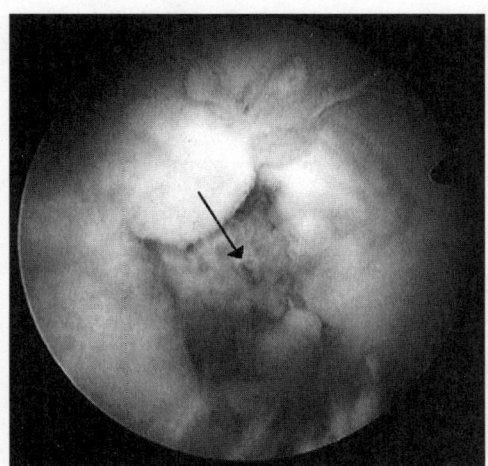

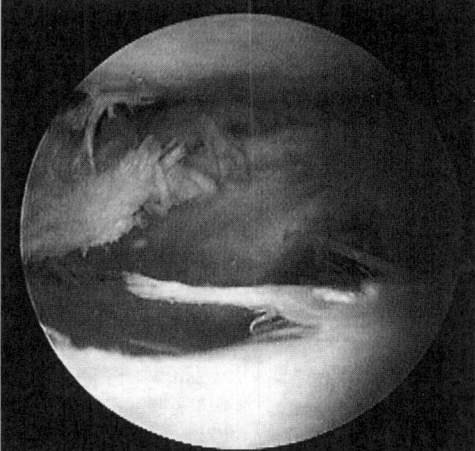

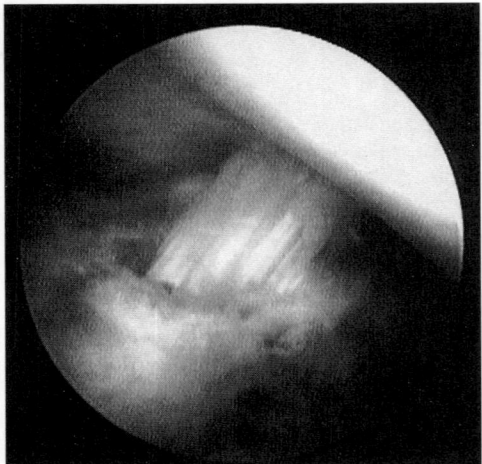 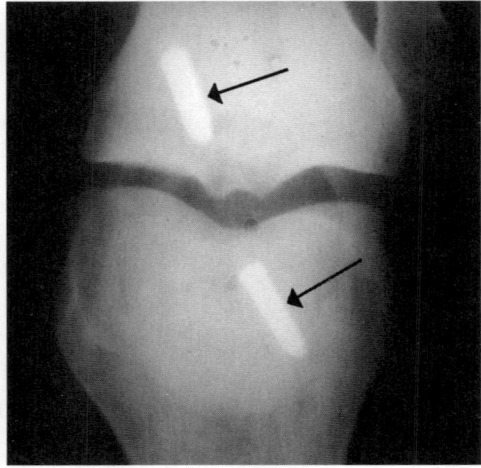

Linkes Bild:
Vordere Kreuz-
bandplastik mit
dem mittleren
Drittel des Knie-
scheibenbandes.

Rechtes Bild:
Radiologische
Darstellung der
Schrauben, mit
denen die Kno-
chenblöcke des
Transplantates
verklemmt
wurden.

- Muskelfaserrisse (je nach Belastung und Bewegungsablauf).
- Muskelabrißfrakturen an der Spina iliaca anterior superior (M. sartorius, M. tensor fasciae latae), spina iliaca anterior inferior (M. rectus femoris), Tuber ossis ischii (M. adductor magnus, ischiocrurale Muskulatur.

Fehlbelastungen, die gehäuft bei fast allen Sportspielarten auftreten:

- Insertionstendopathien am Becken, am kaudalen Patellapol, an der Tuberositas tibiae, am Capitulum fibulae sowie an der Tibiakante.
- Achillodynie.
- Sprunggelenksarthrosen.

Große Sportspiele

Beim Fußball treten zudem gehäuft osteochondrale Frakturen am Knie- und Sprunggelenk auf, gelegentlich auch Tibiatorsionsfrakturen und stumpfe Thorax- und Bauchtraumen. Torhüter sind Commotio-gefährdet. Als typische Fehlbean- spruchungsfolgen des Fußballsports gelten die Streßfraktur des Os metatarsale, die Coxarthrose, degenerative Meniskusschäden und Kniegelenksarthrosen. Bei Handballspielern finden sich zusätzlich gehäuft Navikularefrakturen an der Hand, Strecksehnenabrisse an den Fingern sowie Luxationen im Schulter- und Ellenbogenbereich und bei den Fingergelenken. Selten werden Abrißfrakturen der Dornfortsätze bei explosiven Wurfbewegungen sowie Commotio und schwere Schädel-Hirn-Traumen (Nationalspieler Deckarm 1979) beobachtet. Die Fehlbelastungsfolgen im Handball stimmen weitgehend mit denen im Bas- ketball und Volleyball überein. Gehäuft treten auf:

- Supraspinatussehnen-Syndrom.
- Omarthrose, Arthrose des Acromio-Claviculargelenks (AC).
- Epicondylitis humeri ulnaris.
- Coracoiditis.
- Dyschondrosen und Osteochondrosen im HWS-Bereich.
- Juvenile Aufbaustörungen (LWK 4 + 5 mit gehäuftem Auftreten von Spondylolysen und Spondylolisthesen.

Im Volleyball und Basketball kommt es relativ häufig zu Strecksehnenverletzungen im Bereich der Finger und der Hand, seltener zu Luxationen und Luxationsfrakturen. Bei Volleyballspielern treten Sprunggelenksverletzungen noch häufiger als in den übrigen Sportspielarten auf.

Eishockey hat als aggressiver Sport einen relativ hohen Verletzungsfaktor. Als typische Verletzungen treten auf:

- Gesichts- und Augenverletzungen (bedingt durch Schläger und Puck).
- Commotio cerebri und Gesichtsschädelfrakturen.
- Clavicula-Frakturen und AC-Gelenkssprengungen.
- Fingerverletzungen (Kontusionen, Luxationen, Strecksehnenriß, Fraktur).
- Kniebinnenverletzungen (Meniskus, Seiten- und Kreuzband).

Als Fehlbeanspruchungsfolgen finden sich Bursitiden am Ellenbogengelenk, Insertionstendinosen (z. B. Oberschenkeladduktoren bei Torwarten) sowie Arthrosen im Knie- und AC-Gelenk.

Tennis

Beim Tennis dominieren Muskelrisse / -faserrisse (z. B. M. gastrocnemius), Kapsel-Bandläsionen am Sprunggelenk, Kniegelenksverletzungen sowie Achillessehnenrupturen. Fehlbelastungen führen gehäuft zur Epicondylitis humeri radialis, dem Supraspinatus-Sehnen-Syndrom, zu degenerativen Zwischenwirbelscheibenveränderungen der LWS sowie Insertionstendinosen.

Tauglichkeitskriterien

Als leistungsbegrenzende und Untauglichkeitskriterien gelten die unter den Kampfsportarten aufgezählten Kontraindikationen. Als weitere orthopädische Kontraindikationen werden die rezidivierende posttraumatische Schulterluxation, die Patelladysplasien und habituelle Patellaluxationen angesehen.

Zusammenfassung

In den Sportspielarten erfolgt die azyklische Abforderung von Schnellkraft- und Ausdauerfähigkeit bei der Spielhandlung. Die Spieler müssen über ein hohes Koordinationsvermögen verfügen, das sie unter technisch-taktischem Aspekt und Antizipation bei Einzel- oder Mannschaftsspielleistungen umsetzen müssen. Die überwiegende Dauer der Spiele beträgt 1–2 Stunden. Das Spieltempo ist ungleich und wird stochastisch verändert. In den Sportspielarten überwiegen athletische Sportler. Mängel in der Koordinationsfähigkeit können nicht durch Athletik kompensiert werden. In der Leistungsdiagnostik werden konditionelle Fähigkeiten unspezifisch geprüft sowie sportartspezifische Teilfähigkeiten getestet. Einige Sportspielarten sind mit einer höheren Verletzungsgefahr verbunden, besonders Fußball. Die Erwärmung und Muskeldehnung vor dem Spiel haben große praktische Bedeutung in der Verletzungsprophylaxe.

TECHNISCH-AKROBATISCHE SPORTARTEN

Zu dieser Sportartengruppe werden Turnen, Rhythmische Sportgymnastik, Eiskunstlauf, Wasserspringen, Skisprung u. a. gerechnet. Erweitert wird diese Sportartengruppe durch zahlreiche Sportarten, die keine akrobatische (kompositorische) Komponente aufweisen. Hierzu gehören Segeln, Schießen, Alpiner Skilauf, Bob- und Schlittensport.

Leistungsstruktur

Die *Entwicklung koordinativer Leistungsfaktoren* und ihre *stabile Abrufbarkeit* ist von leistungsentscheidender Bedeutung. Die Bewegungsprogramme müssen schnell, genau und zuverlässig ausgeführt werden sowie ästhetisch ansprechen. Die Leistungsbewertung unterliegt subjektiven Einflüssen. Für akrobatische Leistungen hat das *motorische Gedächtnis* einen hohen Stellenwert. Durch *psychisch-emotionale Einflüsse* sind risikobehaftete Übungsfolgen störbar, scheinbar erlernte sichere Programme werden unter diesen Einflüssen fehlerhaft (z. B. Stürze im Eiskunstlauf). Das allgemeinathletische Leistungsniveau stützt die sportartspezifische Leistungsfähigkeit.

Die *zeitliche Abforderung der Leistungen* in dieser Sportartengruppen ist sehr unterschiedlich. Am kürzesten dauern Sprünge beim Wasserspringen (etwa 1,5 Sekunden). Die Belastung mit hoher Konzentration kann mehrere Stunden beanspruchen (z. B. Schießen). Von der Wettkampfdauer leitet sich der erforderliche *Konditionsfaktor* ab. Dieser ist beim Wasserspringen deutlich niedriger als beim Eiskunstlauf (Kürdauer bei Männern 5 Minuten). In den technisch-kompositorischen Sportarten werden die drei Stoffwechselwege unterschiedlich beansprucht. Im Vordergrund stehen die alactazide und die lactazide Energiegewinnung. Bei mehrminütigen Turnübungen steigt die Lactatkonzentration bis auf 10 mmol/l und beim Eiskunstlauf bis auf 15 mmol/l an. Tritt hohe Säuerung auf der Grundlage unzureichender Allgemeinkondition auf, so häufen sich Fehler im Übungsprogramm.

Körperbautypologie

Der Körperbau ist in einigen Sportarten dieser Gruppe von leistungsbeeinflussender Bedeutung. Die Turnleistung ist von der *Beweglichkeit um die eigene Körperachse* (Rotationsgeschwindigkeit) abhängig. Hochgewachsene Sportler eignen sich deshalb nicht für das Turnen. Für ästhetisch ansprechende Übungen sind *ausgewogene Körperbauproportionen* bei leichteren und kleineren Sportlern vorteilhaft. Mit der Körpermasse von 33–50 kg (43 kg im Mittel) und 135–152 (150 cm) Körperhöhe sind die Turnerinnen die kleinsten Sportlerinnen. Auch die Turner fallen mit etwa 62 kg Masse und 167 cm Körperhöhe von den übrigen Sportlern nach unten ab. In den akrobatischen Sportarten haben die Sportler eine größere Mobilität. Jedoch ist extreme Hypermobilität nicht vorteilhaft, weil sie Verletzungen begünstigt. Die Belastbarkeit im Training ist abhängig vom *biologischen Alter* in der Adoleszenz. Hier können Unterschiede bis zu 6 Jahren zum *kalendarischen Alter* auftreten. Retardierte Sportler sind vermindert belastbar und besonders verletzungsanfällig.

In den Sportarten ohne akrobatische Komponente ist ein bestimmter Körperbautyp nicht erforderlich. Hier dominiert der normale Durchschnittsathlet mit schnellem Reaktionsvermögen. Ohne überdurchschnittliche Reaktionsfähigkeit wird man kein Bobpilot oder Autorennfahrer.

Leistungsdiagnostik und Trainingssteuerung

Die leistungsdiagnostischen Urteile konzentrieren sich auf die *allgemeinathletische Ausbildung*. Die niedrigste Allgemeinkondition weisen Wasserspringer und Turner auf. Das hat nichts mit dem wohlgeformten muskulären Erscheinungsbild dieser Sportler zu tun. Es fehlt ihnen die Ausdauerkomponente in den allgemeinen Leistungsgrundlagen.
Objektiviert werden kann die allgemeine Leistungsfähigkeit durch spiroergometrische Untersuchungen auf *Fahrradergometer* oder *Laufband*. Der 12-Minuten-Lauftest (COOPER-Test) kann zur Überprüfung der Laufausdauer genutzt werden. Die Wirkung von Trainingsmitteln kann mit der Lactatmessung kontrolliert werden.

Regeneration

Zur Regeneration eignen sich allgemeinathletische und psychisch wenig belastete Sportübungen (z. B. Spiele, Schwimmen). Verspannungen werden durch die Formen der *Sportmassage* beseitigt. Werden im Turnen z. B. besonders viele Sprünge ausgeführt, so kommt es zur Dehydrierung der Zwischenwirbelscheiben. Dieser Befund ist durch Messung der Körperhöhe objektivierbar. Als Ausgleich sind *Horizontallagerungen in Pausen* oder *Extensionsübungen der Wirbelsäule* wirkungsvoll. Die Aufrechterhaltung des allgemeinathletischen Zustands hat große Bedeutung für die Belastbarkeit und Vorbeugung muskulärer Dysbalancen.

Verletzungen und Fehlbelastungen

In den technisch-akrobatischen Sportarten wird für die Ausführung von Bewegungsprogrammen mit hohem Schwierigkeitsgrad Genauigkeit (Beherrschung der Bewegungstechnik), Schnelligkeit, Zuverlässigkeit (Stabilität) und künstlerische Gestaltung (Leichtigkeit/Ästhetik) verlangt. Neben allgemeinen konditionellen Grundlagen werden Maximal- und Schnellkraft, koordinative Fähigkeiten (Bewegungssteuerung/Gedächtnis) und psychische Stabilität gefordert.
Zentralnervale Ermüdung, Disziplinlosigkeit, ungenügende Voraussetzungen des Stütz- und Bewegungsapparats (eingeschränkte Beweglichkeit, ungenügende muskuläre Stabilität) können durch Stürze, Fehlgriffe und Fehllandungen etc. zu einer Vielzahl von teilweise schwerwiegenden Verletzungen führen. Fehlbelastungsfolgen können gravierende Schäden verursachen, da in den technisch-akrobatischen Sportarten häufig schon im Kindesalter Hochleistungstraining betrieben wird.
Als häufige Verletzungsarten gelten:

- Distorsionen/Kapsel-Bandverletzungen am oberen Sprunggelenk, den Interphalangeal- und Metacarpophalangealgelenken.

155

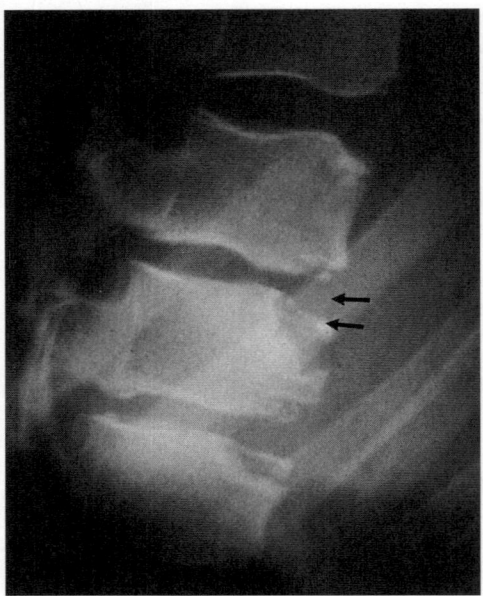 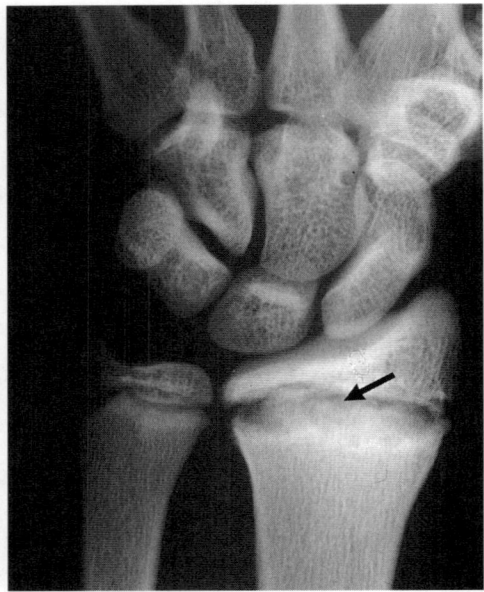

Linkes Bild: Knochenaufbaustörungen an den Wirbelkörperkanten bei einer Kunstturnerin.

Rechtes Bild: Wachstumsstörung an der distalen Radiusepiphyse bei einem Turner.

- Hautablederungen an den Handflächen (Turnen).
- Kontusionen der Unterarme, Schambein-/Leistenregion, Steißbein/Gesäß, Oberschenkel, Waden-/Achillessehnenregion.
- Muskelfaserrisse, vorwiegend M. biceps und quadriceps femoris, M. triceps surae.
- Sehnenrisse, vorwiegend Achillessehne, Bicepssehne (langer Kopf), Schulterrotatoren.
- Frakturen, vorwiegend an der Hand und am distalen Unterarm, jedoch auch supracondyläre Humarusfrakturen beim Turnen und Claviculafrakturen.
- Osteochondrale Frakturen am Ellenbogen- und Kniegelenk.
- Meniskus- und Bänderverletzungen am Kniegelenk (Eiskunstlauf).
- Schädelhirntraumen beim Turnen und Wasserspringen.
- Stumpfe Verletzungen von Thorax- und Bauchraum sowie Trommelfellrupturen beim Wasserspringen.

Bei den Fehlbelastungsfolgen dominieren:

- Aseptische Knochennekrosen/Knochenaufbaustörungen an den Apophysen (Tuberositas tibiae, Olecranon, Os pubis, Calcaneus, Wirbelkörperkanten).
- Chondropathia patellae.
- Arthrosen der Zwischenwirbelgelenke und erhöhte Spondylolyserate (bis 25%).

- Insertionstendinosen, vorwiegend Achillessehne, Schulterrotatoren.
- Myalgien der Haltemuskulatur (Rumpf-, Schultergürtel- und Unterarm-muskulatur).

Tauglichkeitskriterien

Als leistungsbegrenzende Faktoren gelten ebenfalls die bereits unter den Kampf-sportarten aufgezählten Kontraindikatoren, wobei bei den technisch-akrobati-schen Sportarten der Belastbarkeit des Stütz- und Bewegungssystems und der Leistungsfähigkeit des Hör- und Gleichgewichtsapparates sowie des visuellen Systems eine noch größere Bedeutung zukommt. Nur bei einem diesbezüglichen völlig gesunden Organismus ist es gerechtfertigt, in den technisch-akrobatischen Sportarten Leistungssport zu betreiben.

Zusammen-fassung — Zu dieser Sportartengruppe gehören viele Sportarten, deren wesentliches Merkmal hohe koordinative Anforderungen sind. Die Übungsprogramme sind stabil und müssen mit höchster Vollendung dargeboten werden, oder sie verändern sich ständig. Die Abforderung der Koordinationsleistung erfolgt in unterschiedlichen Zeiträumen, wobei die Dauer von 1–5 Minuten überwiegt. Das Wasserspringen benötigt die kürzesten Übungszeiten (1–3 Sekunden). Energetisch werden die Koordinationsleistungen mit dem alactaziden und lactaziden Potential bewältigt. Für die Sicherung der muskulären Belastbar-keit im Entwicklungsalter haben das reale biologische Alter und die Allge-meinkondition große Bedeutung. Der Körperbautyp beeinflußt die Leistung, bevorzugt sind leichtere und kleinere Sportler mit ausgewogenen Körperbau-proportionen. Leistungsprüfverfahren, die unmittelbar mit der technisch-akrobatischen Leistung im Zusammenhang stehen, gibt es kaum, so daß Teilkomponenten in ihrem Entwicklungsstand geprüft werden. Das ständige Aufrechterhalten des arthromuskulären Gleichgewichts hat für die Vorbeu-gung von Fehlbelastungen und Verletzungen sowie die Regeneration große Bedeutung.

Prävention und Sporttherapie bei Erkrankungen

Die dosierte sportliche Belastung ist inzwischen zum Bestandteil der Therapie bei zahlreichen Erkrankungen geworden und wird als Sporttherapie bezeichnet. Die Sporttherapie beinhaltet für den Patienten die zumutbare Belastung, die der Unterstützung der Heilung dient. Die *Wiederherstellung nach Erkrankungen* kann durch die Sporttherapie maßgeblich beeinflußt werden. Vor Aufnahme der Sporttherapie wird unmittelbar nach der Operation oder Behandlung in der stationären Einrichtung mit einer Bewegungstherapie begonnen. Ziel ist die *Reaktivierung der Motorik auf Alltagserfordernisse* und die Vorbereitung auf die Sporttherapie. Im Ergebnis dieses Übens müssen die motorischen Grundfunktionen beherrscht werden, die Muskulatur ist allgemein zu kräftigen. Die krasse Auswirkung der Bettruhe auf den Muskelschwund ist bekannt. Die trainierte Muskulatur atrophiert bei Ruhe stärker als die weniger belastete. Die Sporttherapie bei der *Nachbehandlung des Herzinfarkts* hat für andere Erkrankungen Modellcharakter. Die Sporttherapie in *Herzgruppen*, von denen inzwischen 3000 in Deutschland existieren, wird von erfahrenen Übungsleitern geführt. Der Arzt ist in ständiger Bereitschaft.

Bevorzugte Belastungsformen sind in der Sporttherapie Ergometertraining, Gehen, Schwimmen, Laufen, Spiele und Gymnastik. Das Gruppentraining hat gegenüber dem Individualtraining Vorteile, weil es Leistungsvergleiche zuläßt, Kontaktpflege ermöglicht und zur Regelmäßigkeit anhält. Die Belastungsintensi-

Abbildung 55
Relatives Risiko beim Auftreten des Herzinfarkts in Abhängigkeit von der körperlichen Aktivität (nach PFAFFENBARGER, 1982). Bei Zunahme des Energiemehrverbrauchs durch Bewegung und Sport von 3000 bis 4000 kcal/Woche vermindert sich das Infarktrisiko um 50%.

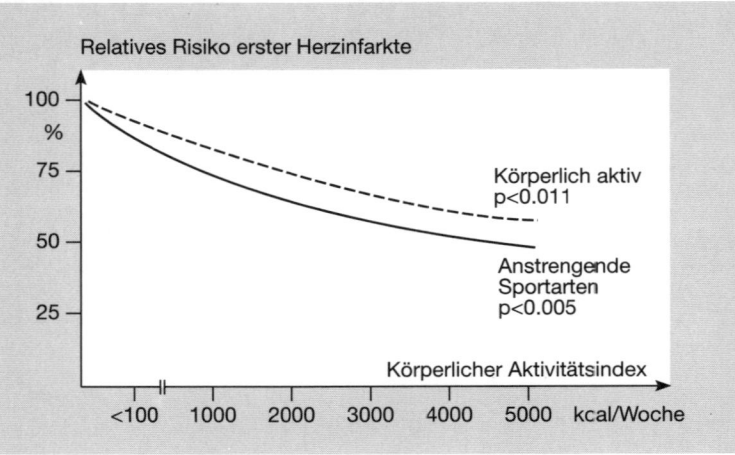

tät ist mit der Herzfrequenzmessung während der Belastung kontrollierbar. Die Höhe der Belastungsintensität ist vom behandelnden Arzt festzulegen. Der durchschnittliche Übungsaufwand in der Sporttherapie sollte 2 Stunden/Woche betragen.

Die Sporttherapie ist eine Form des sportlichen Trainings, welche zur Unterstützung von Heilbehandlungen nutzbar ist. Die Sporttherapie sichert das Erreichen der körperlichen Alltagsanforderungen und motorischen Selbständigkeit. Das bewährte Modell in der Sporttherapie sind die ambulanten Herzgruppen. Gruppentraining ist vorteilhafter als das Einzeltraining. Die Selbststeuerung der vom Arzt vorgegebenen Belastungsintensität ist über Herzfrequenzmessungen (Sporttester) problemlos möglich.

Zusammenfassung

KORONARE HERZKRANKHEIT

Die Sporttherapie hat bei der Prävention und Nachbehandlung der koronaren Herzkrankheit (KHK) zentrale Bedeutung. Die KHK steht in den Industriestaaten an der Spitze der Todesursachen. In Deutschland sterben jährlich über 100 000 Personen an einem Herzinfarkt. Aus umfangreichen epidemiologischen Untersuchungen ist bekannt, daß die Entwicklung der KHK durch ein längeres Einwirken von *Risikofaktoren* begünstigt wird. Zu den Risikofaktoren zählen Hyperlipidämie, Bewegungsmangel, Übergewicht, Hypertonie, Rauchen u. a. Das echte Risiko entsteht durch Zusammenwirken mehrerer Faktoren.

In der *Präventivstrategie* der KHK hat der Energiemehrumsatz durch Bewegung eine zentrale Bedeutung. PAFFENBARGER (1982) konnte nachweisen, daß durch die Erhöhung des Energieverbrauchs durch Sport und andere körperliche Belastung das Risiko eines Herzinfarkts um 50% gesenkt werden kann (Abb. 55). Um diesen Energieverbrauch von 3000–4000 kcal (12 600–16 800 kJ) zu erreichen, sind 4–6 Stunden Belastung/Woche notwendig. Umgerechnet auf das Laufen, wären 50–70 km die erforderliche Belastung.

Sporttherapie

Die Sporttherapie ist die zentrale Maßnahme bei der *Nachbehandlung des Herzinfarkts* (BERG et al., 1986; ROST, 1991 u. a.). Eingeleitet wird diese in der Phase II der Infarktbehandlung noch unter klinischen Bedingungen. Ausgangspunkt ist eine orientierende Ergometerbelastung zur Festlegung der Belastungshöhe. Normale Belastbarkeit ist gegeben, wenn der Patient 75 W auf dem Ergometer für mehrere Minuten bewältigt. Nach dem Kuraufenthalt beginnt in der Regel die Phase III der Behandlung und zugleich die erweiterte Sporttherapie. Das Training in der Sportgruppe (*Herzgruppe*) beginnt etwa 12 Wochen nach dem Infarkt. In den Herzgruppen üben auch andere Patienten (nach Bypass-Operation, bei Angina-pectoris-Anfällen u. a.).

Das *Belastungsmaß* beträgt etwa 2 Stunden pro Woche, die in 2 Trainingseinheiten absolviert werden. In der Trainingseinheit hat sich das Mischen verschiedener

Belastungsformen als zweckmäßig erwiesen (z. B. Gymnastik, Spiele, Lauf). Die *Belastungsintensität* ist symptomlimitiert zu gestalten, d. h., sie wird beim Auftreten kardialer Symptome unterbrochen (oder abgebrochen) und meist in niedrigerer Intensität fortgeführt. Zur Intensitätssteuerung eignen sich Herzfrequenzkontrollen (z. B. mit einem Sporttester von Polar) und Messungen der Lactatkonzentration. Eine Frequenz von 140 Schlägen/Minute sollte nicht überschritten werden. Entscheidend ist der Dauerreiz auf das Herz-Kreislauf-System bei relativ niedriger Hf.

Tabelle 12 Ziele der Sporttherapie in Sportgruppen (Herzgruppen)

- Rückführung der Muskelleistung und des Leistungszustands der Funktionssysteme auf das normale Niveau vor der Erkrankung oder Operation.
- Zunahme der allgemeinen körperlichen Leistungsfähigkeit, damit die Alltagsbelastungen selbständig bewältigt werden.
- Anheben des psychischen Wohlbefindens und Aufnahme persönlicher Kontakte in der Gruppe.
- Förderung der Heilung und Prävention von Erkrankungen.

Zusammenfassung Die koronare oder ischämische Herzkrankheit (KHK) ist mit ihren Komplikationen (Herzinfarkt) mit Abstand die häufigste Ursache der Todesfälle in den Industrieländern. Zu den Faktoren, die das Risiko der Entstehung der KHK erhöhen, gehören Rauchen, Bewegungsarmut, Hyperlipidämie, Übergewicht, Hypertonie, Streß u. a. Wenn mehrere Faktoren zusammenwirken, steigt das Risiko der KHK. Wirksame Präventionsmaßnahmen sind regelmäßige körperliche und sportliche Belastung, Optimierung der Nahrungsaufnahme entsprechend dem Bedarf sowie Energiemehrverbrauch durch Bewegung. Der Energieverbrauch muß 3000–4000 kcal (12 561–16 748 kJ)/Woche betragen, wenn das KHK-Risiko um 50% gesenkt werden soll. Als wirksamste sportliche Betätigung haben sich die Ausdauersportarten Schwimmen, Radfahren, Laufen und Skilanglauf erwiesen.

ÜBERGEWICHT (ADIPOSITAS)

Die Übergewichtigkeit ist ein gesellschaftliches Phänomen und betrifft inzwischen 40–50% der erwachsenen Bevölkerung. Gemessen an der körperlichen Beanspruchung im Alltag und Beruf, essen die Menschen zu viel und zu fett. Die Energieaufnahme liegt bei ihnen etwa 30% über dem Bedarf. Die Übergewichtigkeit liegt vor, wenn das konstitutionsbedingte Optimalgewicht um 10% überschritten wird. Von Adipositas ist zu sprechen, wenn der Fettanteil bei Männern über 23% und bei Frauen über 31% ansteigt. Übergewichtigkeit und Adipositas gehören zu den Risikofaktoren, sie sind häufig mit *Hypercholesterolämie, Kohlenhydratbilanzstörungen, Hypertonie* und *Gicht* verbunden.

Sporttherapie

Durch Sporttherapie allein kann nur eine begrenzte Massenabnahme erreicht werden, so daß der Sport bei Übergewichtigkeit nur mit einer gleichzeitigen *Diätumstellung* gekoppelt werden sollte. Der Übergewichtige kann nicht in jeder Sportart belastet werden. Das üblicherweise empfohlene *Laufen* wird nicht angenommen. Zu raten sind *Schwimmen* und *Radfahren*. Das erste Ziel des Trainings sind die Aktivierung des Herz-Kreislauf-Systems und die Vorbereitung des Stütz- und Bewegungssystems auf höhere Beanspruchung. Nach mehrmonatigem Training kann eine Belastungssteigerung mit Laufen versucht werden. Die Belastungsdauer sollte anfangs 30 Minuten betragen und später auf über 60 Minuten bei niedriger Intensität ausgedehnt werden. Erst bei über 60 Minuten Belastungsdauer werden vermehrt freie Fettsäuren abgebaut.

Zusammenfassung

Regelmäßige und zu reichliche Nahrungsaufnahme, verbunden mit Bewegungsarmut, führen allmählich zum Übergewicht. Besteht eine bestimmte Anlage, und überschreitet der Körperfettanteil 23% bei Männern und 31% bei Frauen, dann liegt eine Fettsucht (Adipositas) vor. Bei Übergewicht und Adipositas sind Diätmaßnahmen allein weniger wirksam. Wird die Nahrungsrestriktion mit sportlicher Aktivität gekoppelt, dann stellen sich die günstigsten Ergebnisse bei der Körpermassenreduktion ein. Die Ausdauersportarten sind für die Gewichtsabnahme am wirksamsten. Zu beginnen ist anfangs mit kürzeren Belastungen des Herz-Kreislauf-Systems und nach Stabilisierung mit dem Stoffwechseltraining, welches längere Belastungen erfordert. Die Energieaufnahme ist auf 800–1500 kcal (3350–6281 kJ) pro Tag zu vermindern, wenn eine echte Massenabnahme angestrebt wird.

BLUTHOCHDRUCK (HYPERTONIE)

Der erhöhte Blutdruck ist die häufigste chronische Funktionsstörung, die zwischen 15 und 20% der erwachsenen Bevölkerung in den Industriestaaten betrifft. Nach den Kriterien der WHO werden 4 Stadien der Blutdruckerhöhung unterschieden, von denen Stadium I und II mit sporttherapeutischen Maßnahmen zusätzlich beeinflußbar sind. Für die Hypertoniebehandlung stehen zahlreiche *Medikamente* zur Verfügung, die neben der Blutdrucksenkung auch die Leistungsfähigkeit beeinflussen. Medikamente der Wahl sind Betarezeptorenblocker, Calciumantagonisten, ACE-Hemmer und Diuretika. Werden Sporttreibende, die einen Hypertonus aufweisen, medikamentös behandelt, so ist mit Begleiteffekten zu rechnen. Nach Untersuchungen von KINDERMANN und ROST (1991) führen eingenommene Betablocker, neben der Erhöhung der kardialen Sauerstofftransportkapazität, zur Hemmung der Lipolyse und zur Senkung der Blutglucosekonzentration. Damit wird die Ausdauerleistung aus energetischer Sicht beeinträchtigt. Bei Einnahme von Calciumantagonisten ist diese Nebenwirkung nicht zu beobachten. Sie aktivieren hingegen die Glycolyse und senken meist die Hf. Der Energiehaushalt wird nicht nennenswert beeinflußt.

Sporttherapie

Die blutdrucksenkende Wirkung des Sports, insbesondere des *Ausdauertrainings*, ist erwiesen. Jedoch reagieren nicht alle Patienten mit einer Blutdrucksenkung durch Sporttreiben (*Nonresponder*). Die Sporttherapie ist besonders bei Hypertonikern Stadium I (systolischer Blutdruck 160–180 mmHg) wirksam. In diesem Hypertoniestadium können viele Sportarten betrieben werden. Geeignet sind Wandern, Radfahren, Schwimmen, Jogging, Lauf, Triathlon, Skilanglauf u. a. Von diesen Sportarten führt das Schwimmen zum höchsten Blutdruckanstieg, falls die Technik nicht beherrscht wird. Auch Ergometertraining ist für die Senkung des Blutdrucks wirksam. Weniger oder nicht geeignet sind Sportarten, bei denen es zu größeren Preßdruckmomenten kommt (z. B. Gewichtheben, Bodybuilding, Zweikampfsportarten).

Die Kreislaufbelastung sollte über die *Hf-Messung* kontrolliert werden. Empfohlen wird eine Hf zwischen 100 und 140 Schlägen/Minute, bei Dominanz von 120 Schlägen/Minute. Diese Kreislaufbelastung wird bei zyklischen submaximalen Belastungen längerer Dauer erreicht. Durch diese Trainingsform ist bei Respondern eine Blutdrucksenkung von 10–20 Torr in der Systole zu erreichen. Der Effekt der Blutdrucksenkung durch Sport wirkt nur mehrere Monate nach, falls die Belastung abgebrochen wird. Danach stellen sich die alten Druckwerte wieder ein. Die Regulierung des Blutdrucks durch Training verlangt ständige Belastungen. Zweckmäßig ist ein 2–3maliges Training pro Woche mit einer Dauer von 30–40 Minuten. Das Training kann auch zu einer Reduzierung der Medikamenteneinnahme führen. Eine wesentliche zusätzliche Maßnahme zur Sicherung der Wirkung der Sporttherapie ist die Massenabnahme durch geeignete Diät mit einer Energieaufnahme von 800–1500 kcal/Tag.

Zusammen-
fassung Die Hypertonie ist die häufigste chronische Erkrankung des Herz-Kreislauf-Systems, sie begünstigt die Entwicklung der koronaren Herzkrankheit. Neben den zur Hypertoniebehandlung erforderlichen Medikamenten hat die Sporttherapie eine große praktische Bedeutung. Durch regelmäßiges, ausdauerorientiertes Training sind Abnahmen des systolischen Blutdrucks von 10–20 mmHg möglich. Im Rahmen der Sporttherapie sind 2–3 Stunden Ausdauertraining pro Woche erforderlich.

ZUCKERKRANKHEIT (DIABETES MELLITUS)

Die Zuckerkrankheit beruht auf einem Mangel oder gänzlichen Fehlen der Insulinsekretion in den B-Zellen des Pankreas. Über zwei Millionen Deutsche leiden am Diabetes mellitus, der überwiegende Teil am *nichtinsulinpflichtigen* Diabetes mellitus Typ II. Der *insulinpflichtige* Diabetes mellitus Typ I befällt überwiegend Jugendliche. Hingegen sind vom Typ-II-Diabetes meist Erwachsene in den mittleren Lebensjahren betroffen.

Die *Glucoseversorgung der Muskulatur* wird durch die unzureichende Insulinverfügbarkeit gestört – entweder durch Insulinmangel oder durch Insulinunempfindlichkeit der Gewebe (Muskel). Die Sporttherapie kann bei beiden Diabetesformen von Nutzen sein, hauptsächlich beim Typ-II-Diabetiker. Zur modernen *Diabetesbehandlung* gehören: Diät, körperliche Belastung und Medikamente zur Blutzuckersenkung. Diese Trias ist seit langem bekannt, wird aber nur zögerlich in ihrer Einheit praktisch realisiert.

Sporttherapie
Durch *Ausdauertraining* wird die Insulinempfindlichkeit der Muskulatur erhöht; deshalb eignet sich diese Belastungsform besonders zur Therapieunterstützung. Der auslösende Reiz für die Abnahme des Insulinbedarfs der Muskulatur ist die gehäufte Depletion der Glycogendepots. Wenn die Insulinsensitivität der Muskulatur durch Training erhöht ist, benötigt der Organismus bis zu 40% weniger Insulin. Das kann dazu führen, daß die Patienten mit Typ-II-Diabetes keine blutzuckersenkenden Medikamente benötigen. Zahlreiche Beispiele sind bekannt, daß Typ-II-Diabetiker gute Langstreckenläufer sind, keine Medikamente benötigen und sich normal ernähren. Auch die Vorstufe des Diabetes mellitus, die *Kohlenhydrattoleranzstörung* bessert sich durch regelmäßige sportliche Betätigung erheblich. Die Blutglucosekonzentration sinkt um 1–2 mmol/l ab, die Normalwerte werden erreicht.

Als wirksames *Belastungsmaß* werden im Rahmen der Sporttherapie bei den Diabetes- und Prädiabetesformen 3 Trainingseinheiten / Woche mit einer Dauer von je 40–60 Minuten angesehen. Anfangs ist der Patient durch moderate Belastungseinheiten von 20 Minuten Dauer allmählich an das Standardmaß heranzuführen. Bei der Auswahl der Sportart müssen der orthopädische Zustand und das Alter des Patienten bedacht werden. Daraus ergibt sich, daß die Belastungsempfehlungen sehr variabel sein können. Begonnen werden sollte mit längeren Fußmärschen in der Ebene und danach im profilierten Gelände. Muß das Stütz- und Bewegungssystem geschont werden, so ist Schwimmen die Methode der Wahl oder auch Radfahren. Sport ist immer mit der Aufgabe der Massenreduktion zu verbinden und mit dem Einhalten der Diät. Je höher das Belastungsmaß ist, um so größer sind die Freiheiten in der Nahrungsaufnahme (Kohlenhydratanteil).

Zusammenfassung

Der insulinpflichtige Diabetes mellitus Typ I und der nichtinsulinpflichtige Diabetes mellitus Typ II sind häufige Kohlenhydrattoleranzstörungen und Erkrankungen in Industrieländern. Bewegungsarmut, Überernährung und Streß sind die hauptsächlich begünstigenden Faktoren der Entstehung des Typ-II-Diabetes, an dem die Mehrzahl der Diabetiker leiden. Die drei Säulen der Diabetesbehandlung sind sportliches Training, Medikamente (Insulin oder blutzuckersenkende Präparate) und Diät. Der Typ-II-Diabetes kann meist allein mit Ausdauersport und Diät erfolgreich behandelt werden. Von den Belastungsformen ist den ausdauerorientierten Sportarten der Vorzug zu geben. Diabetes mellitus ist keine Kontraindikation für Leistungssport. Zur Behandlung von hypoglycämischen Fehlregulationen während sportlicher Belastung hat der Diabetiker stets ein Stück Zucker mitzuführen.

FETTSTOFFWECHSELSTÖRUNGEN

In allen hochindustrialisierten Ländern nimmt bei der Bevölkerung die Konzentration der Blutfette zu, so daß bereits jeder zehnte eine *Hyperlipoproteinämie* aufweist. Leitsymptom ist dabei die *Hypercholesterinämie*. Wesentliche Einflüsse auf die Störung des Fettstoffwechsels haben *Bewegungsarmut* und die damit verbundene gleichzeitige *Über-* und *Fehlernährung*. Der Zusammenhang zwischen Hyperlipoproteinämie und vorzeitiger Gefäßsklerosierung ist gesichert. Im Rahmen der Prävention und Steigerung des Fettabbaus sind geeignete Belastungsformen auszuwählen. Diese sind eindeutig die *längeren Belastungen mit niedriger Intensität*. Der erhöhte Fettabbau tritt erst nach längeren Belastungen ein, d. h. nach weitgehender Depletion des Glycogenspeichers. Die Aktivität der fettabbauenden Enzyme ist erst bei Belastungen über 60 Minuten Dauer deutlich höher. Neben der Erhöhung der Fettverwertung führt das Dauertraining zur Steigerung des Cholesterinrücktransports zur Leber. Der Indikator ist dafür die Zunahme der Konzentration des HDL-Cholesterins (High density lipoproteins). Das erhöhte HDL-Cholesterin gilt auch als Zellschutzfaktor. Die wöchentliche Mindestbelastung, die zur Zunahme des HDL-Cholesterins führt, beträgt 20 km Laufen pro Woche (KAVANAGH et al., 1983). Marathonläufer haben die höchsten HDL-Konzentrationen, sie betragen bei Frauen über 1,7 mmol/l und bei Männern über 1,4 mmol/l.

Sporttherapie
Von Bedeutung für die *Auswahl der Sportart* in der Prävention oder Therapie der Hypercholesterinämie ist, daß sich nicht alle Sportarten dafür eignen. Mehrfache Untersuchungen ergaben, daß Sportler in den Kraftsportarten, Sportspielarten oder Sprintsportarten keine Zunahme des HDL-Cholesterins aufweisen. Diese Belastungen genügen aufgrund ihrer Kürze nicht, den Fettstoffwechsel wesentlich zu beeinflussen. Im Rahmen der Sporttherapie sind daher nur längere Ausdauerbelastungen geeignet, den Fettumsatz zu erhöhen und auszubalancieren. Die Intensität der Belastung hat keine Bedeutung, sie muß nur lange dauern. Zu empfehlen sind 3–4 Trainingseinheiten pro Woche mit einer Dauer von 60–90 Minuten und darüber. Am wirksamsten hat sich das Ausdauertraining mit gleichzeitiger Begrenzung und/oder Veränderung der Energiezufuhr erwiesen.

Zusammen-fassung
Über- und Fehlernährung bei Bewegungsarmut führen zu Hyperlipoproteinämie. Leitsymptom sind erhöhte Konzentrationen von Cholesterin, Triglyceriden und Lipoproteinen niedriger Dichte (LDL) sowie erniedrigte Konzentrationen der Lipoproteine hoher Dichte (HDL). Die Fettstoffwechselstörungen sind eindeutig mit Ausdauerbelastungen günstig zu beeinflussen. Kennzeichen der Wirksamkeit des Trainings ist ein Anstieg des HDL. Hierzu ist eine Mindestbelastung von 2 Stunden/Woche (z. B. 20-km-Lauf) notwendig. Erst Ausdauerbelastungen über 60 Minuten Dauer erhöhen die Aktivität fettabbauender Enzyme. Die Wirkung des Ausdauertrainings auf den Fettstoffwechsel wird durch Verminderung der Energieaufnahme begünstigt.

GICHT (HYPERURIKÄMIE)

Bewegungsarmut, hohe Energiezufuhr (Alkohol, Proteine) und Erbanlagen fördern die Zunahme der *Harnsäurekonzentration* im Organismus. Die Männer sind zwanzigmal häufiger von der Harnsäureerhöhung betroffen als die Frauen. Die Entwicklung von Hyperurikämie und Gicht wird durch genetisch bedingte Enzymdefekte im Harnsäureintermediärstoffwechsel der Nieren begünstigt. Die Hyperurikämie gehört zum metabolen Syndrom. Dieses zeichnet sich durch Hypertonie, Fettstoffwechselstörung, Diabetes mellitus und Übergewicht aus. Die Folge ist vorzeitige Gefäßsklerosierung. Die Zunahme der Harnsäure bleibt nicht auf das Blut beschränkt, sondern betrifft alle Organe, einschließlich Gelenke und Nieren. Das Einlagern von Uratkristallen in die Synovia bestimmte Gelenke bewirkt den sehr schmerzhaften Gichtanfall. Überwiegend werden die Großzehengrundgelenke und die Kniegelenke vom Gichtanfall betroffen. Zum Anfall kommt es mit hoher Wahrscheinlichkeit, wenn die Harnsäurekonzentration über 550 µmol/l ansteigt.

Sporttherapie
Neben den erforderlichen Diätmaßnahmen (verminderte Fleischaufnahme und Reduktion des Alkoholkonsums) kann die Sporttherapie den Zustand der Hyperurikämie günstig beeinflussen. Sportler haben im Vergleich zu Untrainierten eine nur halb so hohe Harnsäurekonzentration. Nach den ersten Belastungen steigt die Serumharnsäure jedoch zunächst deutlich an. Diese regulatorische Erhöhung bildet sich in kurzer Zeit zurück und bedeutet keine gesundheitliche Beeinträchtigung. Erst nach mehrwöchigem Sporttreiben nimmt die Serumharnstoffkonzentration ab. Zur Beeinflussung der Hyperurikämie eignen sich alle Sportarten, die eine Ausdauerkomponente beinhalten.

Zusammenfassung

Die Hyperurikämie ist eine Stoffwechselstörung, die in Industrieländern bei hohem Fleischverzehr und Alkoholkonsum zunimmt. Genetisch bedingte Enzymdefekte im tubulären Nierensystem begünstigen die Entstehung der Hyperurikämie, die bei Überschreiten einer bestimmten Konzentration einen Gichtanfall bewirkt. Kriterium für das Auslösen von Gichtanfällen ist die Serumharnsäurekonzentration über 550 µmol/l. Zur Unterstützung der medikamentösen Behandlung ist neben der Reduzierung der Fleisch- und Alkoholaufnahme der Ausdauersport geeignet. Ausdauersportler haben eine niedrige Serumharnsäurekonzentration.

PERIPHERE DURCHBLUTUNGSSTÖRUNGEN

Unterschieden werden *venöse* und *arterielle* Durchblutungsstörungen. Bewegungsmangel, langes Stehen im Beruf und Erbanlagen fördern die *Venenstauung* und bewirken die Entwicklung von *Krampfadern*. Die Folgen sind gehäufte Entzündungen der Venenwand und Ausbildung von Blutgerinnseln.

165

Bewegung und Sport sind für die Vorbeugung und Behandlung venöser Stauungszustände bedeutungsvoll. Das Vorhandensein von Varizen allein, die auch Hochleistungssportler aufweisen können, stört die Leistungsfähigkeit nicht.

Sporttherapie
Bei *Varicosis* mit Beschwerden ist mehrmaliges Gehtraining pro Woche der erste Schritt zur Sporttherapie. Gefordert werden 3–5 Belastungseinheiten von etwa einer Stunde Dauer. Dadurch wird der venöse Rückfluß erhöht, Stauungsneigung und Ödembildung nehmen ab. Das Training sollte immer mit bandagierten Beinen erfolgen (»Gummistrümpfe«). Die durch den Sport gestärkte Beinmuskulatur wirkt als Venenpumpe.

Die *arteriellen Durchblutungsstörungen* bei unterschiedlichen Erkrankungen führen zur Abnahme der Sauerstoff- und Energieversorgung der Muskulatur. Dadurch wird die Gehleistung stark begrenzt. Die Belastung wird durch den starken Schmerz in der Beinmuskulatur abgebrochen. Die Sport- und Bewegungstherapie hat als Unterstützung der Behandlung der arteriellen Durchblutungsstörungen eine zentrale Bedeutung (SCHAUER et al., 1990). Durch Gehtraining lernt der Patient, den Schmerzpunkt zu verschieben und seine Laufleistung zu verlängern. Die arteriosklerotischen Prozesse werden durch Gehtraining nicht beseitigt, es verbessern sich aber die Fließeigenschaften des Blutes. Zur *Verbesserung der Blutfluidität* durch Training sind Dauerbelastungen über 60 Minuten mit niedriger Intensität geeignet. Wird eine längere schmerzfreie Gehbelastung erreicht, so kann die Belastung durch langsames Laufen (Joggen) oder Radfahren weiter erhöht werden.

OSTEOPOROSE

Bei 8–10% der Bundesbürger ist eine *verringerte Knochenmasse* festzustellen, so daß der Befund der klinisch relevanten Osteoporose vorliegt. Die Osteoporose wird als Krankheit aufgefaßt, bei der die verringerte Knochenmasse durch Abbau der Mikroarchitektur des Knochengewebes entsteht, wodurch die Knochen brüchiger werden. Unterschieden werden Osteoporose Typ I und Typ II. Der Typ I entsteht überwiegend in der Postmenopause im Alter zwischen 50 und 70 Jahren. Hierbei sind die Frauen achtmal häufiger betroffen als Männer. Hingegen wird der Typ II erst nach dem 70. Lebensjahr manifest, wobei die Frauen nur dreimal häufiger als Männer betroffen werden. Östrogenmangel bei Frauen, Calciumdefizit, Vitamin-D-Unterversorgung und Bewegungsmangel sind die hauptsächlichen Faktoren, die zu einer Abnahme der Knochendichte führen und die Entwicklung der Osteoporose begünstigen.

Die muskuläre Aktivität beeinflußt maßgeblich die Stabilität des Knochenbaus. Das ist durch den Aufenthalt im Kosmos, wo die Schwerelosigkeit zur erhöhten Calciumausscheidung und starker Muskelatrophie führt, bewiesen. Jedoch ist der Bewegungsmangel nicht die alleinige Ursache für die Abnahme der Knochendichte. Auch im Leistungssport ist inzwischen das Phänomen bekannt, welches amenorrhoische Sportlerinnen betrifft. Wird der Sport intensiv vor Erreichen der

Knochenausreifung im 20. Lebensjahr betrieben, so führen Formen der primären und sekundären Amenorrhoe, Entwicklungsverzögerung, Anorexia nervosa, Mangelernährung (besonders vegetarische Diät) u. a. zur verminderten Knochendichte. Neben Turnerinnen, Ballettänzerinnen sind auch Ausdauersportlerinnen (Läuferinnen, Straßenradsportlerinnen, Triathletinnen, Schwimmerinnen) von der Abnahme der Knochendichte betroffen. Da hier der Faktor Bewegungsmangel nicht zutrifft, muß durch Östrogensubstitution, Aufnahme von Calcium und anderer Mineralien (Magnesium, Fluor) sowie Vitamin D der Stoffwechsel der Osteoblasten angeregt werden.

Eine andere Situation liegt bei der Abnahme der Knochendichte infolge Bewegungsmangels und Unterversorgung mit Calcium sowie Östrogenen vor.

Sporttherapie

Die Schwerpunktgruppe für die Sporttherapie sind Frauen in der Menopause. Bei ihnen führt eine dreimal wöchentliche sportliche Betätigung zur Zunahme des Gesamtkörper-Calciumgehalts. Hier besteht aus der Sicht der Sporttherapie die Notwendigkeit der ständigen motorischen Aktivierung. Zur Erhöhung der Knochenfestigkeit ist besonders für ältere Menschen der lange Spaziergang geeignet, der Bein- und Rückenmuskulatur kräftigen hilft. Wird zusätzlich Sport betrieben, so sollten die gewählten Sportarten möglichst keine Impulsbelastungen und Staucheffekte bewirken. Die Knochenfestigkeit kann um so länger erhalten werden, je frühzeitiger mit der Sporttherapie oder muskulären Belastung begonnen wird.

Zusammenfassung

Die Osteoporose ist durch eine niedrige Knochenmasse und Verschlechterung der Mikroarchitektur charakterisiert. Dies führt zu einer erhöhten Knochenbrüchigkeit. Als Risikofaktoren für die Osteoporose gelten: weibliches Geschlecht, Östrogenmangel, genetische Disposition, Calciumdefizit durch Mangelernährung, Bewegungsmangel sowie hoher Konsum von Kaffee, Zigaretten und Alkohol. Die Behandlung der Osteoporose erfolgt durch muskuläre Aktivität, durch Östrogensubstitution, Calcium-, Fluor- sowie Vitamin-D-Zufuhr.

Fehlbeanspruchungen und Verletzungen im Sport

DEFINITION UND URSACHEN VON FEHL-BEANSPRUCHUNGEN

Die Grenze der sportlichen Leistungsfähigkeit wird heute in vielen Sportarten durch die Belastbarkeit des Binde- und Stützgewebes bestimmt.

Nach FRANKE (1986) besteht die wesentliche Ursache von Fehlbeanspruchungen in dem »Mißverhältnis zwischen der individuell möglichen Belastbarkeit des Binde- und Stützgewebes und der tatsächlich erfolgenden Belastung durch Training und Wettkampf«. Diese Fehlbeanspruchungen, auch Fehlbelastung oder Überlastung genannt, machen sich als *chronisch einwirkende Mikrotraumen auf das Stütz- und Bindegewebe* bemerkbar. Der Sportler nimmt sie zunächst als Muskelschmerzen, Reizung an den Sehnenansätzen oder Gelenkschmerzen wahr. Die *Funktionsbehinderung* von Muskel, Sehne oder Gelenk ist häufig reversibel. Werden die Fehlbelastungen nicht behoben, so kann es zu irreversiblen Struktur- und Funktionsstörungen, dem Sportschaden kommen.

Als *häufige Ursachen* von Fehlbeanspruchungen werden gesehen:

Fehlformen des Bewegungsapparats

- Achsenabweichungen im Knie- oder Sprunggelenk.
- Unterschiedliche Beinlänge.
- Vermehrte Seitneigung und Rotation der Wirbelsäule.
- Muskuläre Dysbalancen.

Fehlerhafte Technik

Vorgeschädigte oder operierte Gelenke
Daneben gelten auch viele der bereits unter den Ursachen für Sportverletzungen genannten Punkte als Ursachen für Fehlbeanspruchungen.

Zusammen-fassung   Bei den Fehlbeanspruchungen liegt ein Mißverhältnis zwischen der individuell möglichen Belastbarkeit des Binde- und Stützgewebes und der tatsächlichen Belastung durch Training und Wettkampf vor. Der Sportler spürt die Fehlbeanspruchung durch Muskelschmerzen, Reizung an Sehnenansätzen und Gelenkschmerzen. Als häufige Ursachen finden sich Fehlformen des Bewegungsapparates, eine fehlerhafte Technik sowie ein vorgeschädigtes oder operiertes Gelenk. Die Fehlbelastungen müssen behoben werden, um irreversible Sportschäden zu verhindern.

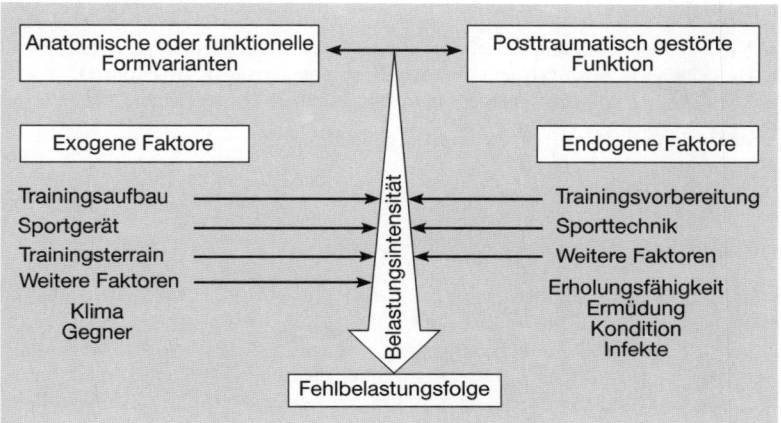

Abbildung 56
Ursachen von
Fehlbelastungs-
folgen im Sport
(nach SEGESSER).

DEFINITION UND URSACHEN VON SPORT-VERLETZUNGEN

Versicherungsrechtlich wird ein Unfall als ein plötzliches Ereignis angesehen. Für den Sport gilt, daß alle Verletzungen, die während des Sporttreibens (Wettkampf oder Training) auftreten, als Sportverletzungen zu bezeichnen sind. Die Ursachen von Sportverletzungen sind vielfältig und in den einzelnen Sportartengruppen häufig unterschiedlich.

Als *gemeinsame Ursachen* werden angesehen:

Trainingsmethodische Fehler

- Ungenügendes Aufwärmen vor Trainingsbeginn.
- Zu hohe Belastungsanforderung nach Trainingspause, Verletzung oder Erkrankung.
- Training von technisch anspruchsvollen Bewegungsabläufen im ermüdeten Zustand.
- Nichtberücksichtigung notwendiger Erholungsphasen, Nichtdurchführung von Ausgleichstraining und physiotherapeutischen Maßnahmen.

Ungesunde Lebensweise

- Keine ausreichende, der sportlichen Belastung adäquate vollwertige Ernährung mit Berücksichtigung des erhöhten Vitamin-, Mineralstoff- und Spurenelementebedarfs.
- Ungenügende Schlafzeit.
- Mangelnde Körperpflege (Zahnpflege, Herdsanierung!).
- Unterkühlung durch unzureichende Kleidung.
- Zuführen von Giftstoffen (Nikotin, Alkohol, Umweltgifte).

169

Disziplinlosigkeit

- Nichtberücksichtigung sportlicher Regeln und Sicherheitsvorschriften.
- Betreiben verletzungsträchtiger Ausgleichssportarten (z. B. Fußball).
- Verwendung von nicht gewarteten bzw. defekten Sportgeräten.

Erhöhte Unfallgefährdung durch maximale Belastungsanforderung im Hochleistungssport

FRANKE nennt daneben als unmittelbare Unfallereignisse den Sturz, Aufsprung, Schlag, Anprall gegen ein Hindernis, Zusammenstoß mit dem Gegner sowie unkoordinierte Bewegungen (z. B. Stolpern).

Zusammen-fassung Sportverletzungen sind alle Verletzungen, die während des Sporttreibens (Wettkampf oder Training) auftreten. Die Ursachen sind vielfältig und ergeben sich hauptsächlich aus trainingsmethodischen Fehlern, einer ungesunden Lebensweise sowie durch Disziplinlosigkeit. Im Hochleistungssport ergibt sich durch die maximale Belastungsanforderung eine erhöhte Unfallgefährdung.

THERAPIE AUSGEWÄHLTER FEHL-BEANSPRUCHUNGEN
Fehlbelastungsfolgen an Sehnen und Sehnenscheiden

Sehnenansatzreizung

An den periostfreien Sehnenansätzen kommt es zu Druck- und Belastungsschmerzen. *Falsche Bewegungsabläufe* wirken häufig als Ursache und führen über eine verminderte Durchblutung zu einer Ischämie des Sehnengewebes. Dadurch entstehen Nekrosen und fettige Degenerationen.

Abbildung 57
Darstellung des knochenhautfreien Sehnenansatzes (nach SCHNEIDER).

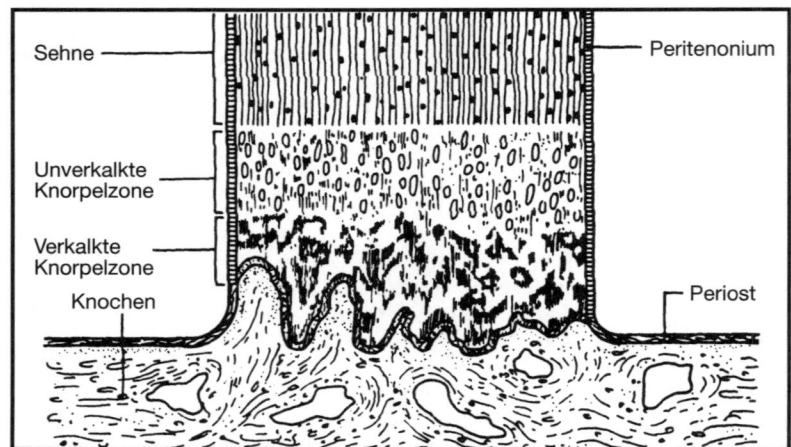

Sehne — Peritenonium

Unverkalkte Knorpelzone

Verkalkte Knorpelzone

Knochen

Periost

Therapie

Die Therapie der Sehnenansatzreizungen beginnt mit einer *Entlastung der betroffenen Struktur* bzw. mit einer *Trainingsumstellung*. Als therapeutische Maßnahmen kommen die Ultraschallbehandlung, die Iontophorese, Querfriktionsmassagen sowie antiphlogistische, analgetische und exudationshemmende Medikamente in Frage. Die Injektion von Lokalanästhetika und Kortikoiden darf lediglich in die Nähe der Sehnen erfolgen.

Tennisellenbogen (Epicondylitis humeri radialis)

Bei dieser Sehnenansatzreizung kommt es zu Druck- und Bewegungsschmerzen am Sehnenansatz der Unterarmstreckmuskulatur (Schmerzausstrahlung von der Außenseite des Ellenbogengelenks bis zu den Fingern). Die häufigste Ursache dieses Schmerzbildes ergibt sich aus einer *falschen Technik*. Beim Tennisspielen kann die Überlastung auch durch eine zu harte Bespannung und eine Wahl von zu großer Griffstärke und zu großem Schläger ausgelöst werden.

Therapie

Neben einer *Optimierung des technischen Bewegungsablaufs* werden zunächst die konservativen Behandlungsmöglichkeiten (Querfriktionsmassagen, Ultraschall, Iontophorese und Infiltration mit einem Lokalanästhetikum-Kortison-Gemisch) durchgeführt. Bei Therapieresistenz erfolgt eine Einkerbung am Extensorenansatz sowie eine Denervierung durch Umschneiden der Ansatzzone (Denervierung nach WILHELM).

Tibiakantensyndrom

Diese hartnäckigen Schmerzen an der vorderen Schienbeinkante können von einer Schwellung begleitet sein. Im Röntgenbild kann es zu einer überschießenden Knochenbildung sowie zur Abbildung einer wolkigen Struktur kommen. Neben *Bein-* und *Fußachsenfehlstellungen* können der Wechsel des *Schuhwerks* sowie *Lauftraining auf hartem Untergrund* als auslösender Faktor wirken.

Therapie

Neben dem *Wechsel der Trainingsbelastung* und der Änderung des Schuhwerks kommen als Behandlungsmaßnahmen Kühlung, Ultraschallbehandlung, Iontophorese mit antiphlogistischen Salben und die Injektion eines Kortison-Lokalanästhetikum-Gemischs in Frage. Bei hartnäckigem Verlauf hat sich auch die operative Freilegung mit Denervierung und Abschieben des Periostes bewährt.

Sehnenscheidenentzündung und Entzündung des die Sehne umhüllenden Gleitgewebes (Tendovaginitis und Peritendinitis)

Dieses Krankheitsbild zeichnet sich durch eine Verdickung der Sehnenscheide bzw. eine Schwellung des Sehnengleitgewebes aus. Durch Fibrinausscheidung kommt es beim Bewegen der Sehnen zu einem Knarren (als Schneeballknirschen zu tasten und zu hören). Druck- und Bewegungsschmerzen können die sportliche Tätigkeit verhindern. Die *mechanische Irritation* und die *Überlastung* gelten als typische Auslöser dieses Beschwerdebildes.

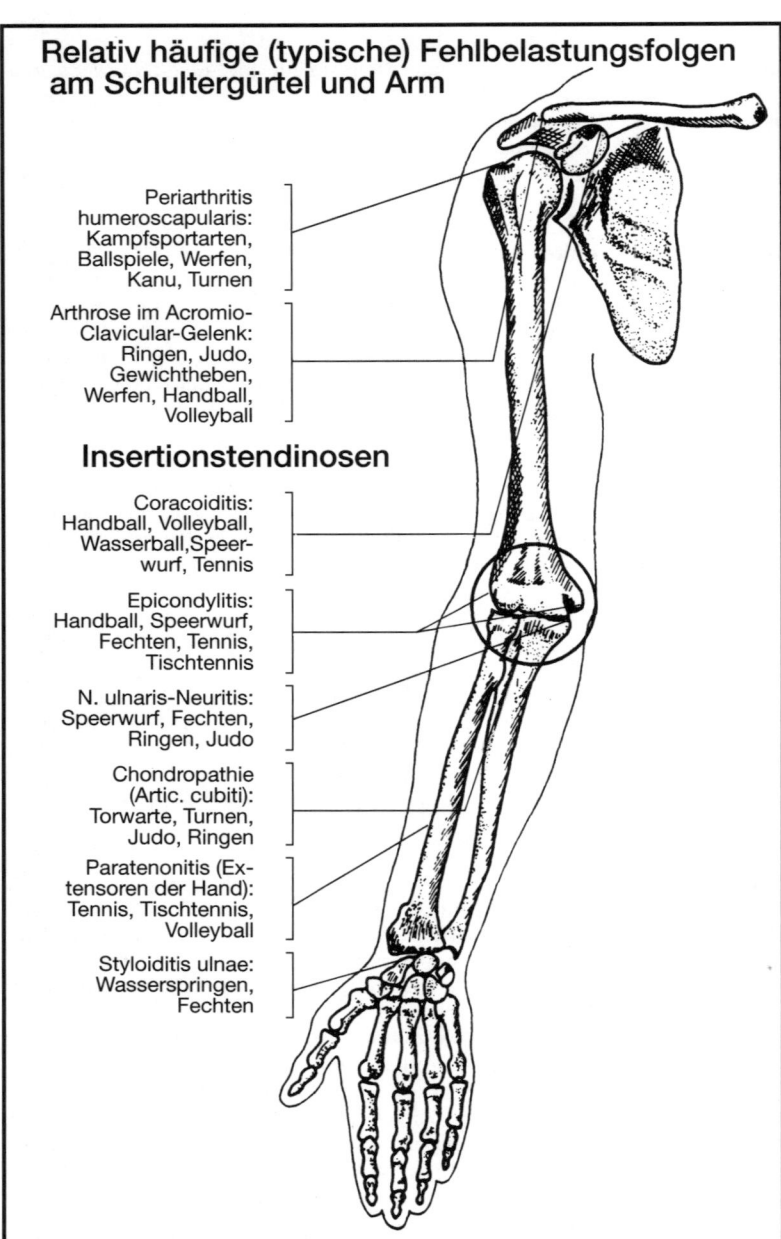

Abbildung 58
Typische Auswirkungen von Über-/Fehlbelastungen im Sport auf die Strukturen des Schultergürtels und der oberen Extremität (nach K. FRANKE: Traumatologie des Sports).

Relativ häufige (typische) Fehlbelastungsfolgen am Schultergürtel und Arm

Periarthritis humeroscapularis:
Kampfsportarten, Ballspiele, Werfen, Kanu, Turnen

Arthrose im Acromio-Clavicular-Gelenk:
Ringen, Judo, Gewichtheben, Werfen, Handball, Volleyball

Insertionstendinosen

Coracoiditis:
Handball, Volleyball, Wasserball, Speerwurf, Tennis

Epicondylitis:
Handball, Speerwurf, Fechten, Tennis, Tischtennis

N. ulnaris-Neuritis:
Speerwurf, Fechten, Ringen, Judo

Chondropathie (Artic. cubiti):
Torwarte, Turnen, Judo, Ringen

Paratenonitis (Extensoren der Hand):
Tennis, Tischtennis, Volleyball

Styloiditis ulnae:
Wasserspringen, Fechten

Therapie
Kühlung, Ultraschallbehandlung, Querfriktionsmassagen sowie ein kranken-
gymnastisches Übungsprogramm zur Kräftigung und Dehnung der beteiligten
Muskulatur sind als therapeutische Maßnahmen sinnvoller als eine Ruhigstellung. Operativ kann die Spaltung der Sehnenscheide notwendig werden.

Peritendinitis achillea
Die *Reizung des Achillessehnengleitgewebes* findet sich häufig bei Läufern. Bei
der oberflächlichen Form ist die Schwellung im Bereich der Achillessehne
sichtbar. Die Ursache ergibt sich dabei zumeist aus einer mechanischen Reizung.
Bei der zweiten Form, bei der die inneren Schichten betroffen sind, findet sich
häufig keine äußerlich sichtbare Schwellung. Neben den Bewegungs- und Belastungsschmerzen kann durch seitlichen Druck auf die Achillessehne ein Schmerz
ausgelöst werden. Die Ursachen für dieses Beschwerdebild sind vielfältig (ungeeignetes Schuhwerk, eingeschränkte Beweglichkeit im Bereich des Hüftgelenks
bis zum Großzehengrundgelenk, insuffizienter Außenbandapparat etc.).

Therapie
Neben der mechanischen Ursachenbeseitigung kommen als therapeutische Maßnahmen die Kältetherapie, Ultraschallbehandlung, Iontophorese mit entzündungshemmenden Salben und die Injektionsbehandlung in Frage.

Achillessehnenruptur
Bei dem Riß der Achillessehne verspürt der Athlet einen scharfen, messerstichartigen Schmerz, der häufig mit einem lauten Knallen verbunden ist. An der
entsprechenden Rißstelle ist zunächst eine Delle tastbar. Der Fuß-Zehenstand
kann nicht mehr ausgeführt werden. Der Sehnenriß wird meist nur durch ein
Bagatellereignis ausgelöst. Die Sehne muß *durch mangelnde Blutversorgung
vorgeschädigt* sein. Stoffwechselerkrankungen, chronische Entzündungen und
häufige Unterkühlungen werden als Ursache für den degenerativen Umbau der
Achillessehne angeschuldigt.

Therapie
Die Behandlung bestand bisher immer in einer sofortigen Kühlung sowie einer
möglichst raschen Achillessehnennaht. Einige Zentren behandeln die Achillessehnenrupturen mittlerweile auch konservativ mit einem Spezialschuh.

Supraspinatussehnensyndrom
Dieses Schmerzbild findet sich häufig bei Sportarten mit Überkopfbewegungen.
Bei seitlichem Abheben des Armes kommt es durch Einengung der Supraspinatussehne zwischen dem Oberarmkopf und dem Acromion bei einem Winkel von
80–120 Grad zu Schulterschmerzen. Schmerzbedingte Einschränkung der aktiven
Schultergelenksbeweglichkeit und Kraftlosigkeit beim seitlichen Anheben des
Armes sind typische Kennzeichen. Die Veränderungen können durch eine
verminderte Durchblutung und durch eine *mechanische Reizung* des Sehnengleitgewebes hervorgerufen werden.

173

Therapie
Als therapeutische Maßnahmen kommen neben Kühlung, Elektrotherapie, Kortisoninjektionen und Krankengymnastik auch die operative Erweiterung des Raumes für die Sehne in Betracht.

Fehlbelastungsfolgen an der Muskulatur

An der Muskulatur kommt es vorwiegend zu Muskelverletzungen. Als typische Fehlbelastungsfolge gilt lediglich der *Muskelhartspann* (Myogelose). Die Muskelhärten sind nach Lange lokalisierte Tonuserhöhungen mit reflexbedingter Ursache. Nach der Belastung kommt es zu muskulären Schmerzen und strangförmigen, druckschmerzhaften Muskelhärten. Neben den Fehlbelastungen durch *falsche Technik* sind in erster Linie *saure Stoffwechselprodukte* für die Entstehung dieser Muskelhärten verantwortlich.

Therapie
Neben der Ursachenbeseitigung (Technikkorrektur) kommt der physikalischen Therapie (Massagen, Fangopackungen, Wärmebäder) und der Injektionstherapie (Quaddelung mit Lokalanästhetika und direkte Injektion in das Schmerzgebiet) eine wichtige Bedeutung zu.

Fehlbelastungsfolgen an den Gelenken

Durch chronische Über- und Fehlbelastung sowie immer wiederkehrende Mikrotraumen werden im Sport gehäuft *Knorpelschäden* (Chondropathien) beobachtet. Die Knorpelschäden treten am häufigsten am Knie-, Sprung- und Ellenbogengelenk auf. Da der Knorpel nicht von sensiblen Nervenfasern versorgt wird, werden die *Überbelastung* und *Mikrotraumen des Knorpels* anfangs gar nicht wahrgenommen.

Die Veränderungen des Knorpels verlaufen in vier Stadien:

1. Zunächst kommt es zu einer Aufquellung der Knorpelsubstanz. Bei intakter Knorpeloberfläche wird vermehrt Wasser eingelagert.

2. Es folgt eine Destruktion des Knorpels. Die oberflächlichen Schichten reißen ein und werden teilweise blasig abgehoben.

3. Über freiwerdende Enzyme schreitet die Knorpelschädigung weiter bis zur Basalzone fort.

4. In dieser Reparationsphase wird dann der Knorpeldefekt aus der subchondralen Zone mittels einer Faserknorpelbildung wieder aufgefüllt.

An den Gelenken kommt es im Verlauf der Knorpelschädigung unter Belastung zu Reizergüssen und zu Druckschmerzen.
Die *Ursachen* für diese Knorpelschäden sind vielfältig. Nach Franke werden endogene und exogene Ursachen unterschieden.

174

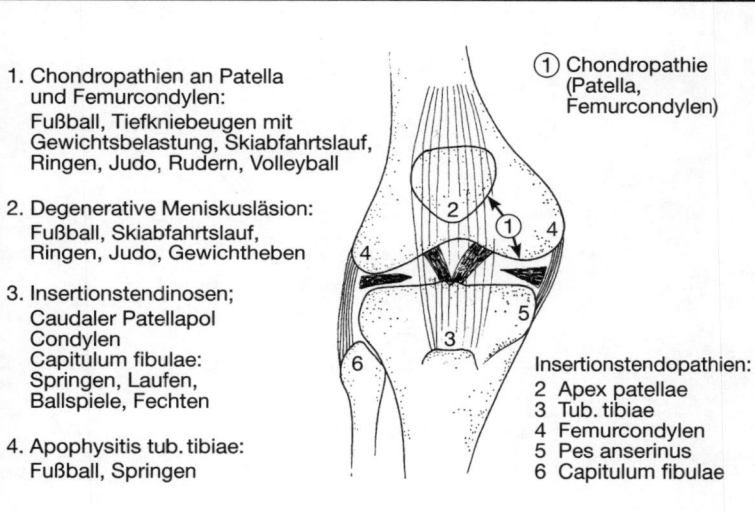

1. Chondropathien an Patella und Femurcondylen:
   Fußball, Tiefkniebeugen mit Gewichtsbelastung, Skiabfahrtslauf, Ringen, Judo, Rudern, Volleyball

2. Degenerative Meniskusläsion:
   Fußball, Skiabfahrtslauf, Ringen, Judo, Gewichtheben

3. Insertionstendinosen;
   Caudaler Patellapol
   Condylen
   Capitulum fibulae:
   Springen, Laufen, Ballspiele, Fechten

4. Apophysitis tub. tibiae:
   Fußball, Springen

① Chondropathie (Patella, Femurcondylen)

Insertionstendopathien:
2 Apex patellae
3 Tub. tibiae
4 Femurcondylen
5 Pes anserinus
6 Capitulum fibulae

Abbildung 59
Typische Über-/ Fehlbelastungs-folgen am Kniegelenk (nach K. FRANKE: Traumatologie des Sports).

Endogene Faktoren

1. Individuell unterschiedlich gegebene Belastbarkeit des Knorpels.
   - Altersabhängiger Strukturwandel des Knorpels.
   - Störung des zellulären Stoffwechsels von Knorpel und synovialer Kapsel.
   - Subchondrale Zirkulationsstörung.
   - Hormonelle Dysregulation.
2. Achsen- und Rotationsfehler mit biomechanisch ungünstiger Belastung des Gelenks.

Exogene Faktoren

1. Chronisch rezidivierende Über- und Fehlbelastung durch
   - unphysiologisch angelegtes Krafttraining und forciertes Ausschöpfen der Gelenkbeweglichkeit,
   - Arbeiten in Zwangshaltung,
   - Übergewichtigkeit.
2. Posttraumatisch gestörte Gelenkmechanik durch
   - Kapselbandläsionen,
   - Frakturfolgen mit Stufenbildung, Achsen- oder Rotationsfehler,
   - rezidivierende Subluxationen und Luxationen.
3. Traumatische Knorpelläsion durch
   - Kontusion,
   - subchondrale Impression,
   - osteochondrale Fraktur.

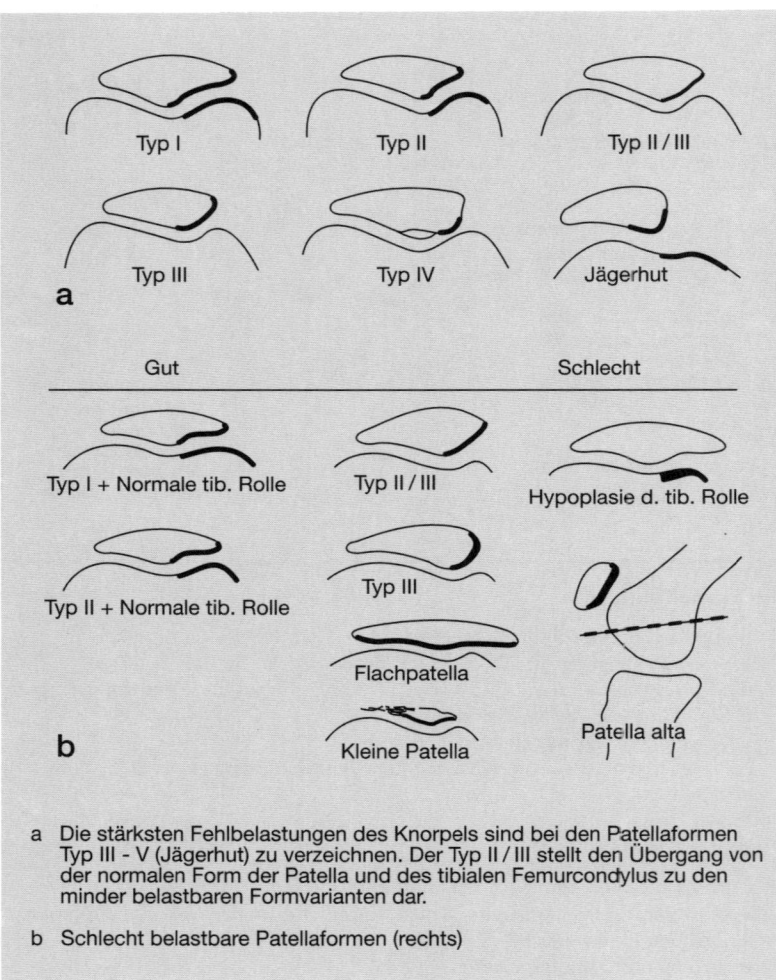

Abbildung 60
Abhängigkeit der Knorpelerweichung/-zerstörung von der Kniescheibenanlage (nach BAUMGARTL).

a Die stärksten Fehlbelastungen des Knorpels sind bei den Patellaformen Typ III - V (Jägerhut) zu verzeichnen. Der Typ II / III stellt den Übergang von der normalen Form der Patella und des tibialen Femurcondylus zu den minder belastbaren Formvarianten dar.

b Schlecht belastbare Patellaformen (rechts)

Therapie
Bei den therapeutischen Maßnahmen geht es einerseits darum, die Ursachen für die Knorpelschädigung zu beseitigen. Andererseits sollten die enzymatischen Reaktionen blockiert werden. Gelenkergüsse müssen punktiert werden. Kälteanwendungen, antientzündliche Medikamente, Ultraschalltherapie sowie Krankengymnastik zur Verbesserung der Gelenkbeweglichkeit stellen weitere therapeutische Maßnahmen dar.

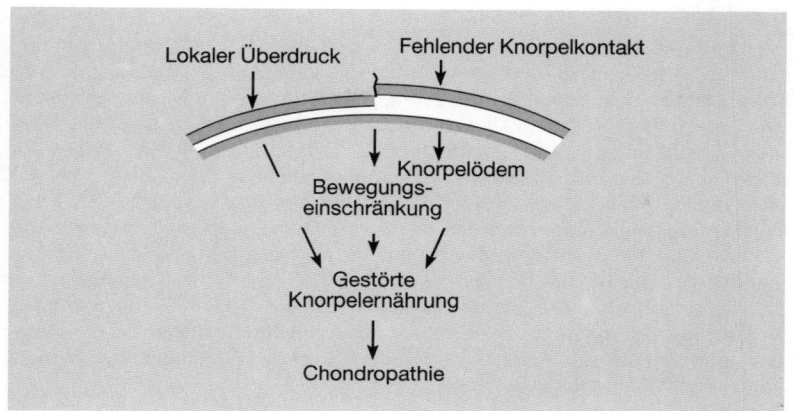

Abbildung 61
Auswirkungen der
Inkongruenz
artikulierender
Knorpelflächen
auf die Knorpel-
struktur (nach
NOESBERGER).

Fehlbelastungsfolgen am Knochen

Streßfraktur

Streßfrakturen, auch als *Ermüdungsbrüche* oder Streßreaktionen des Knochens
bezeichnet, treten vorwiegend an der unteren Extremität auf. Am häufigsten sind
der Mittelfußbereich, das Schien- und das Wadenbein betroffen. Die Sportler
klagen über umschriebene druck- und belastungsabhängige Schmerzen. Bei der
Untersuchung gibt der Athlet Druckschmerzen über der betroffenen Region an.
Ferner findet sich häufig eine lokal begrenzte Schwellung über dem entsprechenden Knochenbezirk. Die Beschwerden können als Knochenhautreizung fehlge-
deutet werden. Das Beschwerdebild zeigt nicht selten einen wechselhaften
Verlauf. Die Belastungsschmerzen können akut einsetzen oder langsam zunehmen.
Die Diagnose wird meist aus der Anamnese in Verbindung mit der klinischen
Untersuchung gestellt. Der radiologische Nachweis gelingt erst nach einigen
Wochen. Zunächst zeigt sich eine reaktionslose Frakturlinie, später kommt es zu
einer Trabekelverdichtung mit anschließender periostaler Reaktion. Als unspezifische Untersuchungsmethode wird die Skelettszintigraphie genutzt. Bei der
Streßfraktur kommt es zu einer vermehrten Durchblutung und damit zu einer
vermehrten Anreicherung im Szintigramm. Die Ursachen der Streßfraktur können vielfältig sein. Für die Möglichkeit einer *mechanischen Ursache* kommen
anatomische Fehlformen (Rotationsfehler), muskuläres Ungleichgewicht, Ver-
letzungsrückstände, ungeeignetes Schuhwerk und Trainingsfehler (abrupte In-
tensitäts- und Umfangssteigerungen) in Betracht. Auch eine *Verringerung der
Knochendichte* erhöht das Risiko einer Ermüdungsfraktur. Bei jungen Frauen
finden sich vermehrt Streßfrakturen bei Langstreckenläuferinnen, Triathletinnen
und Turnerinnen. Bei diesen Athletinnen liegen zumeist Zyklusstörungen vor.
Auch kommt es durch ein *gestörtes Eßverhalten* bei einigen Nahrungsbestandtei-
len zu Mangelerscheinungen (Anorexia-nervosa-Problematik).

177

Therapie
Therapeutische Maßnahmen bestehen in einer 2–4wöchigen *Belastungsreduktion* (Laufverbot). Das Rad- und Schwimmtraining kann häufig in reduzierter Form fortgesetzt werden. Neben der Belastungsreduktion wird mit Krankengymnastik und Elektrotherapie behandelt. Am wichtigsten ist jedoch die *Ursachenbeseitigung*. Das Training muß systematisch ohne abrupte Intensität und Umfangsanstiege aufgebaut werden. Falsche Bewegungsabläufe sind zu korrigieren. Bei anatomischen Fehlformen müssen evtl. Schuheinlagen angefertigt oder Schuhkorrekturen vorgenommen werden. Muskuläre Dysbalancen sind durch gezieltes Dehnen und Kräftigen der Muskelgruppen auszugleichen. Auf ausreichende Zufuhr von Calcium und Vitamin D ist zu achten. Bei Östrogenmangel ist die Östrogenmedikation in Erwägung zu ziehen. Da die dabei auftretende Wassereinlagerung und damit verbundene Gewichtszunahme zumeist die sportliche Leistungsfähigkeit der Athletinnen mindert, wird die Einnahme von Östrogen von vielen Athletinnen abgelehnt.

Fehlbelastungsfolgen an der Wirbelsäule

Fehl- und Überbelastungsfolgen an der Wirbelsäule ergeben sich aus *sportartspezifischen Bewegungsabläufen*. Bei Kontorsionisten, Kunstturnern, Trampolin- und Wasserspringern kommt es zu ständig wiederkehrenden Hyperlordosen. Bei Speerwerfern und Tennisspielern finden sich extreme Torsionsbewegungen der Wirbelkörper, und beim Aufsprung von Skispringern, Fallschirmspringern und Turnern sind es große Stauchungsbelastungen, die auf die Wirbelsäule einwirken. Als typische Überlastungsschäden an der Wirbelsäule müssen die *Spondylolyse* (Defekt der Wirbelbögen) und der *vorzeitige Bandscheibenverschleiß* (Dyschondrosen, Protrusionen und Bandscheibenvorfälle) angesehen werden. Sog. *Wirbelblockierungen* können zu ausgeprägten muskulären Verspannungen der Rückenmuskulatur führen.

Spondylolyse

Bei einer *Spaltbildung im Bereich der Wirbelbögen* kommt es zu belastungsabhängigen Rückenschmerzen, zumeist im Bereich der Lendenwirbelsäule. Nur selten finden sich bei den Athleten auch neurologische Symptome. Neben der *anlagebedingten* Spaltbildung kommt es offensichtlich unter der ständigen Traumatisierung beim Bewegungsablauf in einigen Sportarten zu einer *belastungsbedingten* Spaltbildung in den Wirbelbögen. Die Spaltbildung kann sich bis zu einem Wirbelgleiten (Spondylolisthesis) entwickeln. Sportarten mit rezidivierenden lordosierenden Übungen (Turnen, Trampolinspringen, Speerwerfen, Delphinschwimmen etc.) weisen eine hohe Spondylolyserate auf.

Therapie
Als wichtigste therapeutische Maßnahme muß täglich ein rumpfstabilisierendes Muskeltraining durchgeführt werden. Auch eine Trainingsumstellung bzw. Änderung von Bewegungsabläufen kann notwendig werden. Der Verlauf eines Wirbelgleitens ist durch nichtoperative Verfahren kaum zu beeinflussen.

Fehlbelastungsfolgen können an Sehnen, Sehnenansätzen und Sehnenschei- **Zusammen-**
den, der Muskulatur, den Gelenken und am Knochen auftreten. Als typische **fassung**
Fehlbelastungsfolgen an Sehnen und Sehnenansätzen gelten der Tennisellenbo-
gen, das Schienbeinkantensyndrom, die Entzündung des Achillessehnengleitgewebes sowie das Supraspinatussehnensyndrom. Neben der mechanischen
Ursachenbeseitigung kommen als Behandlungsmaßnahmen Kühlung, Ultraschallbehandlung, Iontophorese mit entzündungshemmenden Salben sowie die
Injektionsbehandlung mit einem Kortison-Lokalanästhetikum-Gemisch in
Frage.
Die Muskelhärten als Fehlbelastungsfolgen der Muskulatur werden durch
Maßnahmen der physikalischen Therapie und durch Injektionstherapie behandelt. Durch Fehlbelastung kann es an den Gelenken zu Knorpelschäden
kommen, die häufig am Knie-, Sprung- und Ellenbogengelenk auftreten. Als
wichtigste Maßnahme gilt die Beseitigung der Ursachen für die Knorpelschädigung. Gelenkergüsse sollten punktiert werden. Als therapeutische Maßnahmen gelten die Kälteanwendungen, antientzündliche Medikamente, die Ultraschalltherapie sowie die Krankengymnastik.
Die Streßfraktur gilt als Überlastungsreaktion des Knochens. Sie tritt vorwiegend an der unteren Extremität auf. Neben einer Ursachenbeseitigung wird als
therapeutische Maßnahme eine Belastungsreduktion durchgeführt. Krankengymnastik und Elektrotherapie können wichtige therapeutische Maßnahmen
sein.
Von besonderer Bedeutung sind auch die Fehlbelastungsfolgen an der Wirbelsäule. In belastungsgefährdeten Sportarten wie Kunstturnen, Trampolin- und
Wasserspringen kann es zu einem Defekt der Wirbelbögen und einem vorzeitigen Bandscheibenverschleiß kommen.

THERAPIE AUSGEWÄHLTER SPORT-
VERLETZUNGEN

Verletzungen an der Haut

Hautverletzungen werden zumeist als banale Verletzungen angesehen. Schürfungen und Hautablederungen sind jedoch mit über 40% die häufigsten Sportverletzungen. Alle Wunden gelten als infektionsgefährdet und müssen sorgfältig
ärztlich behandelt werden.

Schürfungen

Schürfwunden sollen mit einer sterilen Lösung (z. B. Ringerlösung oder Wasserstoffperoxid) gereinigt werden. Die Benetzung mit einem Lokalanästhetikum
kann eine deutliche Schmerzreduktion bewirken. Die Wundfläche sollte mit
einem sterilen Fettgazeverband verbunden werden, damit eine weitere Keimbe-
siedlung verhindert wird. Auf aktuellen Impfschutz, insbesondere gegen Wundstarrkrampf, muß geachtet werden.

Schnitt-, Riß- und Platzwunden

Zunächst sollte die Wunde ohne weitere Manipulation angesehen werden. *Eingedrungene Fremdkörper* werden an der Unfallstelle zunächst im Körper gelassen. Neben der Befunddokumentation erfolgt die sterile Abdeckung der Verletzung, evtl. die Anlage eines Druckverbandes zur Verhinderung von Blutungen. Je nach Ausprägung der Verletzung ist zunächst die *Schockbehandlung* (Zentralisationsgefahr aufgrund von Schmerzen oder Blutverlust) wichtig.

Die *definitive Wundversorgung* erfolgt unter sterilen Bedingungen im Krankenhaus. Verletzungen mit glatten Wundrändern haben eine bessere Prognose als Verletzungen mit unregelmäßigen Wundrändern, Taschenbildungen und Quetschzonen. Bei der operativen Versorgung müssen die Wundränder sorgfältig ausgeschnitten und das darunterliegende Unterhautfettgewebe drainiert werden. Die Adaptation der Wundränder sollte möglichst spannungsfrei erfolgen. Nach der Wundversorgung ist das versorgte Gebiet ruhigzustellen, um die Wundheilung zu fördern. Eine prophylaktische Antibiotikagabe ist nicht sinnvoll.

Hitze- und Kälteschäden

Hitze- und Kälteschäden werden in ihren Auswirkungen häufig unterschätzt. Sowohl Verbrennungen als auch Erfrierungen gelten als Verletzungen und sind ebenfalls tetanus-gefährdet.

Therapie

Die Erstbehandlung eines ausgeprägten *Sonnenbrandes* erfolgt mit Kühlgel und kortisonhaltigen Salben. Bei *Verbrühungen* und *Verbrennungen 1. und 2. Grades* sollte die betroffene Hautpartie für mehrere Minuten in kaltes Wasser eingetaucht werden. Anschließend wird ein steriler komprimierender Verband angelegt. Bei Hautschäden von 5–10% der Körperoberfläche sollten Kinder bereits stationär im Krankenhaus aufgenommen werden. Die Elektrolyt- und Eiweißverluste müssen ausgeglichen und die Nierenfunktion regelmäßig überprüft werden.

Bei *Erfrierungen* sollte die Erwärmung vom Körperkern zur Peripherie hin erfolgen. Die Gabe von warmen Lösungen (auch als erwärmte Infusionen) und vegetative Blockaden sind als Behandlungsmaßnahmen geeignet.

Verletzungen an den Sehnen

Sehnenrupturen

Symptome der Sehnenruptur sind der plötzliche Schmerz, die aufgehobene Funktion und die Deformierung der normalen Kontur. Es werden nach der Lokalisation *Sehnenabrisse im Bereich der Ansatzstelle* und Rupturen im Sehnenverlauf unterschieden. Seltene Sehnenabrisse ereignen sich an der Tricepssehne, der Bicepssehne, der Supraspinatussehne, der Quadricepssehne, dem Ligamentum patellae und der Achillessehne. Eine häufige Sportverletzung stellt der Abriß des Seitenzuges der Streckaponeurose an der Fingerendgliedbasis dar.

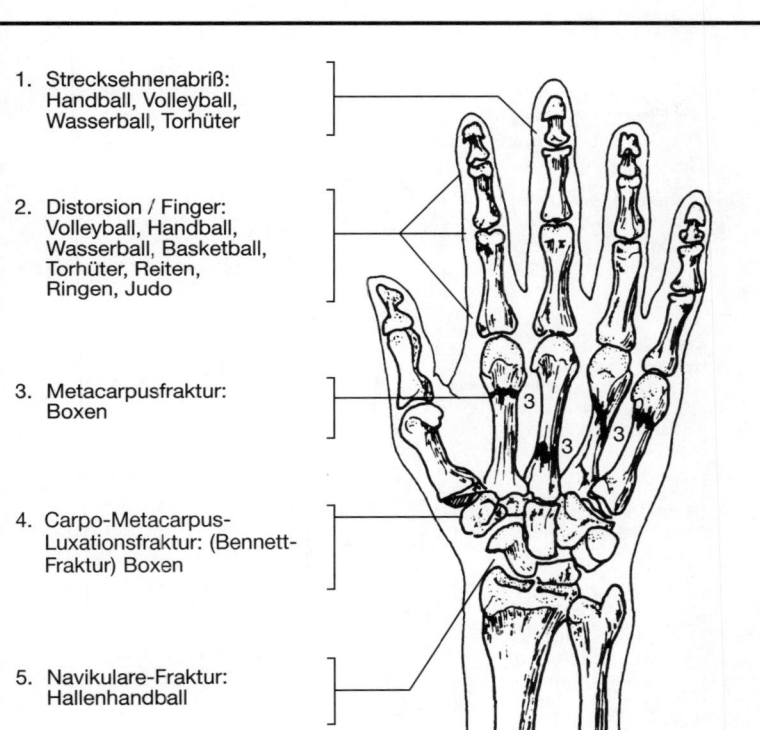

1. Streckschnenabriß:
   Handball, Volleyball,
   Wasserball, Torhüter

2. Distorsion / Finger:
   Volleyball, Handball,
   Wasserball, Basketball,
   Torhüter, Reiten,
   Ringen, Judo

3. Metacarpusfraktur:
   Boxen

4. Carpo-Metacarpus-
   Luxationsfraktur: (Bennett-
   Fraktur) Boxen

5. Navikulare-Fraktur:
   Hallenhandball

Abbildung 62
Typische Sportver-
letzungen der
Hand (nach
FRANKE: Trauma-
tologie des
Sports).

Bei den *Rupturen im Sehnenverlauf* kommen an der oberen Extremität nur selten Risse vor. An der unteren Extremität sind die Rupturen häufiger. Die häufigste Sehnenläsion überhaupt stellt die Achillessehnenruptur dar. Die Hauptursachen der traumatischen Sehnenrupturen ergeben sich durch direkte dumpfe Traumen auf die gespannte Sehne und durch ein abruptes Stoppen einer aktiven Bewegung.

Therapie
Die Therapie der *traumatischen Sehnenrupturen* ist zumeist operativ. Die operative Versorgung sollte so früh wie möglich durchgeführt werden. Bei Verschmutzungen müssen die Sehnenenden vor der Sehnennaht angefrischt werden. Postoperativ erfolgt eine Gipsruhigstellung für in der Regel nicht weniger als 6 Wochen. Mit funktionellen Verbänden läßt sich im allgemeinen eine frühzeitige Mobilisation der Sehnen ermöglichen. Dadurch soll das Verkleben des Sehnengleitgewebes vermieden werden.

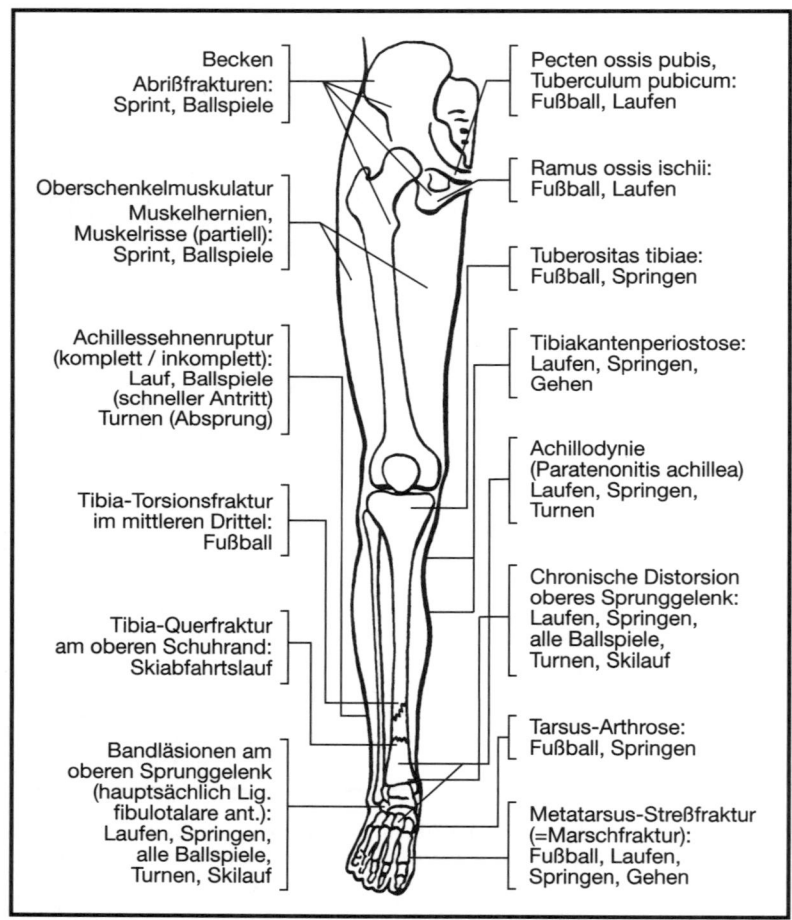

Abbildung 63
Typische Sportverletzungen (links) und Fehlbelastungsschäden (rechts) am Becken und der unteren Extremität (außer Kniegelenk) (nach FRANKE: Traumatologie des Sports).

Becken
Abrißfrakturen:
Sprint, Ballspiele

Oberschenkelmuskulatur
Muskelhernien,
Muskelrisse (partiell):
Sprint, Ballspiele

Achillessehnenruptur
(komplett / inkomplett):
Lauf, Ballspiele
(schneller Antritt)
Turnen (Absprung)

Tibia-Torsionsfraktur
im mittleren Drittel:
Fußball

Tibia-Querfraktur
am oberen Schuhrand:
Skiabfahrtslauf

Bandläsionen am
oberen Sprunggelenk
(hauptsächlich Lig.
fibulotalare ant.):
Laufen, Springen,
alle Ballspiele,
Turnen, Skilauf

Pecten ossis pubis,
Tuberculum pubicum:
Fußball, Laufen

Ramus ossis ischii:
Fußball, Laufen

Tuberositas tibiae:
Fußball, Springen

Tibiakantenperiostose:
Laufen, Springen,
Gehen

Achillodynie
(Paratenonitis achillea)
Laufen, Springen,
Turnen

Chronische Distorsion
oberes Sprunggelenk:
Laufen, Springen,
alle Ballspiele,
Turnen, Skilauf

Tarsus-Arthrose:
Fußball, Springen

Metatarsus-Streßfraktur
(=Marschfraktur):
Fußball, Laufen,
Springen, Gehen

Die *Achillessehnenrupturen* werden postoperativ mit 9 Wochen Gips (zunächst 3wöchige Spitzfußstellung) oder mit einem Spezialschuh (Adimed-Variostabil) nachbehandelt. Einige Kliniken behandeln die Achillessehnenrupturen mittlerweile bereits konservativ.

Verletzungen an der Muskulatur

Muskelverletzungen stellen mit den Hautschürfungen die häufigste Sportverletzung dar. Die Verletzungen unterteilen sich vorwiegend in die *Muskelzerrung*, den *Muskelfaserriß* und den *Muskelriß*. Die *Ursachen* für die Muskelverletzung liegen in einer ungenügenden Trainingsvorbereitung, Muskelübermüdung, in einer nicht aufgewärmten (= unterkühlten) Muskulatur, in einem plötzlichen Antritt oder in unkoordinierten Bewegungen.

Muskelzerrung
Bei der Muskelzerrung verspürt der Athlet bei Belastung zunehmende krampfartige Schmerzen, die ihn schließlich zum Belastungsabbruch zwingen.

Therapie
Therapeutisch sollte zunächst innerhalb der ersten 30 Minuten gekühlt und anschließend die Muskulatur vorsichtig gedehnt werden.

Muskelfaserriß
Bei den Muskelfaserrissen verspürt der Athlet einen akuten messerstichartigen Schmerz, der zu einem sofortigen Belastungsabbruch führt. Durch den Riß zumeist mehrerer Muskelfasern kommt es zu einem Einbluten in die Weichteilgewebe bzw. die Muskulatur.

Therapie
Auch bei den Muskelfaserrissen wird zunächst gekühlt. Das Anlegen von komprimierenden Verbänden sollte möglichst rasch erfolgen. Das Auftragen von schmerzlindernden und abschwellenden Salben ist ebenfalls sinnvoll. Bereits nach wenigen Tagen kann mit vorsichtigen Dehnübungen, Lymphdrainage und Querfriktionsmassage begonnen werden. Zur Abkürzung des Heilungsverlaufs kann bei Hochleistungssportlern auch eine Injektionstherapie mit Lokalanästhetika und abschwellenden Medikamenten erfolgen.

Muskelriß
Der komplette Muskelriß imponiert ebenfalls als ein akutes Ereignis. Er ist verbunden mit Schmerzen, Dellenbildung und rasch einsetzendem Bluterguß.

Therapie
Ist mehr als ein Viertel des Muskelquerschnitts von der Ruptur betroffen, wird bei Leistungssportlern in der Regel ein operatives Vorgehen empfohlen. Die Operation sollte frühzeitig, möglichst innerhalb der ersten 24 Stunden, erfolgen. Nach einer kurzfristigen Immobilisationsphase (meist nicht länger als eine Woche) wird langsam mit krankengymnastischen Übungen begonnen.

Verletzungen an den Gelenken

Fibulare Bandrupturen
Das *seitliche Umknicken des Fußes* gehört zu den häufigsten Unfallmechanismen im Sport. Beim Supinationstrauma kommt es zu einem Riß der Gelenkkapsel sowie der Bänder, die von der Außenknöchelspitze zum Sprungbein und zum Fersenbein ziehen. Schwellung, livide Verfärbung und Schmerzen sind die entsprechenden Symptome.

183

Abbildung 64
Typische Sportver-
letzungen am
Kniegelenk (nach
FRANKE: Trauma-
tologie des
Sports).

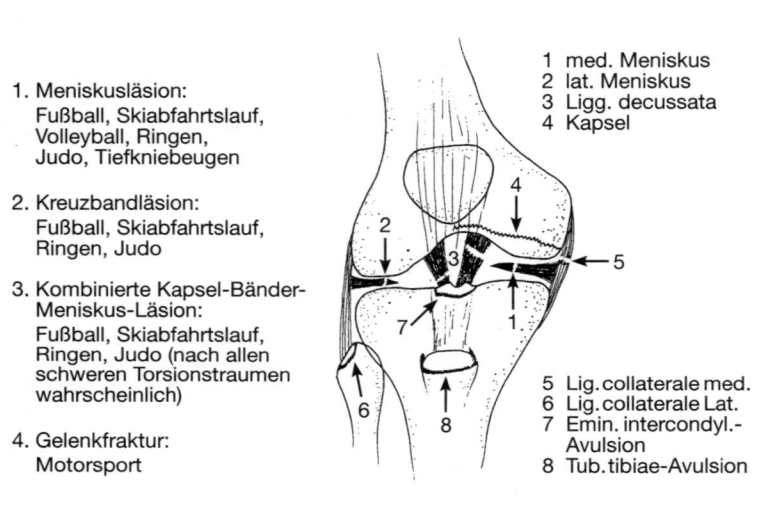

1 med. Meniskus
2 lat. Meniskus
3 Ligg. decussata
4 Kapsel

1. Meniskusläsion:
   Fußball, Skiabfahrtslauf,
   Volleyball, Ringen,
   Judo, Tiefkniebeugen

2. Kreuzbandläsion:
   Fußball, Skiabfahrtslauf,
   Ringen, Judo

3. Kombinierte Kapsel-Bänder-
   Meniskus-Läsion:
   Fußball, Skiabfahrtslauf,
   Ringen, Judo (nach allen
   schweren Torsionstraumen
   wahrscheinlich)

4. Gelenkfraktur:
   Motorsport

5 Lig. collaterale med.
6 Lig. collaterale Lat.
7 Emin. intercondyl.-
  Avulsion
8 Tub. tibiae-Avulsion

Therapie
Unmittelbar nach dem Unfallereignis sollte gekühlt und ein komprimierender
Verband angelegt werden. Heute wird vorwiegend konservativ behandelt. Es
werden Stabilisierungsschienen oder stabilisierende Schuhe eingesetzt, die ein
seitliches Umknicken im Sprunggelenk verhindern. Die Nachbehandlung erfolgt
frühfunktionell. Die Belastung wird spätestens ab dem 14. Tag freigegeben. Ein
Wettkampfeinsatz sollte jedoch nicht vor der 8.–10. Woche erfolgen.
Eine Operationsindikation wird heute bei Rupturen in einem oder mehreren
Anteilen, die zum zweiten Mal passieren, bei kompletten Luxationen mit Zerrei-
ßung vieler Strukturen sowie bei einem subchondralen Ausriß des Bandes
gesehen. Eine relative Operationsindikation stellt die Ruptur beim Hochleistungssportler dar. Auch nach der Operation muß mit Stabilisierungsschienen für
mindestens 6 Wochen die Bewegung im Sprunggelenk eingeschränkt werden.

Vordere Kreuzbandruptur
Bei der Kreuzbandruptur kommt es zu heftigen Schmerzen sowie zu einem
Kniegelenkerguß. Bei einem länger bestehenden Kreuzbandschaden kann das
Kniegelenk gelegentlich einfach wegknicken. Die Kreuzbandverletzungen, die
gehäuft beim Fußball und Handball sowie im alpinen Skisport auftreten, entste-
hen durch ein *Rotationstrauma mit seitlichem Streß auf das Kniegelenk.*

Therapie
Über die Versorgung der Kreuzbandrupturen gibt es sehr unterschiedliche
Auffassungen. Ein Kniebinnentrauma sollte möglichst frühzeitig operativ ver-

sorgt werden. Neben der Entfernung des oft blutigen Gelenkergusses und der Versorgung von nicht selten vorliegenden Begleitverletzungen (Meniskuseinriß) sollte das Kreuzband, sofern es knochennah gerissen ist, reinseriert werden. Die Bandfunktion kann durch folgende Maßnahmen gesichert werden:

- Augmentation mittels einer Sehne,
- Augmentation mittels eines künstlichen Bandes (z. B. Trevira),
- seitliche Traktopexie.

Auch ein Ersatz des vorderen Kreuzbandes durch ein Knochen-Sehnen-Knochentransplantat aus dem mittleren Drittel des Ligamentum patellae kann durchgeführt werden. Bei der Nachbehandlung kommt der muskulären Stabilisierung des Kniegelenks eine zentrale Bedeutung zu. Die Nachbehandlungsrichtlinien sind in den einzelnen Kliniken sehr unterschiedlich.

Meniskusverletzungen

Bei den Meniskusverletzungen findet der Diagnostiker einen Druckschmerz über dem betroffenen Gelenkspalt sowie einen Rotationsschmerz. Daneben kann es zu einem Reizerguß in dem betroffenen Kniegelenk kommen. Die Meniskuseinrisse treten am häufigsten bei fixierten Fuß- und zusätzlichen Rotationsbewegungen auf.

Therapie

Bei Verdacht auf eine Meniskusläsion wird heutzutage eine Kniegelenksspiegelung durchgeführt. Dabei wird der betroffene Meniskusanteil mittels kleiner Instrumente abgetragen. Bei kapselnahen Einrissen erfolgt die Meniskusnaht, damit ein möglichst großer Anteil des Meniskus erhalten werden kann.

Knorpelfraktur

Bei einem Knietrauma kann es zu einer Verschiebung der Gelenkflächen mit Abscheren von Knorpelanteilen kommen. Die Knorpelfraktur wird auch osteochondrale oder *flake fracture* genannt. *Osteochondrale Frakturen* kommen gehäuft vor beim Fußball und im Kunstturnen im Bereich der Kniegelenke, ferner im Bereich des oberen Sprunggelenks bei Skiabfahrtsläufern und im Bereich des Ellenbogengelenks bei Turnern und Handballspielern.

Therapie

Bei Verdacht auf eine osteochondrale Fraktur sollte der Patient möglichst rasch einer Gelenksspiegelung zustimmen. Die Behandlung der Knorpelverletzungen gestaltet sich schwierig. Eine vollständige Ausheilung kann nur bis zum Wachstumsabschluß erfolgen. Später auftretende Knorpeldefekte werden allerhöchstens durch minderwertigen Faserknorpel aufgefüllt. Bei sofortiger Versorgung kann die Knorpelrefixation mittels resorbierbarer Pins versucht werden.

Gelenkluxation

Bei einer plötzlich auf ein Gelenk einwirkenden Kraft kann es zu einer *Verschiebung der Gelenkflächen gegeneinander* kommen. Bei einer Gelenkluxation kommt es immer zu Verletzungen der Kapselbandstrukturen. Bei dem Unfallmechanismus wird häufig auch der Knorpel verletzt.

Therapie
Bei der Luxation eines Gelenks ist eine sofortige Reposition dringend erforderlich. Auch operative Maßnahmen können notwendig werden. Sowohl bei konservativer Behandlung als auch nach der operativen Versorgung erfolgt eine Gelenksruhigstellung von unterschiedlicher Dauer. Die Ruhigstellung für 1–3 Wochen soll eine erneute Verrenkung in dem Gelenk verhindern.

Schulterluxation
Die Schulterluxation ist eine der häufigsten Gelenkluxationen und kommt gehäuft bei Kampf-, Ball- und Wurfsportarten vor. Sie ist mit starken Schmerzen verbunden, ein Anheben des Arms ist praktisch unmöglich. Häufig kann die leere Pfanne ertastet werden. Am häufigsten kommt es zu einer Verrenkung des Oberarmkopfes nach vorne und unten. Bei der Verrenkung des Oberarmkopfes kann es auch zu Durchblutungsstörungen und Nervenausfällen kommen.

Therapie
Eine verrenkte Schulter muß schnellstmöglich wieder eingerenkt werden. Meist gelingt die Reposition nach der Gabe von Valium. Manchmal ist jedoch auch eine Kurznarkose für die Reposition notwendig. Vor und nach der Reposition müssen die Durchblutung und die Nervenfunktion überprüft werden. Auch eine Dokumentation mittels Röntgenaufnahmen ist zumindest nach erfolgter Reposition erforderlich.
Nach der ersten Luxation und Reposition werden auch heute noch die meisten Schultergelenke mit einem Verband für etwa 2 Wochen ruhiggestellt. Danach beginnt die krankengymnastische Mobilisation des Gelenks, wobei die Außenrotation und Abspreizbewegung zunächst vermieden werden.
Bei jüngeren Hochleistungssportlern wird von einigen Sportmedizinern bereits nach der ersten Luxation eine Gelenksspiegelung vorgenommen. Dabei soll geprüft werden, ob der der Gelenkpfanne vergrößernde Faserring ein- bzw. abgerissen ist. Ein abgerissener Limbus kann heute bereits in arthroskopischer Operationstechnik wieder refixiert werden. Damit kann einer rezidivierenden Gelenkluxation vorgebeugt werden.

Verletzungen am Knochen

Beim *Knochenbruch* wird die Elastizitätsgrenze des Knochens überschritten, und es kommt zu einer vollständigen Kontinuitätsunterbrechung. Dies führt zu erheblichen Ausfällen des Stütz- und Bewegungsapparats. Definitionsgemäß kommt es beim Knochenbruch zu einer Deformität, der Krepitation und einer abnormen Beweglichkeit. Der Knochenbruch ist mit Schmerzen, einem Bluterguß und einer entsprechenden Funktionsstörung verbunden. Die bedeutendsten Begleitsymptome können über den Blutverlust der Schock sowie entsprechende Nervenschäden sein.

Knochenbrüche können durch *direkte oder indirekte Gewalteinwirkung* entstehen. Nach der entsprechenden Gewalteinwirkung kann es zu folgenden *Bruchformen* kommen:

- Biegungsbruch,
- Drehbruch,
- Kompressionsbruch,
- Meißel- oder Abscherbruch.

Ferner kann es am Ansatz von Sehnen oder Bändern zu einem knöchernen Abriß kommen.

Therapie
Bei Knochenbrüchen besteht das therapeutische Ziel darin, die Kontinuität des Knochens wiederherzustellen. Dabei sollte auch die Achsenstellung wiederhergestellt werden. Die meisten in der Sportmedizin auftretenden Knochenbrüche (Schlüsselbeinbrüche, distale Speichenbrüche und Wirbelkörperkompressionsbrüche) können ohne Operation mit entsprechender Ruhigstellung behandelt werden. Bei nicht ausreichender Reposition der Frakturenden erfolgt die operative Versorgung. Dabei gibt es interne Fixationsmöglichkeiten (Platten, Schrauben, Nägel, Drähte, Cerclagen und Fixateur interne) sowie eine externe Fixation mittels Kirschnerdrähten und Fixateur externe. Eine Belastung des Knochens kann erst nach Stabilisierung des jeweiligen Knochenabschnitts erfolgen.

Verletzungen am Kopf

Kopfverletzungen machen im Sport zahlenmäßig einen geringen Prozentsatz aus, sind jedoch häufig mit lebensbedrohlichen Komplikationen verbunden. Immerhin beträgt die Todesrate der Schädel-Hirn-Verletzten mehr als 5%. Das *Schädel-Hirn-Trauma* gilt bei den Sportarten Boxen, Eishockey, Fußball und American Football als typische Sportverletzung.

Schädel-Hirn-Trauma (S-H-T)
Beim Schädel-Hirn-Trauma kommt es zu Störungen der Gehirntätigkeit. Als Symptome zeigen sich *Bewußtseinsstörungen* (von der Teilnahmslosigkeit bis zur tiefen Bewußtlosigkeit), *Erinnerungslücken* und *vegetative Symptome* wie Kreislaufdepression, Übelkeit, Erbrechen und Schwindel. Die Problematik des S-H-T ergibt sich aus der engen Beziehung zu den lebenswichtigen Zentren des Gehirns sowie aus dem Umstand, daß durch die starre Schädelkalotte kein Druckausgleich möglich ist. Bei einem Hirnödem (intrazelluläre Wassereinlagerung) oder Blutungen innerhalb der Schädelkalotte kommt es zu einem lebensgefährlichen Anstieg des Hirndrucks. Bei den Ursachen der S-H-T wird zwischen *Beschleunigungs-*, *Rotations-* und *Impressionstrauma* unterschieden.

Therapie
Zur Diagnostik und in der Behandlungsphase müssen fortwährend neben der Bewußtseinslage und den vegetativen Symptomen auch die Funktion der Hirn-

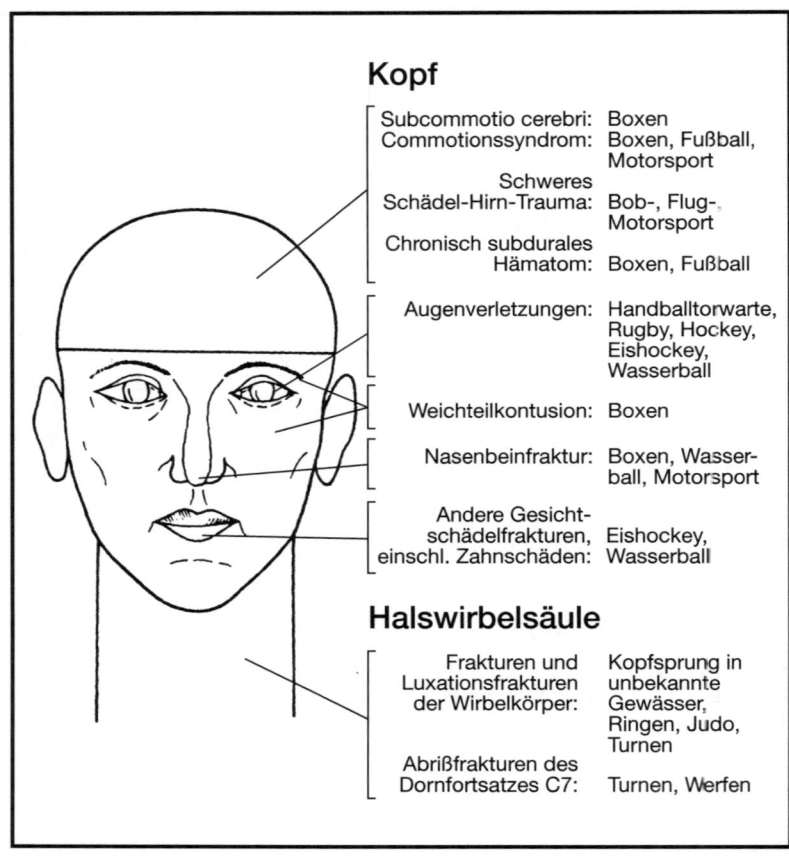

Kopf

Subcommotio cerebri:	Boxen
Commotionssyndrom:	Boxen, Fußball, Motorsport
Schweres Schädel-Hirn-Trauma:	Bob-, Flug-, Motorsport
Chronisch subdurales Hämatom:	Boxen, Fußball
Augenverletzungen:	Handballtorwarte, Rugby, Hockey, Eishockey, Wasserball
Weichteilkontusion:	Boxen
Nasenbeinfraktur:	Boxen, Wasserball, Motorsport
Andere Gesichtschädelfrakturen, einschl. Zahnschäden:	Eishockey, Wasserball

Halswirbelsäule

Frakturen und Luxationsfrakturen der Wirbelkörper:	Kopfsprung in unbekannte Gewässer, Ringen, Judo, Turnen
Abrißfrakturen des Dornfortsatzes C7:	Turnen, Werfen

nerven, der Muskeltonus und die Reflexe geprüft werden. Neben der Beobachtung des Patienten besteht die Hauptaufgabe in der Aufrechterhaltung der lebenswichtigen Funktionen von *Atmung* und *Kreislauf*. Intracranielle *Blutungen* müssen möglichst schnell entleert werden.

Verletzungen am Thorax

Kontusion und Rippenfraktur

Zu Thoraxverletzungen kommt es vorwiegend in den Kampfsportarten, beim Reiten, beim Skifahren sowie beim Rad- und Motorsport.
Bei einer *Thoraxkontusion* liegen ein lokaler Druckschmerz sowie ein Atemschmerz vor. Bei der *Rippenfraktur* kommt die Krepitation hinzu. Als Komplikation kann es zu einem *Pneumothorax* oder zu einem *Hämatothorax* kommen.

Therapie

Bei den therapeutischen Maßnahmen muß in erster Linie auf die Kreislauf- und Atemstabilisierung geachtet werden. Schmerzlindernde Medikamente dürfen zu keiner Atemdepression führen. Bei einem Hämato- oder Pneumothorax muß eine Saugdrainage (Bülaudrainage) eingelegt werden.

Schürfungen, Hautablederungen und Muskelverletzungen stellen die häufigsten Sportverletzungen dar. Die Schürfwunden werden mit sterilen Lösungen gereinigt. Die definitive Wundversorgung erfolgt unter sterilen Bedingungen im Krankenhaus. Auf aktuellen Impfschutz, insbesondere gegen Wundstarrkrampf, muß geachtet werden. Bandrupturen am oberen Sprunggelenk und an der Achillessehne werden mittlerweile in vielen Kliniken bereits konservativ behandelt. Auch nach der Operation eines gerissenen vorderen Kreuzbandes am Kniegelenk wird das betroffene Gelenk nach der Operation nicht mehr im Gips ruhiggestellt. Die frühfunktionelle Nachbehandlung verhindert zusätzliche Immobilisationsschäden. Bei der Nachbehandlung kommt der muskulären Stabilisierung eine zentrale Bedeutung zu. Die Rehabilitation kann auch durch mentales Üben motorischer Fertigkeiten unterstützt werden.

Bei Muskelverletzungen wird im Rahmen der Erstversorgung gekühlt, es werden komprimierende Verbände angelegt und schmerzlindernde sowie abschwellende Salben aufgetragen. In den folgenden Tagen wird mit vorsichtigen Dehnübungen, Lymphdrainage und Querfriktionsmassagen begonnen.

Bei den Knochenbrüchen geht es um die Wiederherstellung der Kontinuität des Knochens. Die Versorgung erfolgt nach den Richtlinien der Traumatologie. Eine Belastung des Knochens kann erst nach Stabilisierung des jeweiligen Knochenabschnittes erfolgen.

Zusammenfassung

REHABILITATION NACH SPORTVERLETZUNGEN

Der Rehabilitationsprozeß soll den verletzten Athleten möglichst schnell und vollständig wiederherstellen. Die Rehabilitation umfaßt *ärztliche, psychotherapeutische* und *trainingsmethodische Maßnahmen*. Mit dem Rehabilitationstraining sollen die Heilungsprozesse beschleunigt werden.

Ziele des Trainings sind nach FREIWALD:

- Verbesserung der muskulären Funktion (Steigerung der Muskelkraft, durchblutungsfördernd und tonuserhöhend).
- Verbesserung der Gelenksfunktion.
- Verbesserung der nervalen Funktion (Einüben und Bewältigen von Bewegungsmustern).

Beim Rehabilitationstraining gelten für die *Belastungsgestaltung* nach FRANKE folgende Grundsätze:

189

1. Die Belastung muß der Verletzung angepaßt sein.
   In der Anfangsphase der Rehabilitation erfolgt zumeist eine weitgehende Entlastung der betroffenen Körperteile, während in der zweiten Rehabilitationsphase die betroffenen Körperteile allmählich in den Belastungsprozeß einbezogen werden.
2. Die Belastung muß der individuellen Leistungsfähigkeit entsprechen.
3. Die Belastung muß kontinuierlich gesteigert werden und regelmäßig erfolgen.

Für das Rehabilitationstraining eignen sich folgende *Trainingsmaßnahmen*:

1. *Belastung der gesunden Körperteile*. Mit dieser Trainingsform wird die kontralaterale Seite mittrainiert.
2. *Schwimmen*. Der Wasserauftrieb garantiert eine weitgehende Entlastung der Gelenke, es entsteht lediglich der Wasserwiderstand durch die Schwimmbewegung. Bevorzugte Stilarten im Rahmen des Rehabilitationstrainings sind das Kraul- und das Rückenschwimmen.
3. *Gymnastik*. Die Gymnastik dient vor allem der Durchblutungsförderung und der Besserung der Beweglichkeit.
4. *Kraftübungen*. Mit Hilfe des Krafttrainings sollen Muskelatrophien verhindert bzw. beseitigt werden. Kraftübungen sind für die Wiederbelastbarkeit von Gelenken von entscheidender Bedeutung.
5. *Ergometertraining*. Das Radfahren ermöglicht eine steigerungsfreie Bewegung der Gelenke der unteren Extremität; damit wird einerseits die Beweglichkeit verbessert, andererseits die Belastbarkeit gesteigert.

Für die jeweiligen Verletzungsarten können im Rahmen des Rehabilitationstrainings regelrecht Rahmentrainingspläne aufgestellt werden.

Zusammen-fassung Mit dem Rehabilitationstraining sollen die Heilungsprozesse beschleunigt werden. Es werden eine Steigerung der Muskelkraft, eine Verbesserung der Gelenkfunktion sowie das Wiedereinüben von Bewegungsmustern angestrebt. Dabei muß die Belastung der Verletzung und der individuellen Leistungsfähigkeit des Athleten entsprechen. Für das Rehabilitationstraining eignen sich besonders gymnastische Übungen, gezielte Kraftübungen, das Schwimmen und das Ergometertraining.

ABTRAINING

Entsprechend dem langfristig erfolgten Leistungsaufbau sollten bei Beendigung des Leistungssports die körperlichen Anpassungserscheinungen *allmählich* zurückgeführt werden. Der Prozeß der »planmäßigen, über längere Zeit dauernden, kontinuierlichen Verminderung der körperlichen Belastung mit dem Ziel der Rückanpassung an die Alltagsbelastungen« wird Abtraining genannt.
Wird das Hochleistungstraining abrupt beendet, kann es bereits nach einer Woche zum *akuten Entlastungssyndrom* kommen. Dieses ist durch vegetative

Symptome (Herzrhythmusstörungen, Schweißausbruch, Kopfschmerzen, Unruhe, Angst, Schlafstörung, Schwindelattacken) gekennzeichnet.

Die *Rückbildung der organischen Anpassungserscheinungen* vollzieht sich in unterschiedlichen Zeitabläufen. In der Regel bilden sich schnell adaptierende Organfunktionen (z. B. Hypertrophie der Skelettmuskulatur) auch wieder schneller zurück. Das Abtraining der Hochleistungssportler sollte fest in den Gesamttrainingsprozeß eingeplant und ärztlich überwacht werden. Es vollzieht sich über einen Zeitraum von einem bis zu fünf Jahren (bei Langzeitausdauersportlern). Für das Abtraining eignen sich besonders die *Ausdauersportarten* Radfahren, Skilaufen und Schwimmen sowie das Ergometertraining. Es können jedoch auch *Sportspiele* oder *forciertes Wandern* zu diesem Zweck genutzt werden.

PICKENHAIN et al. empfehlen als bewährtes Abtrainings-Schema:

- vier Monate zehn Stunden Training pro Woche,
- vier Monate sechs Stunden Training pro Woche,
- anschließend drei Stunden Training pro Woche.

Neben der Reduktion von Trainingsintensität und -umfang muß auch die Nahrungszufuhr (Kalorien) reduziert werden.

Leistungssportler können bereits mit einem geringen Ausdauertrainingsprogramm einen Teil ihrer funktionellen Anpassungserscheinungen (z. B. vegetative Kreislaufeinstellung) erhalten. Zur Verhinderung eines akuten Entlastungssyndroms sollte mit erkrankten Sportlern frühzeitig ein bewegungstherapeutisches, sofern möglich mobilisierendes Übungsprogramm durchgeführt werden.

Zusammenfassung

Beim plötzlichen Beenden des Hochleistungstrainings kann es zum akuten Entlastungssyndrom mit Herzrhythmusstörungen, Schweißausbruch, Kopfschmerzen, Unruhe, Angst und Schlafstörungen kommen. Die Rückanpassung an die Alltagsbelastungen sollte daher über eine planmäßige, kontinuierliche Verminderung der körperlichen Belastung erfolgen. Für das Abtraining eignen sich besonders die Ausdauersportarten, jedoch auch Sportspiele oder forciertes Wandern.

 Medikamente und sportliche Leistungsfähigkeit

Diese Thematik wird in der Öffentlichkeit allzu rasch auf das Thema Doping, die Beeinflussung der sportlichen Leistungsfähigkeit durch verbotene Substanzen, reduziert. Dabei wird leicht vergessen, daß sich die Sportmedizin nicht allein an den Leistungssportler wendet. Die Bedeutung des Sports im mittleren und höheren Lebensalter zeigt sich bereits an den 23 Millionen Mitgliedern, die im Deutschen Sportbund organisiert sind. Über 2 Millionen Bundesbürger absolvieren 3mal wöchentlich ein regelmäßiges Lauftraining. Hinzu kommt, daß Sport als Therapie bei chronisch Kranken zunehmend eingesetzt wird. Damit steigt die Zahl der Sporttreibenden mit internistischen Vorerkrankungen. Die bei diesen Erkrankungen notwendigen Medikamente ermöglichen oft erst eine sportliche Belastung, wie z. B. bei Koronar-Patienten. Sie rufen aber auch teilweise erhebliche Veränderungen im Stoffwechsel des Patienten hervor, was unter körperlicher Belastung an Bedeutung gewinnt.

INDIKATION, WIRKUNGSWEISE UND NEBENWIRKUNGEN HÄUFIG VERORDNETER MEDIKAMENTE BEIM SPORTTREIBEN

Herzmedikamente

Beta-Rezeptorenblocker
(Tenormin®, Beloc®, Prent®, Concor®, Dociton®)

Indikation
- Bluthochdruck (Hypertonie).
- Koronare Herzerkrankung (KHK, Angina pectoris).
- Migräne – Intervallbehandlung.
- Tremor.
- Schilddrüsenüberfunktion.

Wirkungsweise
Der Sympathikus versetzt den Körper in erhöhte Leistungsbereitschaft. Bei Erregung des Sympathikus werden Überträgerstoffe, vorwiegend Noradrenalin und Adrenalin, freigesetzt. Diese wirken über spezielle Bindungsstrukturen (= Rezeptoren) an Muskulatur, Gefäßen und Organen. Man unterscheidet *Alpha-* und *Beta-Rezeptoren*, letztere werden in Beta-1- und Beta-2-Rezeptoren gegliedert. Am Herzen finden sich Beta-1-Rezeptoren, bei deren Stimulation es

zu einer Steigerung der Herzfrequenz, der Kontraktionskraft des Herzens und einer verbesserten Überleitung vom Vorhof zur Herzkammer kommt. Insgesamt wird der Sauerstoffverbrauch des Herzens gesteigert. Der Fettabbau im Fettgewebe erfolgt ebenfalls über Beta-1-Rezeptoren. Der Kohlenhydratabbau in Skelettmuskulatur und Leber wird über Beta-2-Rezeptoren gesteuert. Die Bronchialmuskulatur wird ebenfalls über Beta-2-Rezeptoren weit gestellt. Beta-Rezeptorenblocker verhindern die Bindung von Noradrenalin und Adrenalin an die Beta-Rezeptoren. In der Behandlung des Bluthochdrucks und der koronaren Herzerkrankung ist es Ziel der Therapie, über eine Blockade der Beta-1-Rezeptoren sowohl die *Herzfrequenz* zu *senken* als auch die *Pumpleistung* zu *reduzieren*, dadurch sinkt das Herz-Minutenvolumen, und der Sauerstoffverbrauch des Herzens wird eingeschränkt.

Unter den Beta-Rezeptoren-Blockern unterscheidet man *gemischte*, auf Beta-1- und Beta-2-Rezeptoren wirkende (Dociton®, Viscen®), und *cardioselektive* nur auf Beta-1-Rezeptoren wirkende Substanzen (Tenormin®, Beloc®, Concor®). Während bei *Koronar-Patienten* eine Bewegungstherapie oft erst unter Behandlung mit Beta-Blockern durch die Herabsetzung des Sauerstoffverbrauchs des Herzens und die Reduktion von Herzrhythmusstörungen möglich ist, verschlechtert sich das Leistungsniveau *herzgesunder Patienten*. Hier besteht erhöhte Gefahr für eine *Hypoglykämie* ohne vorhergehende, die Hypoglykämie anzeigende Warnsymptome wie Tremor und Tachycardie. Dadurch kann es leicht zu einer Fehleinschätzung der Situation mit nachfolgender Bewußtlosigkeit kommen. Auch cerebrale Krampfanfälle sind bei schweren Hypoglykämien möglich.

Während *cardioselektive Substanzen* hauptsächlich die Energiebereitstellung aus Fetten beeinträchtigen, schränken *gemischte Beta-Blocker* sowohl die Energiegewinnung aus Kohlenhydraten als auch aus dem Fettgewebe ein und verstärken die Hypoglykämie-Gefahr. Für sporttreibende Patienten bedeutet dies, daß cardioselektive Beta-Blocker bevorzugt werden sollten. Eine besondere Gefährdung ergibt sich aufgrund der metabolischen Beeinflussung für *insulinpflichtige Diabetiker*, die unter einer Beta-Rezeptoren-Therapie bei intensiver körperlicher Belastung schwerste Hypoglykämien erleiden können.

Die *Herzfrequenz* kann während der sportlichen Belastung nicht mehr zur Trainingssteuerung herangezogen werden, da die Belastungsfrequenz stärker als die Ruheherzfrequenz abgesenkt wird. Hier müßten andere Parameter, wie z. B. die Atemfrequenz, als Kontrollmechanismus eingesetzt werden. Fühlen sich herzgesunde Patienten in ihrer Leistungsfähigkeit durch die Medikation stark eingeschränkt, sollte eine Umstellung der Therapie, z. B. beim Hochdruckpatienten auf Calcium-Antagonisten, diskutiert werden.

Kontraindiziert ist die Behandlung mit Beta-Rezeptoren-Blockern beim Asthma bronchiale, bestimmten Arten von Herzrhythmusstörungen, schwer einstellbaren insulinpflichtigem Diabetes mellitus und manifester Herzinsuffizienz.

Positive Nebenwirkungen der Beta-Blockade können bei feinmotorischen und koordinativen Aufgaben genutzt werden, da Tremor und Herzklopfen unterdrückt werden. Daher wurden diese Medikamente bei Sportarten, die ein hohes Maß an Feinmotorik und Koordination erfordern, wie z. B. das Sportschießen, als Doping eingesetzt und sind dort vom IOC verboten worden.

193

Nitrate
(Nitrolingual®, Isoket®, Isosorbid-5-Nitrat)

Indikation
■ Koronare Herzerkrankung.

Wirkungsweise
Weitstellung der Venen und Arterien, damit Senkung der Vorlast des Herzens und des Kreislaufwiderstands, Senkung des Herz-Minutenvolumens und des Blutdrucks und damit Verringerung des Sauerstoffverbrauchs.
Nitrate können insbesondere zu Beginn der Therapie zu Gesichtsröte, Tachykardie und zu Kopfschmerzen führen, welche unter Belastung verstärkt werden. Diese Störungen sind meistens harmlos und müssen nicht zum Abbruch des Trainings führen. Selten treten schwerere orthostatische Hypotensionen auf.

Calcium-Antagonisten
(Adalat®, Bayotensin®, Isoptin®, Dilzem®)

Indikation
■ Hypertonie.
■ Koronare Herzerkrankung.

Wirkungsweise
Calcium-Antagonisten bewirken eine *Weitstellung der arteriellen Gefäße* durch Hemmung des Calciumeinstroms in die Gefäßmuskelzellen. Sie senken dadurch den Blutdruck und erleichtern die Arbeit des Herzens. Man unterscheidet zwei Gruppen von Calcium-Antagonisten:
1. *Nifedipin* mit starker Gefäßwirksamkeit und reflektorisch ansteigender Herzfrequenz und
2. *Verapamil* mit geringer ausgeprägter Gefäßwirksamkeit und Senkung der Herzfrequenz.
Während der sportlichen Belastung unter Calcium-Antagonisten kommt es zu keiner wesentlichen Beeinflussung der Leistungsfähigkeit.

ACE-Hemmer

Indikation
■ Hypertonie.
■ Herzinsuffizienz.

Wirkungsweise
Hemmung des Angiotensin converting enzyms (ACE), welches aus Angiotensin I das Angiotensin II, eine stark gefäßverengende Substanz, bildet, und Hemmung des Abbaus der gefäßerweiternden Kinine.
ACE-Hemmer wirken *blutdrucksenkend*, jedoch senken sie den Belastungsdruck nicht stärker als den Ruheblutdruck. Auf die Herzfrequenz wird nur bei Patien-

ten mit Herzinsuffizienz im Sinne einer Frequenzabnahme Einfluß genommen. Eine Beeinflussung des Energiestoffwechsels findet nicht statt. Insgesamt sind bei einer Therapie mit ACE-Hemmern keine negativen Auswirkungen auf das körperliche Training zu erwarten.

Diuretika
(Dytide H®, Arelix®, Esidrix®, Lasix®)

Indikation
- Hypertonie.
- Herzinsuffizienz.
- Prämenstruelles Syndrom.

Wirkungsweise
Man unterscheidet *osmotische Diuretika, Carboanhydrasehemmstoffe, mittelstark* und *stark wirksame Diuretika*. Insbesondere die beiden letztgenannten Gruppen sind in der Langzeittherapie häufig gebräuchlich und können bei körperlichem Training an Bedeutung gewinnen. Die mittelstark wirksamen Diuretika wirken insbesondere über eine Hemmung der Natriumresorption im distalen Tubulus der Niere (Arelix®, Esidrix®). Die stark wirksamen Diuretika, auch Schleifendiuretika genannt (Lasix®), wirken über eine Natrium- und Chloridresorptionshemmung.

Unerwünschte Nebenwirkungen der Diuretika stellen Hypokaliämie, Hypomagnesiämie, Verschlechterung der Glucosetoleranz, Erhöhung der Blutfette sowie bei zu hoher Dosierung bzw. zu rascher Entwässerung Hypovolämie dar. Zu Beginn der Therapie können zusätzlich Gichtanfälle auftreten. *Körperliches Training* kann sich bei Diuretika-Therapie positiv auf die verschlechterte Glucosetoleranz und die Blutfetterhöhung auswirken. Bei zusätzlicher intensiver Ausdauerbelastung mit entsprechendem Schweißverlust kann es unter Diuretika-Therapie jedoch zu schweren *Dehydratationen* und *Elektrolytverlusten* kommen, die lebensbedrohende Folgen (insbesondere bei Vorschädigung des Herzens) haben können. Speziell der Kaliumverlust äußert sich bereits bei leichterem chronischem Elektrolytverlust in Muskelkrämpfen. Herzrhythmusstörungen treten im allgemeinen nur bei manifestem Kaliummangel und gleichzeitiger Herzschädigung auf. Neben dem Schweißverlust bei körperlichem Training können natürlich auch anderweitige Flüssigkeits- und Salzverluste, z. B. durch Erbrechen und Durchfall, die oben genannten Symptome hervorrufen bzw. verstärken. Bei normaler Diuretika-Dosierung mit entsprechender Flüssigkeitsaufnahme bei lang andauernder körperlicher Belastung und adäquater Kaliumzufuhr (Obst, ggf. Kaliumtabletten) ist diesen Problemen vorzubeugen. Bei nierengesunden Patienten sind kaliumsparende Diuretika (Dytide H®) zu bevorzugen.

Mißbrauch der Diuretika bei Sportarten, in denen das Körpergewicht über die Startklasse entscheidet, wie Ringen, Boxen, Gewichtheben, kann bei teilweise extremer Überdosierung der Medikamente zu schwersten Zwischenfällen und lebensbedrohlichen Situationen führen. Daher werden die Diuretika auf der Liste der verbotenen Substanzen geführt.

195

Digitalis
(Digimerck®, Lanitop®)

Indikation
- Herzinsuffizienz.
- Vorhofflimmern bei absoluter Tachyarrythmie.

Wirkungsweise
Steigerung der Kontraktionskraft und -geschwindigkeit des Herzens durch direkte Wirkung auf den Herzmuskel, *Herabsetzung der Herzfrequenz* durch eine Senkung der Erregungsleitung im spezifischen Reizleitungssystem des Herzens.
Durch diesen Effekt wird beim *insuffizienten Herzen* eine Reduzierung des Sauerstoffverbrauchs erzeugt, beim *suffizienten Herzen* steigt durch die verstärkte Pumpleistung der Sauerstoffverbrauch an. Bei Einsatz der Substanz im Rahmen der Behandlung eines *Vorhofflimmerns* bei herzsuffizienten, koronar geschädigten Patienten können Angina-pectoris-Anfälle häufiger und schwerer auftreten. Unter körperlicher Belastung wird dieser Effekt verstärkt. Die Tatsache, daß Digitalis die Ruhefrequenz stärker als die Belastungsfrequenz senkt, muß bei Patienten mit Vorhofflimmern und künstlichen Herzklappen beachtet werden. Hier können trotz Medikation unerwünschte Tachycardien auftreten und evtl. eine Änderung der Therapie notwendig machen. Bei Auftreten solcher Probleme sind unbedingt eine ärztliche Untersuchung sowie ein ärztlich kontrollierter Belastungstest notwendig.
Digitalis kann in einigen Fällen, insbesondere bei Überdosierung, selbst *Herzrhythmusstörungen* hervorrufen, die teilweise erst unter Belastung manifest werden.
Im Rahmen der Leistungsdiagnostik können unter Digitalis-Therapie die häufig bereits im Ruhe-EKG sichtbaren Veränderungen zunehmen und wie Durchblutungsstörungen des Herzmuskels imponieren.

Anti-Diabetika

Insulin

Indikation
- Insulinpflichtiger Diabetes mellitus.

Wirkungsweise
Ersatz des körpereigenen Insulins bei Fehlen desselben. Insulin sorgt für den Aufbau von Proteinen, im Fettgewebe bewirkt es den Aufbau von Triglyceriden, in der Leber wird der Glycogenaufbau gefördert und im Muskel die Glycogenspeicherung. Weiterhin hemmt Insulin die Wirkung von Glucagon und die Triglyceridlipase.
Die positiven Effekte der sportlichen Betätigung bei Diabetes mellitus wurden in Kapitel 7 bereits beschrieben. Da es unter Ausdauersport zu einer Senkung der

Blutzuckerwerte kommt, ist eine Anpassung der medikamentösen Therapie an die neue Stoffwechselsituation notwendig, um *Hypoglykämien* (Unterzuckerungen) zu vermeiden. Insbesondere der *insulinspritzende Diabetiker* ist bei zu hoher Insulindosis vor der körperlichen Belastung hypoglykämiegefährdet. Meist ist eine Reduktion der Tagesgesamtdosis an Insulin notwendig. Zudem sollte das Training nicht zur Zeit der maximalen Insulinwirkung, bei *Alt-Insulin* ca. 1 Stunde nach der Injektion, bei *Verzögerungsinsulinen* je nach Substanz durchschnittlich 3–4 Stunden nach der Injektion, durchgeführt werden. Während längerer Ausdauerleistungen ist auf eine der Insulindosis angepaßte *Kohlenhydratzufuhr* während der Belastung zu achten. Die Insulininjektion sollte nicht in die bei dem Training am stärksten beanspruchte Körperregion erfolgen wegen der dann unregelmäßigen und verstärkten Resorption.

Die *Warnsymptome der Hypoglykämie* – Schweißausbruch, Händezittern, Tachycardie – sollten bekannt sein. Entsprechende Gegenmaßnahmen wie Traubenzucker, injizierbare Traubenzuckerlösung und Spritze sowie Glucagon sollten bereitliegen. Die Hypoglykämieneigung ist individuell unterschiedlich.

Sulfonyl-Harnstoff-Derivate
(Glibenclamid, Dia-basan®, Pro-Diaban®, Euglucon®, Rastinon®)

Indikation
■ Diabetes mellitus Typ II.

Wirkungsweise
Vermehrte Freisetzung von Insulin aus der Bauchspeicheldrüse. Die blutzuckersenkende Wirkung der Sulfonyl-Harnstoffe ist im Vergleich zum Insulin verzögert, dennoch können auch hier bei einem Ungleichgewicht zwischen Energiezufuhr bzw. Energieverbrauch und Dosierung der Medikation *Hypoglykämien* entstehen. Diese Hypoglykämien entwickeln sich im Vergleich zur Wirkung des Insulins schleichend, können aber ein ebenso schweres Ausmaß erreichen. Bei Therapie mit Sulfonyl-Harnstoffen ist insbesondere auf die *Wechselwirkung mit anderen Arzneimitteln* zu achten. Unter zusätzlicher Therapie mit Salycylaten (Aspirin®), Sulfonamiden und Butazolydinen (Brufen®, Ibuprofen®) bei Infekten und Verletzungen verstärkt sich die blutzuckersenkende Wirkung der Sulfonyl-Harnstoffe. Auf die speziellen Probleme des Diabetikers unter zusätzlicher Therapie mit Beta-Rezeptorenblockern wurde bereits eingegangen.

Gerinnungshemmende Medikamente

Antikoagulantien

Indikation
■ Gefäßerkrankungen.
■ Thromboseprophylaxe.
■ Verstärkte Gerinnungsneigung des Blutes.

197

Wirkungsweise
Vitamin-K-Antagonismus. Vitamin K wird zur Herstellung von Gerinnungsfaktoren benötigt, deren Synthese durch die Wirkung der Antikoagulantien gehemmt wird.
Gefahren bei sportlicher Betätigung ergeben sich durch die erhöhte Blutungsgefahr bei Unfällen und Verletzungen. Dem Patienten sollte von Sportarten mit erhöhter Sturz- und Verletzungsgefahr, wie z. B. alpinem Skilauf oder Radrennen, abgeraten werden. Die Kontrolle der Therapie erfolgt mittels eines Blutgerinnungstestes, dem *Quick-Wert.* Bei einem Quick-Wert unterhalb 15% bzw. einem Thrombotest unterhalb 6% sollte auf Sport verzichtet werden, da auch Bagatellverletzungen zu heftigen Blutungen führen können. Eine Beeinflussung der sportlichen Leistungsfähigkeit erfolgt durch die gerinnungshemmenden Medikamente nicht.

Thrombozyten-Aggregationshemmer
(Aspirin®, Monobeltin®)

Indikation
■ Gefäßerkrankungen.
■ Zustand nach Gefäßeingriffen.
■ Dauerbehandlung bei Koronarerkrankung.

Wirkungsweise
Blutplättchenaggregationshemmung. Auch bei dieser Medikamentengruppe muß die *erhöhte Blutungsgefahr* erwähnt werden, wenn auch Thrombozytenaggregationshemmer eine wesentlich geringere Blutungsneigung hervorrufen als Antikoagulantien. Sie verändern die Gerinnungszeit, die mit den globalen Gerinnungstests (Quickwert, partielle Thromboplastinzeit = PTT) bestimmt werden, nicht. Sie verlängern aber die Blutungszeit. Dies ist bei Auftreten von Verletzungen zu beachten. Blutende Wunden müssen länger komprimiert werden. Wichtig ist auch hier die mögliche Wechselwirkung mit anderen Medikamenten, insbesondere bei zusätzlicher Gabe von Antiphlogistika bei Verletzungen des Bewegungsapparats.

Beta-Sympathomimetica
(Terbutalin = Bricanyl®, Salbutamol = Sutanol®)

Indikation
■ Asthma bronchiale.

Wirkungsweise
Erweiterung der Bronchialmuskulatur, schleimhautabschwellende Wirkung. An der Bronchialmuskulatur befinden sich *Beta-2-Rezeptoren.* Medikamente, die auf diese Beta-2-Rezeptoren selektiv wirken, werden spezifische Beta-2-Sympathomimetica genannt. Dazu gehören Terbutalin und Salbutamol. Diese dürfen auch im Leistungssport zur Inhalation eingesetzt werden. Sympathomimetica mit zentraler Wirkung, wie z. B. Alupent® oder Ephedrin, sind verboten. Auch

Abbauprodukte des weit verbreiteten Fenoterol = Berotec® können den Doping-Test positiv ausfallen lassen.

Händezittern und Tachycardien waren bei nicht selektiven Beta-Sympathomimetica übliche *Nebenwirkungen*. Unter Therapie mit selektiven Beta-2-Sympathomimetica sind diese Nebenwirkungen seltener, treten aber gerade unter Belastung gelegentlich auf. Im Einzelfall kann dadurch das Wohlbefinden des Sportlers sehr beeinträchtigt werden. Bei älteren Sportlern mit eventuell bestehenden Koronarschäden kann die Herzfrequenzsteigerung, die zu erhöhtem Sauerstoffverbrauch des Herzens führt, gefährlich werden und Angina-pectoris-Anfälle hervorrufen.

Die *Herzfrequenz* kann nicht mehr bei jedem Sportler zur Trainingskontrolle eingesetzt werden, da sie nicht unbedingt das Belastungsmaß wiedergibt.

Bei Patienten mit *Prostatahypertrophie* kann die Harnentleerung durch Beta-Sympathomimetica zusätzlich verschlechtert werden. Nach körperlicher Belastung ist die Harnentleerung oft auch ohne diese Medikamente erschwert, so daß dem Sportler die Entleerung der Blase vor dem Training zu empfehlen ist.

Schnupfenmittel / Heuschnupfenmittel

- Antihistaminica (Clemastin, Tavegil®, Teldane®).
- Alpha-Sympathomimetica (Xylometazolin, Nasivin®, Oxymetazolin, Otriven®).

Wirkungsweise
- Abblockung der Histaminausschüttung.
- Abschwellung der Nasenschleimhaut.

Die heute gegebenen Antihistaminica wirken weniger sedierend und werden bei sportlicher Betätigung als weniger unangenehm empfunden. Die oben genannten Alpha-Sympathomimetica Nasivin® und Otriven® sind auch bei Verwendung im Wettkampf erlaubt. Das in vielen Schnupfenmitteln enthaltene Ephedrin ist als zentral wirksames Medikament verboten.

Glucokortikoide
(Decortin®, Fortecortin®, Celestan®, Volon A®)

Indikation
- Chronisch entzündliche Erkrankungen.
- Allergische Erkrankungen.
- Asthma bronchiale.
- Tumorbehandlung.
- Intensiv-medizinischer Einsatz, z. B. Schockbehandlung.

Wirkungsweise
Hemmung früher und später entzündlicher Reaktionen. Glucokortikoide stabilisieren die Zellmembranen und verhindern die Einwanderung von Leukozyten

199

und Mastzellen in das Gewebe. Die Bildung und Ausschüttung entzündungsauslösender Substanzen wird verhindert.

Unerwünschte Wirkungen sind der vermehrte Proteinabbau mit Schädigung der Muskulatur (Myopathie) und der Haut. Störungen des Knochenstoffwechsels durch vermehrten Abbau der Proteine und Hemmung der Calciumresorption fördern das Auftreten einer *Osteoporose*. Aufgrund der Stoffwechselwirkung wird die Glucosetoleranz verschlechtert, ein *Diabetes mellitus* kann auftreten, durch Beeinflussung des Fettstoffwechsels tritt die typische *Stammfettsucht* auf. Bei hohen Kortison-Dosen kann es zur Entwicklung eines *Cushing-Syndroms* mit Hypernatriämie, Ödemen, Gewichtszunahme, Bluthochdruck und hypokaliämischer Alkalose kommen. Weitere Nebenwirkungen einer Kortisonbehandlung könnten sich in *psychischen Störungen* mit Schlaflosigkeit, Nervosität, Euphorie bis hin zur Psychose sowie in erhöhter *Infektanfälligkeit* und Neigung zu *Magenblutungen* äußern.

Die Gabe von Corticoiden in Tablettenform als i.m.- oder i.v.-Injektion ist nach den Dopingbestimmungen verboten. Erlaubt sind Corticoide nur als Inhalation, z. B. bei Asthma bronchiale (Sanasthmax®). Die intraartikuläre Gabe von Glucocorticoiden bei Wettkämpfen ist nur nach vorangehender schriftlicher Meldung an die medizinische Kommission durch den Mannschaftsarzt erlaubt.

Bei Langzeitgebrauch von Corticoiden ist bei Sportlern eine verminderte Belastungsfähigkeit der Sehnen, Muskeln und Knochen zu beachten. Sportler mit Fehlbelastung, insbesondere zu hoher Trainingsbelastung, und Mangelernährung sind osteoporosegefährdet.

Frauen mit Störungen des Sexualhormonspiegels und resultierenden Zyklusstörungen sind vermehrt osteoporosegefährdet. Zusätzliche Kortisongabe erhöht die Osteoporosegefahr.

Muskelschwäche wird besonders nach Gabe von 9 alpha-Fluorglucocorticoiden, z. B. Triamcinolon = Volon A®, beobachtet. Bei lokalen Injektionen sind die in nicht kristalliner Form vorliegenden Glucocorticoide, wie das Fortecortin®, wegen besserer Gewebsverträglichkeit zu bevorzugen.

Schmerzstillende und entzündungshemmende Medikamente

Indikation
- Akute Schmerz- und Entzündungszustände.

Wirkungsweise
Hemmung der Prostaglandinsäuresynthese und der Bildung von entzündungsfördernden Stoffen.

Acetylsalicylsäure
(ASS, Aspirin®)
Die Gabe der Reinsubstanz ist auch im Leistungssport erlaubt. Die Kombination mit *Koffein*, z. B. bei Kopfschmerzen beliebt, ist wegen der zentral stimulierenden Wirkung des Koffeins verboten.

Unerwünschte Nebenwirkungen der Behandlung mit Acetylsalicylsäure stellen *Magenblutungen* und das Auslösen eines *Asthma-bronchiale-Anfalls* bei entsprechend prädisponierten Patienten dar. Bei Aufnahme größerer Mengen aspirinhaltiger Flüssigkeit während langer Ausdauerbelastung, wie z. B. beim 100-km-Lauf, 24-Stunden-Lauf, Langzeit-Radrennen und Lang-Triathlon, besteht die Gefahr der *Salicylat-Intoxikation* mit Störungen des Säure-Basen-Haushalts. Kinder und chronisch Schmerzkranke mit entsprechend hoher Schmerzmitteldosierung sind ebenfalls in bezug auf eine Salicylat-Intoxikation gefährdet. Bei dieser kommt es zunächst über einen vermehrten Atemantrieb zur Abatmung von CO_2 und damit zu einer Alkalose, später über eine Störung des Atemzentrums zu einer Azidose. Leichte Anzeichen einer Vergiftung gehen mit Ohrensausen, Übelkeit, Erbrechen, Hör- und Sehstörungen sowie vermehrter Atmung einher. Dosen von 10 g Acetylsalicylsäure, auf einmal eingenommen, können unter ungünstigen Bedingungen, insbesondere bei Exsikkose, einen tödlichen Ausgang bewirken. Eine handelsübliche Tablette Acetylsalicylsäure enthält durchschnittlich 0,5–1 g des Wirkstoffs.

Bei Kindern mit viralen fieberhaften Infekten ist die Gabe von Acetylsalicylsäure kontraindiziert, da es hier gelegentlich zu lebensbedrohlichen Komplikationen mit Leberschädigung und schwersten Hirnschäden kommen kann. Daher sollten Kinder bei fieberhaften Infekten nur Paracetamol = Ben-U-ron® zur Fiebersenkung erhalten.

Die im weiteren unter diese Medikamentengruppe fallenden Substanzen werden im Sport zwar ebenfalls häufig verwandt, besitzen aber keine speziell bei sportlicher Bewegung auftretenden oder bedeutend werdenden Nebenwirkungen. Insgesamt ist auf eine ausreichende Flüssigkeitszufuhr zu achten. Training unter schmerzstillender Medikation führt weiterhin leicht zu einer Überschätzung der Belastbarkeit durch den Athleten und den Trainer.

Medikamente vom Opiat-Typ

Opiat-Derivate, z. B. Morphine, Tramal®, sind im Leistungssport verboten. Das bedeutet nicht, daß ein Sportler mit entsprechenden Schmerzen diese Medikamente auf gar keinen Fall erhalten darf. Er kann in dieser Zeit und ca. 1 Woche danach nur nicht an einem Wettkampf teilnehmen. Hier ist die Bedeutung des *Codeins* wichtig, es fällt wegen seiner schwach zentralen Wirkung ebenfalls unter die verbotenen Substanzen und ist in vielen Hustenmitteln enthalten. Dextrometophan und Pholcodin sind bei Erkältungen nicht verboten.

Antibiotika

Allgemein sollte während einer Infektion kein Training durchgeführt werden. Wissenschaftliche Untersuchungen konnten nachweisen, daß die Ausbreitung eines Infekts bei körperlicher Belastung gefördert wird. Eine Antibiotika-Therapie steht im allgemeinen unter ärztlicher Aufsicht. Besondere, unter körperlicher Belastung auftretende Nebenwirkungen existieren nicht. Folgende Punkte sind bei Einnahme von »prophylaktisch mitgeführten Antibiotika« in Trainingslagern zu beachten:

Penicillin

Indikation
- Schwere Infektionen mit Penicillin-empfindlichen Staphylokokken und Streptokokken.
- Pneumonie.
- Tetanus.
- Osteomyelitis.

Wirkungsweise
Sie inaktivieren die bakteriellen Enzyme des Zellwandaufbaus, dadurch entstehen Defekte in der Zellwand, die zum Tod des Bakteriums führen.
Die häufigsten *Nebenwirkungen* sind Hautausschläge und Durchfälle, wobei Ampicillin-Derivate (Binotal®, Amoxipen®) häufiger zu Durchfällen führen als die Einfachpenicilline (Penicillin 5®).
Penicilline sind bei Krampfanfällen in der Vorgeschichte nur mit größter Vorsicht zu verabreichen.

Tetracycline
(Vibramycin®, Hostacyclin®, Aureomycin®)

Indikation
- Bronchitis.
- Atypische Pneumonien.
- Acne vulgaris.
- Urogenitale Infektionen.

Wirkungsweise
Tetracycline blockieren die Proteinsynthese der Bakterien und damit auch die Mitochondrienfunktion. Da die Mitochondrien der Bakterien wesentlich empfindlicher sind als die der menschlichen Zellen, werden diese bei normaler Dosierung nicht angegriffen.
Begleiterscheinungen: Bei der Behandlung mit Tetracyclinen kommt es häufig zu Übelkeit, Erbrechen und Durchfällen und damit verbundenen Flüssigkeitsverlusten. Es kann zu Fotosensibilisierung unter Sonneneinstrahlung kommen, auch noch mehrere Wochen nach Beendigung der Therapie. Dies ist besonders bei Sportarten im Freien und intensiver Sonnenbestrahlung zu beachten.
Die Gabe von Tetracyclinen an Kinder unter 9 Jahren ist wegen Störungen der Knochenbildung und des Zahnschmelzes kontraindiziert, ebenso die Verabreichung an Schwangere.

Chloramphenicol

Indikation
- Typhus.
- Paratyphus.

- Septische Salmonellose.
- Hirnabszeß.
- Augenbulbusverletzung.

Wirkungsweise

Chloramphenicol hemmt die Proteinbildung und dringt gut in die Zellen ein. Als *Nebenwirkungen* wurden schwerste Blutbildungsstörungen beobachtet, daher ist dieses Medikament in Deutschland nur noch bei schwersten lebensbedrohlichen Infektionen und in Form von Augensalben zugelassen. Vorsicht: im Ausland ist es oft noch in Kombinationspräparaten enthalten.

Aminoglycoside

(Tobramycin®, Gernebcin®, Refobacin®)

Indikation

- Sepsis.
- Tuberkulose.
- Amöbien.
- Lokale Anwendung als Augensalbe.

Wirkungsweise

Aminoglycoside haben ein breites, sicheres antibakterielles Spektrum. Einige Keime (D. pneumoniae, St. pyogenes, Str. faecalis) werden jedoch schlecht erfaßt. Aminoglycoside dringen in das Bakterium ein und verursachen Fehlsteuerungen der Proteinsynthese. Es werden funktionsuntüchtige Proteine hergestellt.

Als *Nebenwirkungen* wurden Hörstörungen und Nierenschädigungen, insbesondere bei älteren Menschen und bei unzureichenden Trinkmengen bzw. Flüssigkeitsmangel durch Erbrechen, Durchfall oder Schweißverlust, beobachtet. In manchen Ländern werden diese Medikamente, die in Deutschland schweren Erkrankungen vorbehalten sind, großzügig auch bei leichten Infektionskrankheiten gegeben.

Impfungen

Man unterscheidet aktive und passive Impfungen. Bei den ersten erzeugt der Körper die Antikörper selbst, bei den zweiten werden Antikörper in Form von Gammaglobulinen oder Hyperimmunglobulin übertragen.

Tetanus

Indikation

- Prophylaxe gegen Wundstarrkrampf.

Wirkungsweise

Es wird ein mit Formalin entgiftetes Toxin von Tetanusbakterien injiziert und die Bildung von Antikörpern angeregt. Zur Grundimmunisierung ist eine Dreifachimpfung notwendig. Die Wiederauffrischung erfolgt nach 5 Jahren.

203

Der Wundstarrkrampf ist eine Erkrankung, die auch heute noch häufig zum Tode führt. Daher ist bei Sportlern wegen der erhöhten Verletzungsgefahr unbedingt auf einen ausreichenden Impfschutz zu achten.

Nebenwirkungen der Impfung bestehen in lokalen Reizungen, sehr selten bei hohen Antikörperspiegeln des Geimpften in leichteren Formen einer Polyradikulitis (Taubheitsgefühle, Lähmungen). Diese seltenen Nebenwirkungen sollten aufgrund der Gefährlichkeit der Erkrankung nicht zu einem Verzicht auf einen ausreichenden Impfschutz führen. Eine überstandene Tetanusinfektion reicht nicht aus, um einen lebenslangen Schutz gegen Tetanus zu erlangen.

Malaria-Prophylaxe

Indikation
- Reisen in Malaria-gefährdete Gebiete.
  Diese werden von der WHO in weniger bis stärker gefährdete Gebiete eingeteilt und mit A, B und C bezeichnet. Zu A gehören Südchina und Vorderasien, zu B Indien, Pakistan, Bangladesh, zu C tropisches Afrika, tropisches Südamerika und Südostasien. Da sich die Zugehörigkeit der einzelnen Länder zu den Gefährdungsgruppen häufig ändert, ebenso wegen Resistenzbildung der empfohlenen Prophylaxe, empfiehlt es sich, vor einer geplanten Reise aktuelle Informationen einzuholen.
  Zur Prophylaxe wird bei Reisen in Gebiet A höchstens eine Resochin®-Prophylaxe durchgeführt. Bei Reisen in Gebiet B wird eine Resochin®-Prophylaxe empfohlen, in Gebiet C die zusätzliche Gabe von Proguanil = Paludrin®.

Wirkungsweise

Zur Prophylaxe verwendet werden Chloroquin = Resochin®, Sulfadoxin und Pyrimethamin = Fansidar®, Mefloquin = Lariam®.

Die einzelnen Substanzen wirken auf unterschiedliche Entwicklungsformen der Plasmodien, Überträger der Malaria ist die Anopheles-Mücke. Die Prophylaxe wird 1–6 Tage vor der Abreise mit 0,3 g Resochin®/Tag begonnen und erst 6 Wochen nach Verlassen des Expositionsgebietes beendet. Paludrin® wird täglich eingenommen (100–200 mg).

Unerwünschte Nebenwirkungen bestehen *bei Resochin®* häufig in Übelkeit, Erbrechen, Durchfällen, seltener Schwindel und Kopfschmerzen sowie Mißempfindungen an Händen und Füßen. Ebenfalls selten werden Hautreaktionen beobachtet. Bei Menschen mit Glucose-6-Dehydrogenase-Mangel kommt es nach Gabe von Resochin® zur Hämolyse, d. h. zum Zerfall der roten Blutkörperchen. Krampfanfälle in der Vorgeschichte sind unbedingt zu beachten. Die *Kontraindikationen* zur Behandlung mit Resochin® bestehen bei Erkrankung an Myasthenia gravis (Muskelschwäche), Glucose-6-Dehydrogenase-Mangel, Erkrankungen des blutbildenden Systems, Leberfunktionsstörungen und Schwangerschaft. Unter Resochin®-Prophylaxe wurde bei Sportlern eine Beeinträchtigung der Leistungsfähigkeit durch Muskelmüdigkeit und Hypoglykämien beobachtet. Die Kontraindikationen sind unbedingt zu beachten.

Tabelle 13 Impfungen und Schutzmaßnahmen, mit denen vor Auslandsreisen mit Sportmannschaften zu rechnen ist

	Land	Verfahren	Schutz nach	Nächste Impfung in
Tetanus Diphtherie	Allgemein	3 Injektionen	3. Injektion	10 Jahren
Poliomyelitis	Allgemein	Schluckimpfung 3× trivalent	3. Schluck-impfung	10 Jahren
Gelbfieber	Ost-, West-, Zentral-afrika, tropisches Südamerika; Panama	1 Injektion	10 Tagen	10 Jahren
Cholera	Afrika, Asien neu: Südamerika (Entwicklungsländer)	2 Injektionen (Abstand: 1–2 Wochen)	6 Tagen	6 Monaten
Typhus	Tropen, Subtropen, Mittelmeerländer (Entwicklungsländer)	Schluckimpfung (je 1 Kapsel/1., 3., 5. Tag)	10 Tagen	1 Jahr
Japanische Enzephalitis	Ost-, Südostasien, mittelasiatischer Subkontinent	3 Injektionen (Abstand 1–2 Wochen und 1 Jahr)	ca. 10 Tage nach 2. In-jektion	4 Jahren
Meningo-kokken-meningitis	Tropisches Afrika; In-dien, Nepal; Brasilien	1 Injektion	ca. 7 Tagen	3 Jahren
Frühsommer-meningo-enzephalitis	Österreich, Süd-deutschland, Tsche-chien, Südosteuropa	3 Injektionen (0, 1–3, 9–12 Mo-nate Abstand)	2. Injektion	3 Jahren
Hepatitis A	Entwicklungsländer, besonders Ost- und Südostasien	passive Immuni-sierung mit ho-mologem Im-munglobulin	Sofort	3 Monaten
Malaria-Pro-phylaxe	Subsahara-Afrika, tropisches Südame-rika, Mittelamerika, Asien	Beachtung der WHO-Empfehlungen für Risi-kozonen A, B, C: Chlorochin, Chlorochin + Paludrine, Lariam (und Mitführen einer Selbstbehandlungsdosis: Fansidar, Halfan, Lariam)		
(aus: K.-H. ARNDT (1992), Sportmedizinische Betreuung bei Sportveranstaltungen)				

Die *Nebenwirkungen bei Fansidar*® sind geringer als bei Resochin®, jedoch können auch hier Übelkeit, Magenschmerzen und Durchfälle auftreten, jedoch sehr selten Nervenschädigungen oder Kopfschmerzen, ebenfalls seltener Leber- und Blutbildungsstörungen. Da Fansidar® zu den Sulfonamiden gehört, besteht auch hier eine erhöhte Fototoxizität, daher sollte direkte Sonnenbestrahlung vermieden werden.

Bei Lariam® werden als *Nebenwirkungen* Übelkeit, Erbrechen, Durchfall und Kopfschmerzen beobachtet. Selten treten Hautausschlag, Bradycardien oder Transaminasenanstieg auf. *Kontraindikationen* bestehen in den ersten drei Monaten der Schwangerschaft sowie bei Leber- und Nierenfunktionsstörungen.

Cholera-Prophylaxe

Indikation
■ Reisen in choleraepidemiegefährdete Gebiete Südamerikas, Asiens.

Wirkungsweise
Die Impfung erfolgt mit abgetöteten Erregern, der Eintritt des Impfschutzes erfolgt nach 6 Tagen, die Impfung muß nach 6 Monaten aufgefrischt werden.
Nebenwirkungen können in Übelkeit, allgemeinem Unwohlsein und einer Herabsetzung der körperlichen Leistungsfähigkeit bestehen.
Vor geplanten Auslandsaufenthalten sollten aktuelle Informationen über notwendige Impfungen eingeholt werden bei den Gesundheitsämtern oder:

Tropeninstitut für Schiffs- und Tropenkrankheiten
Bernhard Nochtstr. 74
20359 Hamburg
Tel. 040/311021

Deutsches Grünes Kreuz
Schuhmarkt 4
35037 Marburg
Tel.06421/2930

BEEINFLUSSUNG DER SPORTLICHEN LEISTUNGSFÄHIGKEIT DURCH EINNAHME VON UNERLAUBTEN SUBSTANZEN

Das Problem der Beeinflussung der sportlichen Leistung durch die Einnahme von Substanzen ist so alt wie der Sport selbst. Nachdem die Appelle zur Unterlassung der Medikamenteneinnahme bei Olympischen Spielen durch Sportler nicht akzeptiert wurden, beschloß das IOC 1964, die Einnahme von Medikamenten bei den Olympischen Spielen zu verbieten. Hierzu wurde ein Liste verbotener Substanzen aufgestellt, die bis heute existiert und ständig vervollständigt wird. Parallel hierzu entwickelte sich die Untersuchungsmethodik, so daß Dopingkontrollen sehr sicher geworden sind (DONIKE und RAUTH, 1992).
Die Medizinische Kommission des IOC hat folgende pragmatische Definition des Dopings festgelegt: »Doping ist die Verwendung von Substanzen aus den verbotenen Wirkstoffgruppen und die Anwendung verbotener Methoden. Die Dopingliste kann kurzfristig verändert werden, falls hierzu ein Anlaß besteht.«
Im Sport sind die Einnahme bestimmter Wirkstoffgruppen und die Anwendung von Manipulationen untersagt.

Stimulantien

Hierzu zählen Stoffgruppen, die die Aktivität des *Zentralnervensystems stark stimulieren*. Sie steigern die motorische Aktivität, erhöhen die Risikobereitschaft und vertreiben die Müdigkeit. Durch deren Einnahme unter Hitze sind die ersten Todesfälle beim Wettkampf aufgetreten. Zu den Stimulantien gehören *Amphetamine, Koffein, Kokain* und *Ephedrin*. Mit Koffein wird eine Ausnahme gemacht, hier entscheidet die aufgenommene Dosis, ob es als Doping gewertet wird. Seit 1986 gilt die Festlegung, daß im Urin nicht mehr als 12 µg/ml Koffein enthalten sein dürfen; diese Konzentration kann bei Aufnahme von 3–6 Tassen starken Kaffees erreicht werden.

Narkotika

Die Narkotika wurden *zur Unterdrückung des Muskelschmerzes* eingenommen. Sie zeigen Nebenwirkungen auf die Psyche. Narkotika deprimieren die Atmung. Vorsicht ist bei Erkältungskrankheiten geboten, da Narkotika häufig in den Hustenmitteln enthalten sind, so z. B. Codein. Narkotika machen abhängig. Zur Therapie von Sportlern bei Erkältung sind Dextromethorphan und Pholcodin nicht verboten. Als Antidiarrhoikum sind Diphenoxylate erlaubt.

Anabole Steroide

Die Anwendung der anabolen Steroide ist im Wettkampf seit den Olympischen Spielen 1976 verboten. Ihre Anwendung im Training ist seit 1986 untersagt. Diese Substanzklasse ist in der Wirkung dem Testosteron nahestehend – bei erhöhter Beeinflussung des Proteinanabolismus. Die *Zunahme der Muskelmasse* und die *euphorisierende Wirkung* dieser Steroide war Ursache der massenhaften Verführung von Sportlerinnen und Sportlern zur Einnahme dieser Substanzen. Besonders verwerflich war die Verabfolgung bei Heranwachsenden, weil die anabolen Steroide das Wachstum vorzeitig beenden. Nachgewiesen ist die leberschädigende Wirkung und die negative Beeinflussung des Fettstoffwechsels. Bei Frauen wirken diese Steroide maskulinisierend, führen zur Akne, fördern den Bartwuchs und verursachen Stimmstörungen, die teilweise irreversibel sind. Hohe Dosen verkleinern beim Mann das Hodenvolumen und senken die Spermienproduktion. Bei Bodybuildern wurde von Impotenz berichtet.

Offensichtlich ist die Vorstellung von der Wunderwirkung anaboler Steroide im Hochleistungssport so groß, daß trotz der umfangreich in Deutschland vorgenommenen Trainingskontrollen immer noch Urinproben positiv sind. Durch Anwendung von Trainingsmethoden, die auf realer physiologischer Grundlage aufbauen, sind die Anabolika absolut ersetzbar. Alle sportlichen Spitzenleistungen sind auf physiologischer Grundlage bei Vorhandensein von Talent und wirksamen Trainingskonzepten entwickelbar. Jeder Sportler ist dahingehend zu erziehen, daß er aus Gründen der Fairneß auf die Einnahme verbotener Substanzen verzichtet!

Beta-Blocker

Die Beta-Blocker sind eine anerkannte und wirksame Medikamentenklasse zur Behandlung von Hypertonie, Herzrhythmusstörungen, zur Verbesserung der

Medikamente und sportliche Leistungsfähigkeit

Tabelle 14 Erlaubte Medikamente bei häufigen Erkrankungen und Beschwerden

Beschwerdebild	Erlaubte Medikamente
Asthma bronchiale	Terbutalin = Bricanyl® ⎱ einzig erlaubte Beta-2- Salbutamol = Sultanol® ⎰ Sympathomimetica Vorlage eines ärztlichen Attestes bei der Medizinischen Kommission des IOC's durch den Mannschaftsarzt bei Verwendung der Substanzen erforderlich. Cromoglicin = Intal Aerosol® Kortikoide, z. B. Beclometason = Sanasthmax® Inhalative Gabe erlaubt nach Vorlage eines ärztlichen Attestes bei der Medizinischen Kommision durch den Mannschaftsarzt, orale Gabe, i.m.-Injektion oder i.v.-Injektion verboten. Lokale Anwendung ebenfalls nur nach Vorlage eines ärztlichen Attestes durch den Mannschaftsarzt.
Durchfallerkrankungen	Loperamid = Imodium® Diphenoxylat = Reasec (mit Atropin®) Parenterol = pflanzliches Antidiarrhoeikum Tanninpräparate, z. B. Tannacomp Kohle-Compretten
Erbrechen	Betahistidindimesilat = Aequamen® Dimenhydrinat = Vomex Metodopramid = Paspertin®
Heuschnupfen	Xylomethazolin = Otriven® Oxymethazolin = Nasivin® Antihistaminika, z. B. Fenestil®, Tavegil®, Teldane®
Hustenmittel	Dextrometorphan Pholcodin Ozothin = Terpenderivat, als Zäpfchen mit Inhaltsstoff Paracetamol (Benuron®) Transpulmin Menthol-Inhalation
Kopfschmerzen	Acetylsalicylsäure = Aspirin® = ASS Paracetamol = Benuron® Dihydroergotamin – Vorsicht! Migränemittel, oft in fester Kombination mit Codein, dieses ist auf der Verbotsliste.
Lokalanästhetika	Kokainhaltige Lösungen verboten erlaubt: Procain, Xylocain, nach Vorlage von Diagnose, Indikation und Art der Anwendung durch den Mannschaftsarzt an die Medizinische Kommission.
Ödeme	Alle Diuretika, auch Azetazolamid = Diamox® sind auf der Verbotsliste.
Schlafmittel	Diazepam = Valium® Oxazepam = Adumbran®
Überlastungsschäden Gelenkserkrankungen	Diclofenac = Voltaren®

kardialen Sauerstoffversorgung und motorischen Beruhigung. In einigen Sportarten sind sie zur *Beruhigung motorischer Handlungen* gezielt eingesetzt worden (z. B. Schießen, Golf). Für die Ausdauersportarten wirken diese Substanzen leistungshemmend, da sie die Substratverfügbarkeit unterdrücken und die Herzfrequenz nachhaltig senken. Aus diesem Grund hat die Medizinische Kommission des IOC festgelegt, daß Beta-Blocker nur in den Nichtausdauersportarten überprüft werden.

Diuretika

Die Diuretika werden seit den Olympischen Spielen 1988 zur Dopingklasse gerechnet. Seit 1986 stehen sie auf der Verbotsliste. Im Leistungssport ist keine gesundheitliche Indikation zur Anwendung von Diuretika gegeben. Ihr Mißbrauch wurde in den Gewichtsklassensportarten betrieben. Der Grund war die *Verdünnung des Harns zum Unterschreiten der Nachweisgrenze von unerlaubten Pharmaka*. Die Diuretikaanwendung führt zu erheblicher Gefährdung der Gesundheit infolge starker Dehydrierung. Wegen der Urinmanipulation und des Vorteils, in einer niedrigeren Gewichtsklasse zu starten, hat die Medizinische Kommission des IOC die Diuretika aus ethischen Gründen auf die Verbotsliste gesetzt.

Peptidhormone (Wachstumshormone) und Analoga

Die Zufuhr von Wachstumshormonen führt zur Zunahme der Stickstoffbilanz und stellt eine Art *Kompensationsmedikament zu den anabolen Steroiden* dar. Auf der Verbotsliste stehen *Choriongonadotropin* (HCG), welches bei Männern die Sekretion der androgenen Steroide steigert und deshalb der Testosterongabe gleichgesetzt wird. Das adrenocorticotrope Hormon (ACTH) wurde mißbraucht, um die Cortisolproduktion anzuregen und dadurch eine *Verbesserung in der Energieversorgung* zu erreichen und eine *euphorische Grundstimmung* zu provozieren. Als unethisch ist die Zufuhr des natürlichen *Wachstumshormons HCG* (Human Growth Hormone) anzusehen, weil es neben einem allgemeinen Organwachstum zahlreiche Nebenwirkungen aufweist, die bis zum Bild der Akromegalie gehen. Das in den Nieren gebildete Hormon *Erythropoetin* erhöht die Bildung der Erythrozyten und steigert dadurch die Sauerstofftransportkapazität. Seine Verabreichung außerhalb einer medizinischen Indikation ist äußerst gefährlich, weil es Tumorwachstum fördern kann.

Blutdoping

Durch die Zufuhr von *Eigenblut* oder *Fremdblut* kann die Sauerstofftransportkapazität erhöht werden. Neben den Gefahren der Blutübertragung (Hepatitis, Aids) widersprechen diese Manipulationen zutiefst den ethischen Auffassungen in der Medizin und im Sport. Da im Sport keine gesundheitlichen Gründe für die Bluttransfusion vorliegen, ist diese hier verboten.

Manipulationen der Urinprobe

Der zur Analyse abgegebene Urin muß unversehrt sein und bei seiner Prüfung rechtsgültige Urteile ermöglichen. Verboten ist deshalb die Abgabe von Katheterurin, Verdünnung oder Austausch des Urins. Der Urin muß eindeutig der Person zuzuordnen sein. Deshalb werden alle Manipulationen oder deren Versuche als Doping bewertet.

Stoffgruppen mit Einschränkungen

Hierzu gehören *Lokalanästhetika, Marihuana, Alkohol* und *Corticosteroide.* Alkohol gilt nur bei Schützen als Doping; ansonsten ist seine Aufnahme erlaubt. Marihuana wird nicht als Dopingmittel gewertet, es sei denn, einige Verbände wünschen Kontrollen. Verabreichungen von Lokalanästhetika aus medizinischer Indikation sind der Medizinischen Kommission des IOC schriftlich mitzuteilen. Corticosteroide dürfen nur inhaliert (Sanastmax®) werden, orale, i.m.- und i.v.- Gabe sind verboten. Die intraartikuläre Gabe aus medizinischer Indikation ist der Medizinischen Kommission des IOC mitzuteilen.

Es gehört zu den wesentlichen Aufgaben der in der Sportmedizin tätigen Ärzte, langfristige Überzeugungsarbeit beim Sportler zu leisten, damit es nicht erst zu Versuchen in der Anwendung unerlaubter Mittel kommt.

Zusammenfassung Die sportliche Leistungsfähigkeit kann durch Einnahme von Medikamenten verbessert, vermindert oder nicht beeinflußt werden. Die Medikamente, Mittel und Methoden, die Einfluß auf die Leistungsfähigkeit haben oder die Gesundheit des Sportlers gefährden, wurden auf die Dopingliste der Medizinischen Kommission des IOC gesetzt. Der Nachweis verbotener Substanzen im Urin oder Manipulationen führen zu Sanktionen durch den jeweiligen Sportverband. Verbotene Wirkstoffgruppen im Sport sind: Stimulantien, Narkotika, Anabole Steroide, Beta-Blocker, Diuretika und Peptidhormone. Verbotene Methoden sind Blutdoping sowie pharmakologische, chemische und physikalische Manipulationen. Mit Einschränkung zugelassene Wirkstoffgruppen sind Alkohol, Marihuana, Lokalanästhetika und Corticosteroide. Leistungssteigerungen durch Medikamente sind sehr fraglich. Die Sportler sind durch die Betreuer so zu beeinflussen, daß sie zu ihrem eigenen Schutz und aus Gründen der Fairneß jegliche Beeinflussung der Leistungsfähigkeit durch unerlaubte Medikamenteneinnahme unterlassen.

Lebensweise und Trainingsvorbereitung

Sportliches Training erfordert einen geordneten Tagesablauf, ausreichend Schlaf, regelmäßige Körperreinigung und Körperpflege, Abhärtungsmaßnahmen sowie eine spezielle Sportbekleidung und die Berücksichtigung von Ernährungsgrundsätzen. Regenerationsfördernde Maßnahmen nach sportlichen Belastungen sorgen für den Erhalt der Leistungsfähigkeit.

TAGESABLAUF UND BELASTUNGS-VORBEREITUNG

Geordneter Tagesablauf

Ein regelmäßiger, auf die Bedürfnisse des Trainings abgestellter Tagesablauf wirkt sich positiv auf die Leistungsfähigkeit der Athleten aus. Bei einer effektiven Gestaltung des Tagesregimes müssen folgende Dinge berücksichtigt werden:

- Sicherung der Bildungs-/Berufsanforderungen (Schule, Ausbildung, Arbeit).
- Zeitlich sinnvolle Plazierung der Trainingseinheiten.
- Zweckmäßige Verteilung der Mahlzeiten.
- Schaffung ausreichender Schlafzeit.
- Aufrechterhaltung der sozialen Beziehungen und sinnvolle Nutzung der verbliebenen Freizeit.

Bei der Gestaltung des Tagesablaufs ist zu berücksichtigen, daß die *höchste psychophysische Leistungsbereitschaft* zwischen 9 und 12 Uhr und zwischen 16 und 19 Uhr gegeben ist. In dieser Zeit kann der Organismus besonders anspruchsvolle Trainingseinheiten (Koordinationsleistungen, höhere Geschwindigkeiten, größere Widerstände) bewältigen. Hochleistungs- und Profisportler trainieren häufig zwischen 30 und 40 Stunden pro Woche. Sie können die vielfältigen psychischen und physischen Belastungen des Hochleistungstrainings auf den Organismus nur durchhalten, wenn sie die Tageszeiten der erhöhten Leistungsbereitschaft nutzen.

Hochleistungssport kann bei konsequenter Lebensführung auch mit halber Berufstätigkeit oder den schulischen und Studiumsanforderungen bewältigt werden. Volle Berufstätigkeit und Hochleistungstraining können auf längere Zeit jedoch kaum durchgehalten werden. *Freizeitsportler* trainieren vor oder nach ihrer Arbeitszeit und können das Training je nach ihrem Befinden durchführen.

Ernährungsgrundsätze

Bei den Grundsätzen der *Sporternährung* ist zu berücksichtigen, daß die Nahrung

211

im Tagesverlauf auf mindestens 5 Mahlzeiten zu verteilen ist. Längere sportliche Betätigung sollte weder im nüchternen Zustand, noch unmittelbar nach einer Mahlzeit ausgeübt werden. Das Training wird am günstigsten 1 Stunde nach kleinen und 2–3 Stunden nach größeren Mahlzeiten durchgeführt.

Folgende Ernährungsgesichtspunkte werden hervorgehoben:

- *Kohlenhydrate:* Der Kohlenhydratanteil sollte 60% der aufgenommenen Energiemenge betragen.
- *Eiweiß:* Der Proteinbedarf beträgt 2–2,5 g biologisch vollwertiges Nahrungseiweiß (mit den essentiellen Aminosäuren) pro kg Körpermasse.
- *Fette:* Der Bedarf an essentiellen, mehrfach ungesättigten Fettsäuren beträgt 8–10 g pro Tag.
- *Vitamine:* Der Vitaminbedarf der Hochleistungssportler steigt auf die doppelte bis dreifache Menge und muß insbesondere in den Wintermonaten und in umfangs- und intensitätsbelastenden Trainingsphasen mit zusätzlichen Multi-Vitamin-Präparaten abgedeckt werden.
- *Mineralstoffe:* Mit dem Schweiß verliert der Körper auch Mineralstoffe. Bei Schweißverlusten von über 2 Liter pro Tag kann eine zusätzliche Aufnahme von Magnesium, Eisen, Natrium, Kalium, Calcium, Zink sowie einiger Spurenelemente (Kupfer, Selen, Jod, Fluor usw.) sinnvoll sein.
- *Flüssigkeit:* Täglich müssen bei Hochleistungssportlern 2–4 Liter Flüssigkeit zugeführt werden.

Ausreichend Schlaf

Der tägliche *Schlafbedarf* beträgt bei Erwachsenen 8–9 Stunden. Bei Hochleistungssportlern kann das Schlafbedürfnis durch die Trainingsbelastungen erhöht sein. Der Nachtschlaf sollte zu festgelegten Zeiten und regelmäßig erfolgen. Ausreichender Abstand von der letzten Mahlzeit, ruhiger und nicht überwärmter Schlafraum und eine feste Matratze mit guter Federung wirken sich günstig auf den Schlaf aus. Wiederholtes *Schlafdefizit* kann die Trainingsbereitschaft und die Leistungsfähigkeit negativ beeinflussen. Nachlassende Konzentrationsfähigkeit erhöht insbesondere in technisch anspruchsvollen Sportarten das Unfallrisiko. Neben dem Nachtschlaf, der am günstigsten ab 22 Uhr erfolgen sollte, kann durch einen kurzen *Mittagsschlaf* die Leistungsbereitschaft für das Nachmittags- oder Abendtraining verbessert werden.

Im Rahmen der Vorstartnervosität kann es vor bedeutenden Wettkämpfen zu *Schlafstörungen* kommen. Natürliche Beruhigungsmittel und psychische Entspannungsverfahren können für Abhilfe sorgen. Treten Schlafstörungen im Verlauf der Trainingsphasen auf, so kann dies ein Hinweis für eine Belastungsunverträglichkeit sein. Auch Konfliktsituationen am Arbeitsplatz oder im zwischenmenschlichen Bereich sind häufig dafür ausschlaggebend.

Körperreinigung, Körperpflege

Bei der Körperreinigung nach dem Training kann zwischen *Duschen* (schnellste Reinigungsmethode) und *Wannenbad* (Wärmebecken) gewählt werden. Nach starker Auskühlung beim Training ist das Wannenbad aufgrund des größeren Wärmeeffektes und der entspannenden Wirkung auf die Muskulatur der Dusche vorzuziehen. Da die Körperreinigungsmittel den natürlichen *Säureschutzmantel der Haut* stören und der Sportler oft mehrmals eine Körperreinigung vornehmen muß, sollte er die Körperreinigungsmittel nur sparsam verwenden.

Schutz und Pflege der Haut sind bei Sportarten erforderlich, die zu einer mechanisch starken Beanspruchung einzelner Hautpartien führen. Für die Füße sind passende Schuhe, nicht verrutschende Socken sowie das Abdecken gefährdeter Hautstellen durch Pflaster notwendig. Das Einreiben mit Vaseline oder Hirschtalg kann für die Oberschenkelinnenseiten beim Laufen und Radfahren, für das Gesäß beim Radfahren und Rudern sowie für die Achselhöhlen bei den leichtathletischen Wurf- und Laufdisziplinen notwendig werden. Bei Langstreckenläufern müssen unter Umständen die Brustwarzen durch Pflaster geschützt werden.

Abhärtungsmaßnahmen

Um das immunologische Abwehrsystem des Körpers zu verbessern, sollten täglich Abhärtungsmaßnahmen durchgeführt werden. *Temperaturdifferenzen* beim Training in der freien Natur sind bereits wirksame Stimulation für die Erweiterung und Verengung von Hautgefäßen und gelten zusammen mit der Sonnenstrahlung und dem Wind als natürliche Abhärtungsmaßnahmen. Daneben kann die Abwehrbereitschaft des Organismus durch tägliche *Warm- / Kalt-Wechselduschen*, wöchentliche *Sauna*besuche sowie im Winter durch *Ultraviolettbestrahlung* gesteigert werden.

Freie Zeit

Innerhalb des Tagesablaufs sollte auch bei Leistungssportlern die Freizeit nicht völlig fehlen. Neben der Zeit zum Alleinsein und Entspannen sollte der Leistungssportler auch noch Zeit für eigenschöpferisches Handeln oder kulturelle Aktivitäten haben.

Zusammenfassung

Die höchste psychophysische Leistungsbereitschaft besteht zwischen 9 und 12 sowie zwischen 16 und 19 Uhr. In dieser Zeit können besonders anspruchsvolle Trainingseinheiten bewältigt werden. Die Nahrungsaufnahme ist im Tagesverlauf auf mindestens 5 Mahlzeiten zu verteilen. Dabei sollte der Kohlenhydratanteil bei 60% der aufgenommenen Energiemenge und die Proteinzufuhr bei 2–2,5 g biologisch vollwertigen Nahrungseiweißes pro kg Körpermasse liegen. Der Bedarf von 8–10 g essentieller Fettsäuren pro Tag sowie eine ausreichende Zufuhr von Vitaminen, Mineralstoffen und Flüssigkeit ist zu berücksichtigen.

Auf eine ausreichende Schlafzeit von mindestens 8–9 Stunden muß geachtet werden. Auch die Körperreinigung, der Schutz und die Pflege der Haut sowie Abhärtungsmaßnahmen zur Verbesserung des körpereigenen Abwehrsystems sind zu berücksichtigen. Temperaturdifferenzen beim Training in der freien Natur, Sonnenstrahlung und der Wind gelten als natürliche Abhärtungsmaßnahmen. Die Abwehrbereitschaft des Organismus kann durch Wechselduschen, wöchentliche Saunabesuche sowie im Winter durch Ultraviolettbestrahlung gesteigert werden.

WIEDERHERSTELLUNGSMASSNAHMEN

Nach sportlichen Leistungen in Training und Wettkampf wird durch Ermüdung vorübergehend die *Leistungs-, Konzentrations- und Koordinationsfähigkeit* gemildert. Die Ermüdung kann durch Energiemangel hervorgerufen werden sowie neuromuskulär oder psychisch bedingt sein.

Zeitlicher Ablauf der Regeneration

Der zeitliche Ablauf der Regeneration ist abhängig von Dauer und Intensität der sportlichen Belastung sowie von der Dichte ihrer Aufeinanderfolge.

In der Frühphase nach sportlichen Belastungen, insbesondere in den Ausdauersportarten, kommt es innerhalb der ersten sechs Stunden zu folgenden *Wiederherstellungsprozessen*:

- Nach 6 Minuten Regeneration des Creatinphosphats.
- Nach 20 Minuten Rückkehr der Herz-Kreislauf-Funktion zum Ausgangswert.
- Nach 30 Minuten Wiederherstellung des normalen Säure-Basen-Status (Anstieg des pH-Wertes) und Normalisierung der Lactatkonzentration.
- Nach 60 Minuten Beginn des verstärkten Wiederaufbaus der beanspruchten Funktions- und Strukturproteine.
- Nach 120 Minuten weitgehende Wiederherstellung peripherer neuromuskulärer und sensomotorischer Funktionen.
- Nach 6 Stunden überwiegender Ausgleich im Flüssigkeitshaushalt.

Regenerationsfördernd wirkt sich die Aufnahme glucosehaltiger Flüssigkeit sofort nach Belastungsende aus. 6–10%ige Glucoselösungen dienen nicht nur der raschen Auffüllung der Glycogenspeicher, sondern sind auch notwendige Voraussetzung für eine vollwertige Proteinsynthese. Der proteinanabole Charakter dieser Frühphase ist mit einer Hemmung der Lipolyse, einer erhöhten Lipogenese und einem verstärkten Aminosäureeinstrom in die Zellen verbunden.

Eine schnelle Regeneration haben das Herz-Kreislauf-System sowie der Säure-Basen-Haushalt. Die *Herzfrequenz* erreicht nach etwa 20 Minuten den Ausgangswert. Gut trainierte Athleten erholen sich schneller und erreichen den Ausgangswert bereits häufig nach 8–10 Minuten. Der *Säure-Basen-Status* und die *Lactat*-Konzentration im Blut normalisieren sich in der Regel innerhalb der ersten 30 Minuten nach sportlicher Belastung. Die Konzentration der *freien Fettsäuren* ist abhängig von der Dauer der Trainings- und Wettkampfbelastung, ist jedoch spätestens nach 24 Stunden Regeneration wieder normalisiert.

Mit der sportlichen Belastung kommt es zu einer Aktivierung zahlreicher *Hormone*. Das stoffwechselaktivierende Kortison steigt bei sportlichen Belastungen an. Seine Konzentration erreicht jedoch nach 24 Stunden Regeneration wieder den Ausgangswert. Diese Normalisierung ist ein Anzeichen dafür, daß der Organismus die abbauenden Prozesse abgeschlossen hat und in den Zustand des Aufbaus übergeht.

Zu den wesentlichen Verzögerungsfaktoren der Regeneration gehört der *Proteinstoffwechsel*. Kennzeichen für die Regeneration im Proteinstoffwechsel ist die Konzentration des Harnstoffs im Blutserum, die Rückkehr zum Ausgangswert kann 3–4 Tage dauern und weist auf starke Umbauprozesse in den Proteinstrukturen des Muskels hin. Erst nach dieser Zeit ist eine volle Trainingsbelastung möglich. Eine vorzeitige Wiederaufnahme eines zu intensiven Hochleistungstrainings würde den Regenerationsprozeß stören.

Die am längsten nachschwingende Meßgröße ist die Erhöhung des Muskelenzyms *Creatinkinase*. Zu den länger ausgelenkten Meßgrößen zählen auch das *Aldosteron*, bestimmte *Plasmaproteine* und *Immunglobuline*. Die Rückkehr zum Ausgangswert erfolgt bei diesen ebenfalls in der Spätphase der Wiederherstellung unter der Voraussetzung, daß keine neue reizwirksame Anforderung in dieser Zeit absolviert wurde.

Die zweite Phase der Wiederherstellung wird auch als *Superkompensation* bezeichnet, wobei darauf zu verweisen ist, daß mit dem Erreichen der Superkompensation des Muskelglycogens allein noch keine sportliche Höchstleistung möglich ist. Diese tritt erfahrungsgemäß erst 2–5 Tage später ein.

Die dritte Phase der Wiederherstellung ist durch das Erreichen eines neuen *Endniveaus der ausgelenkten Funktionssysteme* gekennzeichnet. Die Transformation der Beanspruchung auf das veränderte Niveau dauert in den Ausdauersportarten etwa 4–6 Tage.

Neben der sportgerechten Lebensweise und der Berücksichtigung der genannten Ernährungsgrundsätze kann die Regeneration auch durch *physiotherapeutische Maßnahmen* (Massage, Entspannungsbäder und Saunabenutzung zur Muskelentspannung) sowie durch *Medikamente* gefördert werden. Der erhöhte Energiebedarf und der ständige Flüssigkeitsverlust über den Schweiß im Leistungstraining (ab 12 Stunden pro Woche) sind objektive Gegebenheiten für die zusätzliche Aufnahme von *Vitaminen* und *Mineralstoffen*. Regenerationsfördernd wirken die Vitamine C und B-Komplex, die wiederherstellende Wirkung durch zusätzliche Aufnahme von Vitamin E-Präparaten ist fraglich. Bei den Mineralstoffen kann die zusätzliche Aufnahme von Magnesium, Zink und Eisen zur Sicherung der Belastbarkeit notwendig sein.

Zusammenfassung

Nach sportlichen Leistungen kommt es durch Ermüdung vorübergehend zu einer Verminderung der Leistungs-, Konzentrations- und Koordinationsfähigkeit. Der zeitliche Ablauf der Regeneration ist von der Dauer und der Intensität der sportlichen Belastung abhängig. Die Wiederherstellungsprozesse verlaufen in unterschiedlichen Phasen. Nach extremen Ausdauerbelastungen ist aufgrund der starken Umbauprozesse in den Proteinstrukturen des Muskels eine volle Trainingsbelastung erst wieder 3–4 Tage nach der Belastung möglich.

Die Aufnahme glucosehaltiger Flüssigkeit sofort nach Belastungsende wirkt sich regenerationsfördernd aus. Neben sportgerechter Lebens- und Ernährungsweise kann die Regeneration durch Massagen, Entspannungsbäder und Saunabenutzung gefördert werden. Regenerationsfördernd erweist sich auch die zusätzliche Aufnahme von Vitaminen und Mineralstoffen.

 **11** # Behindertensport

Der Behindertensport wird als Breiten- und Leistungssport durchgeführt und umfaßt nahezu alle Sportarten. Die Organisation des Behindertensports erfolgt durch den *Deutschen Behindertensportverband*, der dem Deutschen Sportbund angeschlossen ist. Der Behindertensportverband untergliedert sich in Landessportverbände und Sportvereine. Die Behindertensportverbände bieten in Deutschland Sport für folgende Behinderungen an:

- Allergie
- Asthma bronchiale
- Blindheit und Sehbehinderung
- Cerebral-Paresen und minimale cerebrale Dysfunktion
- Diabetes mellitus
- Gefäß- und Herzerkrankungen (arterielle Verschlußerkrankungen)
- Gehörlosigkeit
- Geistige Behinderung
- Körperbehinderungen (Amputationen, Teillähmungen, schwerer Gelenkverschleiß, Versteifung, Gelenkendoprothesen)
- Krebs
- Morbus Bechterew
- Morbus Parkinson
- Multiple Sklerose
- Muskelerkrankungen
- Nierenerkrankungen (Dialyse-Patienten)
- Osteoporose
- Poliomyelitis
- Psychische Erkrankungen
- Querschnittslähmungen
- Rheumatismus
- Spina bifida

Der Behindertensport wird vorwiegend in Gruppen angeboten und erfolgt in Zusammenarbeit mit ausgebildeten Übungsleitern oder Krankengymnasten. Durch den Behindertensport erhalten viele kranke und behinderte Menschen außerhalb des Krankenhauses die Möglichkeit, ein regelmäßiges Training durchzuführen.

Über 90% des Behindertensports werden als Breiten- und Freizeitsport angeboten und sollen *Lebenshilfe, Körpererfahrung* und *Geselligkeit* vermitteln. Traditionelle Freizeitsportarten für Behinderte sind das Schwimmen und jegliche Form der Gymnastik. Als beliebte neuere Sportarten gelten die Rückschlagspiele

Tabelle 15 Sportarten für Behinderte

Geeignet für	Rollstuhl-fahrer	Spastiker	Amputierte Die Anderen	Sehge-schädigte	Gehör-lose
Basketball	×				×
Boccia		×CP 1			
Bogenschießen	×	×	×		
Bosseln	×	×	×	×	
Faustball		×	×		×
Fechten	×	×	×		
Federball		×	×		
Flugball		× nur Frauen	×		
Fußball		×			×
Fußballtennis			×		
Gewichtheben	×				
Goalball				×	
Gymnastik	×	×	×	×	×
Handball					×
Judo				×	
Kegeln		×	×	×	
Kraftsport		×	×		
Leichtathletik	×	×	×	×	×
Motorsport					×
Prellball		×	×		
Radsport		×	×	×	×
Reiten		×	×		
Rollstuhl-Tanz	×				
Schach			×	×	
Schwimmen	×	×	×	×	×
Sportschießen	×	×	×		×
Skilauf / Skibob	×	×	×	×	×
Sitzball		×	×		
Sitzvolleyball		×	×		
Tennis	×				×
Tischtennis	×	×	×		×
Volleyball		×CP 7/8	×		×
Wasserball		×	×		×
Wassersport			×	× (mit Sehenden)	

Aus: K. H. ARNDT, Sportmedizinische Betreuung bei Sportveranstaltungen

Tischtennis, Indiaka und Rollstuhltennis sowie im Winter das Monobob- und Langlaufschlittenfahren. Mittlerweile werden auch Sportfreizeiten für Behinderte (Ruder-Wanderfahrten, Kajak, Segeln, Radtouren etc.) angeboten.

Im *Behinderten-Wettkampfsport* werden vier Gruppen (Amputierte und andere, Sehgeschädigte, Cerebral-Paretiker und Rollstuhlfahrer) unterschieden. Die Vielzahl der angebotenen Wettkampfsportarten geht aus der Tabelle hervor. Zunehmenden Aufmerksamkeitswert erfährt in den letzten Jahren der *Rollstuhlsport*, da sich immer mehr Rollstuhlfahrer an den öffentlichkeitswirksamen Städtemarathon-Veranstaltungen beteiligen.

Prinzipiell können im Behindertensport die gleichen *Verletzungen* vorkommen, die beim Sporttreiben der Nichtbehinderten auftreten. Auf folgende Besonderheiten im Behindertensport sollte jedoch geachtet werden:

1. *Gelähmte oder behinderte Extremitäten* sind sowohl von der Muskulatur als auch vom Skelett zurückgebildet und damit vermehrt verletzungsanfällig. Die erhöhte Brüchigkeit der Knochen führt nicht selten zu komplizierten Frakturen.
2. Durch zu langes Sitzen oder Belasten *empfindungsloser Körperpartien* (z. B. Gesäß) kann es leicht zu Druckschäden kommen. Prophylaktisch müssen Entlastungsstellungen eingeübt werden, ggf. müssen gefährdete Partien gepolstert werden. Diesbezüglich gefährdete Behinderte sollten vor und nach der sportlichen Aktivität entsprechend untersucht werden.
3. Bei den *Rollstuhl*-Mannschaftssportarten kann es leicht zu *Einklemmungen und Verletzungen an den Fingern* kommen. Viele Rollstuhlsportler tragen bereits prophylaktisch Rennradhandschuhe.
4. Aufgrund der Überbeanspruchung der noch intakten Gelenke und Muskeln kommt es insbesondere bei Rollstuhlbehinderten zu häufigen *Sehnenansatzreizungen* im Bereich der Schultergelenke und an den Armen. Auch *Rückenbeschwerden* sind weit verbreitet.
5. Bei gelähmten Behindertensportlern kann es zu Komplikationen in Form von *krampfartigen Zuckungen der gelähmten Beine* kommen. Diese Zuckungen können durch eine Überstreckung im Knie und verstärkte Beugung im Sprunggelenk bekämpft werden.
6. Bei *Atembeschwerden* muß das Trainingsprogramm bei Behinderten sofort abgebrochen werden. Dies trifft verstärkt für Behinderte mit Herz- und Lungenerkrankungen zu.

Zusammenfassung

Der Behindertensport wird als Breiten- und Leistungssport durchgeführt und ermöglicht kranken und behinderten Menschen außerhalb des Krankenhauses ein regelmäßiges Training. Mit dem Behindertensport sollen Lebenshilfe, Körpererfahrung und Geselligkeit vermittelt werden.
Im Behindertensport können die gleichen Verletzungen vorkommen, die beim Sporttreiben der Nichtbehinderten auftreten. Gelähmte oder behinderte Extremitäten sind jedoch besonders knochenbruchgefährdet. Durch das Belasten empfindungsloser Körperpartien kann es zu Druckschäden kommen. Bei den Rollstuhlmannschaftssportarten kommt es zudem zu vermehrten Einklemmungen und Verletzungen an den Fingern.
Der Behindertensport muß ärztlicherseits besonders betreut werden.

Notfallausrüstung

Eine frühzeitige, fachlich qualifizierte ärztliche Versorgung entscheidet bei Sportunfällen häufig über spätere Schäden. Sportverletzungen entstehen größtenteils durch Ermüdungseinflüsse und durch Traumen, wie Sturz, Aufprall, Landung und Absprung. Das Verletzungsrisiko ist bei Kampfsportarten (Boxen), den Spielsportarten (Rugby, American Football, Basketball, Fußball etc.), bei Hochgeschwindigkeitssportarten (alpiner Skisport, Motorsport, Bob- und Rennschlittensport, Straßenradsport etc.) sowie gefährlichen Sportarten (z. B. Fallschirmspringen, Drachensegeln, Klettern) erhöht. Die Verletzungen sind im Wettkampf zumeist häufiger und schwerwiegender als im Training und betreffen am häufigsten die obere und untere Extremität (Knie- und Sprunggelenkverletzungen, Hand- und Fingerverletzungen sowie Verletzungen am Unterschenkel und Unterarm).

Die sportärztliche Erstversorgung richtet sich nach Art, Schwere und Lokalisation der Verletzung. Neben der Überprüfung der Atem-, Herz- und Kreislauffunktion sowie der Bewußtseinslage muß die Funktion der Extremitäten überprüft werden. Nach der Stabilisierung der Atem-, Herz- und Kreislauffunktion erfolgt die Sicherung der Transportfähigkeit und die Einleitung der endgültigen Versorgung. Bei der Erstversorgung ist es wichtig, Ruhe zu bewahren, um mit entsprechender Übersicht die richtigen Schritte vornehmen zu können. Der Sportarzt sollte in der Lage sein, kleine Wundversorgungen selbst durchzuführen.

Die Erste-Hilfe-Ausrüstung unterscheidet sich nach der zu betreuenden Sportart und dem Gesundheitszustand sowie dem Alter der Athleten. Die Ausrüstung sollte einfach, übersichtlich, transportabel sowie transportstabil sein und sowohl eine notfall- als auch eine allgemeinmedizinische Versorgung sicherstellen.

Als Grundausrüstung wird folgende Ausstattung empfohlen:

Geräte
Stethoskop, Blutdruckmeßgerät, Augen- und Ohrenspiegel, Reflexhammer, Taschenlampe, Gummikeil, Mundspatel, Schere, Pinzette, Sicherheitsnadeln, Fieberthermometer, Magenschlauch und Gummibinde.

Verbandmaterial
Sterile Kompressen, Fettgaze, Mullbinden, elastische Binden, Elastoplast, Tape-Material, Leuko- und Hansaplast, Schaumgummimaterial und Filz, sterile physiologische Kochsalzlösung, evtl. Wasserstoffperoxid, Nierenschalen zur Wundreinigung und Mercurochrom®.

Sterilgut
Einmalgummihandschuhe, Skalpelle, Nadelhalter, Pinzette, Scheren, Kocher-
klemmen, Nahtmaterial, Klebestrips, Einwegspritzen und Einwegkanülen. Infu-
sionssystem, Einmalkatheter, Wundkompressen und Tupfer.

Haut- und Wunddesinfektionsmittel
Alkohol oder Wasserstoffperoxid, Merphen.

Medikamente
Medikamente gegen Herzerkrankungen und Herzrhythmusstörungen (Adrenalin in Ampullen und als Spray, Antiarrhythmika, Beta-Blocker, Nitrolingual-
Spray®), Medikamente gegen Asthma-Anfälle und Allergien (Bricanyl-Spray®,
Kortison und Calcium-Ampullen), Medikamente gegen Unterzuckerung (Glu-
cose-Ampullen), Medikamente gegen Krampfanfälle (Barbiturate in Ampullen),
Medikamente für schwere Schmerzzustände, Antibiotika (bei Auslandsaufenthalten), Antiphlogistika, Medikamente gegen Durchfall (Imodium®, Salzlö-
sung), Medikamente gegen Darmverstopfung (Dulcolax®, Mikroclyst®), Medikamente gegen Reisekrankheiten, Medikamente gegen Magen-Schleimhaut-
Entzündung, Nasentropfen (Nasivin®), Augentropfen, Ohrentropfen oder
Ohrensalbe, Hustenmittel, Halslutschtabletten, Schmerztabletten (Acetylsalicylsäure, Paracetamol), Kortison-Salben, hyperämisierende Salben, siliconhal-
tige Salben.

Zusätzlich je nach Anforderung
Die sportärztliche Notfallausrüstung kann natürlich je nach den Anforderungen
beliebig erweitert werden. Zu einer erweiterten speziellen Ausrüstung würden
z. B. zählen: aufblasbare Schienen, Atembeutel, Laryngoskop, Endotrachealtu-
ben, Verweilkanülen usw.

Außerdem
Die Notfalltasche sollte auch Kugelschreiber, Notizblock, Überweisungsscheine,
Krankentransportscheine, Einweisungsscheine und Kuverts enthalten.

Die Notfallausrüstung muß zweckmäßig zusammengestellt sein, den Anforderungen der zu betreuenden Sportart und dem Können des Sportarztes entsprechen.

Grundlegende Literatur

ANOCHIN, P. K.: Beiträge zur allgemeinen Theorie des funktionellen Systems. Abhandlungen aus dem Gebiet der Hirnforschung und Verhaltensphysiologie. Bd. 8. G. Fischer, Jena 1978

ARNDT, K.-H.: Sportmedizinische Betreuung bei Sportveranstaltungen. 2. Aufl. J. A. Barth, Leipzig 1992

BERG, A.; M. LEHMANN; J. KEUL: Körperliche Aktivität bei Gesunden und Koronarkranken. 2. Aufl. G. Thieme Verlag, Stuttgart New York 1980

BUHL, H.: Bedeutung von Ausdauerbelastungen im aerob-anaeroben Übergangsbereich für die Stoffwechselregulation und den zentralnervalen Aktivierungszustand beim Menschen. Habilitationsschrift, Universität Leipzig 1983

CLARK, NANCY: Fit for Sports. Der Energie-Ratgeber für sportlich Aktive. BLV Verlagsgesellschaft, München 1993

COSTILL, D. L.; J. DANIELS; W. EVANS; W. FINK; G. KRAHENBUHL; B. SALTIN: Skeletal muscle enzymes and fiber composition in male and female track athletes. J. Appl. Physiol. 40 (1976) 149–154

DONIKE, M.; S. RAUTH: Dopingkontrollen. Bundesinstitut Sportwissenschaft, Köln 1992

ENGELHARDT, M. (Hrsg.): Erfolgreiches Triathlontraining. BLV Verlagsgesellschaft, München 1994

FRANKE, K.: Traumatologie des Sports. 3. Aufl. Verlag Volk und Gesundheit, Berlin 1986

FREIWALD, J.: Prävention und Rehabilitation im Sport. Rowohlt Taschenbuch-Verlag, Reinbek 1989

HOLLMANN, W.; T. HETTINGER: Sportmedizin. Arbeits- und Trainingsgrundlagen. Schattauer, Stuttgart New York 1990

KONOPKA, PETER: Sporternährung. Leistungsförderung durch vollwertige und bedarfsangepaßte Ernährung. 5. Aufl. BLV Verlagsgesellschaft, München 1994

LEHMANN, M.; KEUL, J.: Alters- und trainingsbedingtes Verhalten der Plasmacatecholamine und Lactatazidose während Körperarbeit. Dtsch. Z. Sportmedizin. 32 (1981) 320–328

MARTIN, D.: Handbuch der Trainingslehre. Hoffmann Verlag, Schorndorf 1991

NEUMANN, G.: Ausdauerbelastung. Ein sportmedizinischer Ratgeber. J. A. Barth, Leipzig Heidelberg 1991

NEUMANN, G.; SCHÜLER, K.-P.: Sportmedizinische Funktionsdiagnostik. J. A. Barth, Leipzig 1989

NEUMANN, G.; A. PFÜTZNER; K. HOTTENROTT: Alles unter Kontrolle. Trainingssteuerung. Meyer und Meyer, Aachen 1993

NOAKES, T. D.: Lore of Running. Oxford University Press, Cape Town 1992

PICKENHAIN, L.; G. NEUMANN; F. SCHARSCHMIDT: Sportmedizin. H. Huber, Bern 1993

REISS, M.; U. PFEIFFER: Leistungsreserven im Ausdauertraining. Sportverlag, Berlin 1991

ROST, R.: Herz und Sport. Perimed Fachbuch-Verlag, Erlangen 1991

SCHMIDTBLEICHER, D.; A. GOLLHOFER: Spezifische Krafttrainingsmethoden auch in der Rehabilitation. Sportverletzung – Sportschaden 5 (1991) 135–141

STRAUZENBERG, S. E.; H. GÜRTLER; D. HANNEMANN; K. TITTEL: Sportmedizin. J. A. Barth Verlag, Leipzig 1990

Register

Damit Sie in Bestform kommen

Vivian Grisogono
Sportverletzungen erkennen und behandeln
mit Hinweisen zur Selbsthilfe
Vorbeugen von Sportverletzungen, Verletzungsmöglichkeiten einzelner Körperteile und Muskelgruppen, Erste-Hilfe-Maßnahmen, Behandlungsmöglichkeiten, Rehabilitationsmaßnahmen.

Peter Konopka
Sporternährung
Leistungsförderung durch vollwertige und
bedarfsangepaßte Ernährung
Die wissenschaftlichen Grundlagen und die
große Bedeutung der Ernährung für Leistung
und Gesundheit – anhand von Beispielen leicht
verständlich dargestellt.

Helmut Reichardt
Das ist Schongymnastik
Der gesunde Weg zu Beweglichkeit und
Wohlbefinden
Funktionelle Gymnastik, die auf schonende Weise
Kraft und Beweglichkeit verbessert: ausführliche
Darstellung der Grundlagen, großes Übungs-
angebot mit vielen Fotos.

Maxine Tobias/John Patrick Sullivan
Stretching
für Körper, Geist und Seele
In einzigartiger visueller Umsetzung: Übungen, die
den Körper in Form bringen, Streß abbauen,
entspannen, die Atmung verbessern und positiv
wirken auf Psyche und Lebensqualität.

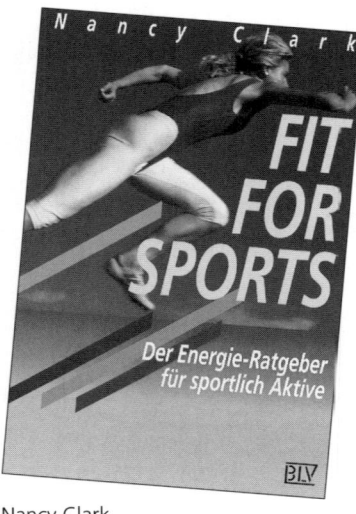

Nancy Clark
Fit for Sports
Der Energie-Ratgeber für sportlich Aktive
Aktiver leben und im Sport erfolgreich sein durch
richtige Ernährung: Programme für die Trainingsphasen und zur Gewichtskontrolle, 103 Rezepte
für Gesundheit und Fitneß.

Manfred Grosser/Helmut Müller
Power Stretch
Das neue Muskeltraining
Zur Steigerung der Leistungsfähigkeit und des
Wohlbefindens: leicht verständliche Erklärung der
Grundlagen und Trainingsmethoden zur
komplexen, funktionellen Muskelausbildung.

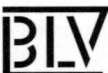